医技科室管理规范与操作常规系列丛书

药剂科管理规范与操作常规

主　编　李桂茹

副主编　于　佳　黄俊梓　白汉生

编　者（按姓氏笔画排序）：

于　涛　马文颖　王　颖　王红微

付那仁图雅　　刘　丹　刘纯彤

刘志伟　刘艳君　孙石春　孙丽娜

齐丽娜　何　影　张　彤　张　楠

张黎黎　李　瑞　姜俊秋　赵　慧

夏　欣

U0218860

中国协和医科大学出版社

图书在版编目（CIP）数据

药剂科管理规范与操作常规／李桂茹主编. —北京：中国协和医科大学出版社，2018.1

（医技科室管理规范与操作常规系列丛书）

ISBN 978-7-5679-0857-4

Ⅰ.①药…　Ⅱ.①李…　Ⅲ.①医院-药品管理-规范　Ⅳ.①R954-65②R197.32-65

中国版本图书馆 CIP 数据核字（2017）第 152717 号

医技科室管理规范与操作常规系列丛书

药剂科管理规范与操作常规

主　　编：李桂茹
责任编辑：吴桂梅

出版发行：**中国协和医科大学出版社**
（北京市东城区东单三条 9 号　邮编 100730　电话 010－65260431）
网　　址：www.pumep.com
经　　销：新华书店总店北京发行所
印　　刷：北京新华印刷有限公司

开　　本：710×1000　　1/16
印　　张：21.25
字　　数：340 千字
版　　次：2018 年 1 月第 1 版
印　　次：2020 年 12 月第 2 次印刷
定　　价：53.00 元

ISBN 978-7-5679-0857-4

前　言

医院药学工作是医院工作的重要组成部分，其主要职责是为保障临床用药而进行的采购、质量管理、调剂、静脉用药集中调配、医院制剂配制等药品管理工作；开展治疗药物监测、用药咨询；参与临床药物治疗以及新药研发、制剂研发；临床药学应用与基础研究等技术工作。

根据《医疗机构药事管理规定》要求，医院药学工作应为临床医学提供多元化的药学专业技术服务和医院药事管理，医院药学工作应建立以患者为中心的药学管理工作模式，开展以患者合理用药为核心的临床药学工作。

《药剂科管理规范与操作常规》是药剂科工作人员在长期实践中依据国家的法律规定和相关规章制度制定的一套完整的管理体系和操作规范，同时也是加强医院药剂科技术管理，提高药品质量，增强药品疗效，确保患者用药安全有效的有力保证。

本书体系清晰，全面实用，针对性强，内容涵盖医院药学工作的各个方面，可促使科室管理工作更加规范化、系统化、标准化、科学化。本书详细地介绍了药剂科各项管理制度、药剂科人员岗位职责、药剂科安全管理、调剂室基本工作操作常规、制剂科基本工作操作常规、静脉用药调配中心（PIVAS）基本工作操作常规、药品科基本工作操作常规等多个方面。

本书适用于医院管理人员和药学工作人员参考学习。

由于时间仓促，编者水平有限，书中不妥和疏漏之处在所难免，敬请广大读者批评指正，以利改进。

编者

2017 年 10 月

目　　录

第一章

药剂科管理制度

第一节 基本工作管理制度

一、值班管理制度

1. 值班岗位安排与要求

值班岗位安排与要求

- 必须实行 24 小时值班制度，值班人员遵守医院及药剂科的各项规章制度，坚守工作岗位，履行岗位职责
- "药剂科值班表"确定后，如无特殊情况不应随意换班，遇有特殊情况需要换班，换班对象应具有在该岗位值班的能力，并征得值班岗位组长同意
- 值班人员应按时到岗，如遇特殊情况无法按时到岗或本药房其他岗位人员不明原因脱岗，应及时通知上级，上级立即安排到岗值班人员调整工作模式进行应急，并及时调整其他人员到岗值班
- 值班期间不得擅自离岗或轮岗，单独值班人员必须外出时，要挂牌示意。值班人员除完成规定的工作外，还需负责做好药品补充、处方统计、登记及一般卫生工作
- 值班药师调剂处方时做到"四查十对"，一人值班时须完成审核调配及核对发药工作，并在处方审核调配及核对发药处双签字或盖章
- 交接班时要认真清点毒、麻、贵重药品和钥匙，遇有未处理完的问题，应交班，并记录在值班日志上

2. 夜间值班药品保障注意事项

夜间值班药品保障注意事项

医院夜间药品供应工作由急诊药房值班药师承担，按照《医院医疗保障应急药品使用管理预案》，医院各病区夜间取药应遵循"四线取药原则"。一线取药：从各病区抢救车、基数药取药；二线取药：从急诊药房取药；三线取药：联系总值班人员与二叫药师赴中心药房取药；四线取药：联系药剂科负责人赴药库取药或紧急采购

临床科室人员赴急诊药房取药时，药师应仔细审核病区打印的领药单据，包括领取药品的名称、规格、数量，务必与急诊药房品种完全一致方可发药

夜间住院患者领药单据由各病区护士打印且无法记账，同一单据可能被重复打印，病区护士应在领药单上签字

如果病区夜间领取的药品不在急诊药房库存药品范围内，应及时告知病区护士，若病区急需领取该药品，通知病区护士联系院总值班启动三线取药程序

夜间病区领药的单据应在交班时交给白班人员，如遇特殊情况应在交接班本上记录并口头交班

二、考勤管理制度

考勤管理制度

职工因病休假需有本院《诊断证明书》或其他区以上医院《急诊证明书》，如连续休病假，遇有节假日和公休日应包括在病假内

职工请事假，需事先填写请假单，人事处备案；有教学假或补休者，不能请事假

因特殊情况不能事前正式请假时，可先用电话向组长请假，但不能超过1天，第2天正式补办手续

除特殊情况外，未向组长请假或未经组长同意而休息者，均按旷工处理

补休假由组长统一安排，每周值班假应在下周内补休完，要当月结清，各组考勤员都要设专门登记本做详细记录

续流程

考勤 管理制度	工作满 1 年的职工可享受教学假或探亲假，本年度享受探亲假的职工不再享受教学假。连续休教学假，遇有节假日和公休日应包括在假期内
	教学假由组长统一安排，因特殊情况希望在某一时间集中休假时，需事先征得组长的同意，并以不影响工作为原则再进行休假
	因工作需要而必须加班者，应告诉科里领导。因计划不周而未休假者，由本人负责，不能按加班处理
	为便于安排工作，补休或休教学假以半天为单位上报，出国或脱产学习半年以上，全年不再享受教学假，如已休教学假，顺扣下一年度教学假
	因私事外出未向组长请假者，一律按串岗处理，并累积按事假计算
	考勤以各个行政小组为单位，考勤员要认真做好考勤记录，并于每月 5 日前上报科里。周末值班需按作息时间上下班，不得迟到早退

三、员工岗位轮换交接管理制度

1. 交班者

交班者	交班前要进行全面检查，认真填写本岗位交接表，交接班一律在岗位上进行
	交班前做好仪器、设备及环境卫生，将原始记录、各项表格、办公工具等收拾整齐，并登记说明损坏的情况
	交班者详细向接班者介绍当前工作情况，如工作完成状况、设备和仪器运转情况、发生的问题及处理情况，并将遗留问题一并向接班者交代清楚，填写好记录
	当班发生的问题由交班者负责，接班者协助处理。如接班者没有认真检查，接班后发现的问题由接班者负责
	交班者应在规定的时间内完成工作交接，经接班者检查认可，方可离开岗位

2. 接班者

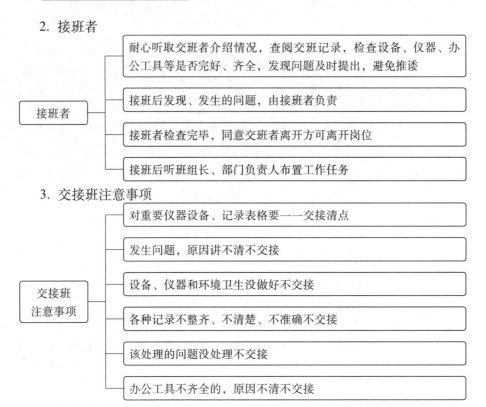

接班者
- 耐心听取交班者介绍情况，查阅交班记录，检查设备、仪器、办公工具等是否完好、齐全，发现问题及时提出，避免推诿
- 接班后发现、发生的问题，由接班者负责
- 接班者检查完毕，同意交班者离开方可离开岗位
- 接班后听班组长、部门负责人布置工作任务

3. 交接班注意事项

交接班注意事项
- 对重要仪器设备、记录表格要一一交接清点
- 发生问题，原因讲不清不交接
- 设备、仪器和环境卫生没做好不交接
- 各种记录不整齐、不清楚、不准确不交接
- 该处理的问题没处理不交接
- 办公工具不齐全的，原因不清不交接

4. 各专业工作岗位交接

（1）麻醉药品、第一类精神药品的交接

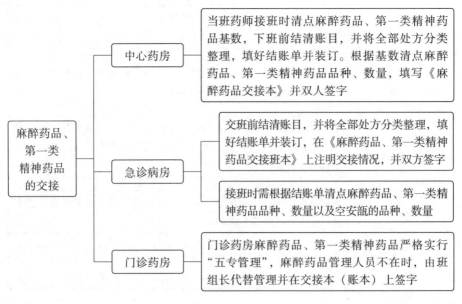

麻醉药品、第一类精神药品的交接
- 中心药房：当班药师接班时清点麻醉药品、第一类精神药品基数，下班前结清账目，并将全部处方分类整理，填好结账单并装订。根据基数清点麻醉药品、第一类精神药品品种、数量，填写《麻醉药品交接本》并双人签字
- 急诊病房：
  - 交班前结清账目，并将全部处方分类整理，填好结账单并装订，在《麻醉药品、第一类精神药品交接班本》上注明交接情况，并双方签字
  - 接班时需根据结账单清点麻醉药品、第一类精神药品品种、数量以及空安瓿的品种、数量
- 门诊药房：门诊药房麻醉药品、第一类精神药品严格实行"五专管理"，麻醉药品管理人员不在时，由班组长代替管理并在交接本（账本）上签字

（2）24 小时工作制药房值班交接

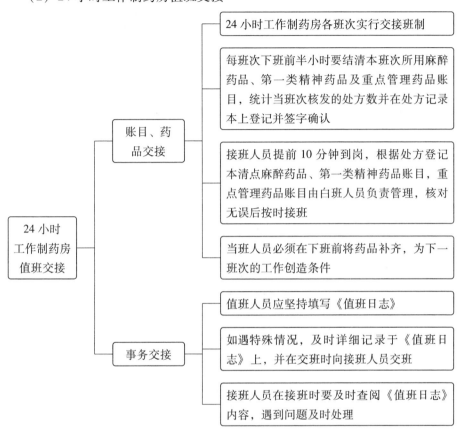

- 24 小时工作制药房值班交接
  - 账目、药品交接
    - 24 小时工作制药房各班次实行交接班制
    - 每班次下班前半小时要结清本班次所用麻醉药品、第一类精神药品及重点管理药品账目，统计当班次核发的处方数并在处方记录本上登记并签字确认
    - 接班人员提前 10 分钟到岗，根据处方登记本清点麻醉药品、第一类精神药品账目，重点管理药品账目由白班人员负责管理，核对无误后按时接班
    - 当班人员必须在下班前将药品补齐，为下一班次的工作创造条件
  - 事务交接
    - 值班人员应坚持填写《值班日志》
    - 如遇特殊情况，及时详细记录于《值班日志》上，并在交班时向接班人员交班
    - 接班人员在接班时要及时查阅《值班日志》内容，遇到问题及时处理

（3）药品库管人员的更换交接

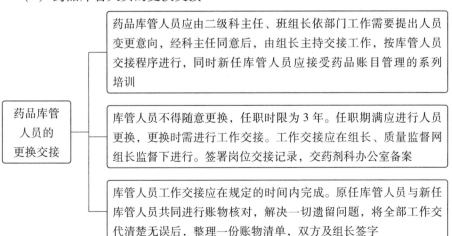

- 药品库管人员的更换交接
  - 药品库管人员应由二级科主任、班组长依部门工作需要提出人员变更意向，经科主任同意后，由组长主持交接工作，按库管人员交接程序进行，同时新任库管人员应接受药品账目管理的系列培训
  - 库管人员不得随意更换，任职时限为 3 年。任职期满应进行人员更换，更换时需进行工作交接。工作交接应在组长、质量监督网组长监督下进行。签署岗位交接记录，交药剂科办公室备案
  - 库管人员工作交接应在规定的时间内完成。原任库管人员与新任库管人员共同进行账物核对，解决一切遗留问题，将全部工作交代清楚无误后，整理一份账物清单，双方及组长签字

续流程

| 药品库管人员的更换交接 | 麻醉药品、第一类精神药品工作交接时须清点、复核印鉴卡、账目、药品、处方、逐日登记表、空安瓿、废贴及销毁登记本等一切相关资料 |

四、药品供应过程的质量管理制度

药品供应过程的质量管理制度

- 经讨论批准的药品方可采购

- 获准采购的药品需从协定的、有资质的经销商处购进，严格审查经销商资质，索取《药品经营许可证》、《营业执照》、《药品经营质量管理规范认证证书》、质量保证协议、业务员的身份证复印件和委托证书、空白发票的复印件并加盖公章备案。对经营特殊药品（低温保存、毒麻精神药品）的经销商，还需查验其保存及运输设备

- 临时采购药品应符合严格的审批、采购程序，以保证临时购进药品确为临床必需且质量可靠，并定期对临时申购药品进行公示

- 药库设置药品黄色的待验区、绿色的合格区、红色的不合格区，且严格划分

- 药品入库验收时，应按《中华人民共和国药品管理法》中相关规定进行验收，各项内容查验无误后方可放置在合格区，生物制品、血液制品、进口药品、原料药需详验检验报告书，进口药品还需查验进口药品注册证，血液制品需查验批签发报告

- 不合格药品一律不得入库，有效期等有变更的，需索要变更批件

- 药品养护人员应当做好药库和各药房的温度、湿度的监测和管理工作。温度、湿度超出规定范围时，及时采取调控措施，查明原因积极解决，及时向科主任汇报并做好记录

- 药库、各药房在调配药品时应遵循近效期先出的原则，并做好药品有效期检查工作。近效期药品按相关规定退回药库，由药库人员及时办理退货手续

五、药品使用过程中的质量问题管理制度

药品使用过程中的质量问题管理制度

- 药品质量问题可分为药品本身质量问题和药品包装质量问题

- 发现质量可疑药品，应立即停止发放和使用，及时上报科主任，调查原因。同时请厂家技术人员出具检验报告

- 若存在质量问题，各药房应及时将该品种或该批次药品退回药库，经科主任、质量管理小组讨论，并按批准的解决办法执行。重大质量问题及时上报药监部门和卫生行政部门

- 若发现药品包装质量问题，应立即停止发放和使用，检查该药的其他药品包装情况，及时上报科主任，若同一批次药品包装出现质量问题，应由科主任指派采购员通知生产厂家主管领导来医院解决问题，并责令生产厂家出具质量原因报告及整改措施报告，加盖科章并做备案记录

- 所有批次药品出现质量问题时，由科主任、质量管理小组讨论决定处理意见

- 各病房、临床科室在药品使用过程中发现质量问题时，应及时告知药房人员，并保留原药品，同时由当事人书写详细情况，经护士长或科室领导签字交回药房

- 遇某厂牌某批号药品出现问题时，除清点药库、各药房外，还应及时通知医务处、护理部，由职能部门通知各病房将余药送回病房药房，并在登记表上签字登记

- 药房人员应查看药品情况，若属质量问题应及时更换，将有质量问题的药品退库。若不能判定有质量问题，及时上报科主任，必要时由厂家技术部门出具检验报告

- 配制过程中出现的药品破损，一律不得退换

- 各药房人员在接到患者关于药品质量投诉时，应认真对待。若属质量问题应及时更换，妥善解决，将有质量问题的药品及时退库；若不属质量问题，不得退换

六、药品不良反应收集、报告与反馈管理制度

为保证用药安全，医务人员都应重视药品不良反应的监测和报告。在医院应用的药品发生不良反应后，要及时填写药品不良反应报告表或报告药剂科。药剂科负责全院药品不良反应资料的收集、管理、上报工作，并对药品不良反应病例进行整理分析。患者安全办公室与药剂科建立数据共享机制。

药品不良反应收集、报告与反馈管理制度

- 每个科室或病房设 1~2 名药品不良反应监管员，负责本科室或病房的药品不良反应上报工作，接到不良反应报告后，积极调查并确定药品不良反应的发生情况

- 由医师、护士或药师负责填写药品不良反应报告表，报告所有可疑的药品不良反应，特别是严重的、新的药品不良反应和由新药引起的可疑的药品不良反应

- 报告者应认真和详细填写表格中有关患者的资料，准确描述患者发生不良反应的过程和转归情况以及患者合并用药的情况

- 认真填写药品不良反应结果，并对原患疾病的影响和药品不良反应进行分析

- 初次报告内容：事件发生的时间、地点、涉及人数、潜在影响、发展趋势分析、拟采取的措施等

- 动态报告内容：根据药害事件的发展趋势，及时报告药害事件的发展、变化以及采取的应对或处理措施

- 总结报告内容：包括事件的因果分析和应对措施的探讨，对以后类似事件的防范和建议等

- 发生严重不良反应应在 24 小时内报告上级，进行药物紧急封存时，医患双方应当共同对现场实物进行封存和启封。封存的现场实物由医院保管，需要检验的应当由医患双方共同指定的、依法具有检验资格的检验机构进行检验，有争议时由卫生行政部门指定

- 发现药品群体不良事件，应当积极救治患者，迅速开展临床调查，分析事件发生的原因，必要时采取暂停药品的使用等紧急措施

续流程

药品 不良反应 收集、 报告与反馈 管理制度	对新入院的药品提出申请的医师有责任并应报告该药品 1 年内发生的不良反应，如未发生不良反应，也需做零记录报告至药剂科
	医院设立药品不良反应报告奖励机制，医务处患者安全办公室统计不良反应事件报告数，对主动报告且报表合格的科室给予一定的奖励

七、药品效期管理制度

药品效期 管理制度	根据临床用药需求，对拟购药品的数量进行科学计划遵循勤购勤销原则，尽量减少药品库存
	采购时尽量选择距失效期较远的药品，生物制品不少于 6 个月，其他药品不少于 1 年。近效期药品指距药品有效期止不足 6 个月的药品。特殊规定的药品除外
	药品入库验收时必须查看效期，无效期或失效药品不得验收入库；一次入库多批号药品时，应分别检查批号和有效期。遇近效期药品，应与采购员联系确认无误后方可入库，做好近效期药品标记，并通知本部门负责人
	药品入账时必须登记药品数量、批号和有效期等与有效期管理的有关信息
	储存药品应按品种、剂型、规格、批号分类码放，同品种不同批号的药品，应按有效期远近依次码放，并按照药品的储存条件，采取避光、干燥、冷藏等措施
	药品效期应专门登记，各级药品保管人员在药品清点、养护时应遵循有关操作程序，检查药品效期，发现近效期和超过有效期的药品，应立即向本部门负责人报告。本部门负责人做好药品效期管理的监督、检查和指导工作
	药品质量管理人员定期到各药房、药库检查并登记，发现近效期且用量较少的药品要及时向药剂科报告，以便各药房间调剂使用。不能调剂或调剂后不能在有效期内用完的品种应及时报告采购员，与药品供应商联系退货事宜

续流程

药品效期管理制度

- 保管人员每月底检查、核对、汇总库存近效期药品，进行内部调拨，尽量先发放近效期药品

- 有效期药品应按批号存放，遵循先进先出、近期先出和按批号发放的原则

- 药品调剂员在药品调剂、发放、补充工作中应查看药品的有效期，发现近效期和过期的药品，应立即向本调剂室负责人报告

- 所调剂、发放的药品有效期短于患者处方上标示的用药时间时，应拒绝调剂、发药，请医师修改处方换药

- 各药房从药库领取药品时，应控制品种、数量和有效期，既要保障临床用药需要，又要防止过期失效

- 原则上距失效期不足 3 个月的常用药品不能领用，特殊情况除外

- 发给患者的药品，必须计算确保药品在效期内用完，否则不能发出

八、抗菌药物应用管理制度

抗菌药物应用管理制度

- 临床应用抗菌药物应严格执行《抗菌药物临床应用指导原则》、《抗菌药物临床应用管理办法》等相关法律法规、规章制度

- 医疗机构应由医务、感染、药学、临床微生物、医院感染管理、信息、质量控制、护理等多学科专家组成抗菌药物管理工作组，多部门、多学科共同合作，各部门职责、分工明确，并明确管理工作的牵头单位

- 设立由感染性疾病、药学（尤其临床药学）、临床微生物、医院感染管理等相关专业人员组成的专业技术团队，为抗菌药物临床应用管理提供专业技术支持，对临床科室抗菌药物临床应用进行技术指导和咨询，为医务人员和下级医疗机构提供抗菌药物临床应用相关专业培训

续流程

```
                    ┌─────────────────────────────────────────────────┐
                    │ 不具备条件的医疗机构应与邻近医院合作，通过聘请兼职感染科 │
                    │ 医师、临床药师、共享微生物诊断平台等措施，弥补抗菌药物临 │
                    │ 床应用管理专业技术力量的不足                         │
                    └─────────────────────────────────────────────────┘

                    ┌─────────────────────────────────────────────────┐
                    │ 制定抗菌药物供应目录和处方集，医疗机构应按照《抗菌药物临 │
                    │ 床应用管理办法》的要求，严格控制抗菌药物供应目录的品种、 │
                    │ 品规数量                                          │
                    └─────────────────────────────────────────────────┘

                    ┌─────────────────────────────────────────────────┐
                    │ 抗菌药物购进品种遴选应以"优化结构、确保临床合理需要"为 │
                    │ 目标，保证抗菌药物类别多元化，在同类产品中择优选择抗菌活 │
                    │ 性强、药代动力学特性好、不良反应少、性价比优、循证医学证 │
                    │ 据多和权威指南推荐的品种                            │
                    └─────────────────────────────────────────────────┘

                    ┌─────────────────────────────────────────────────┐
                    │ 建立对抗菌药物供应目录定期评估、调整制度，及时清退存在安 │
                    │ 全隐患、疗效不确定、耐药严重、性价比差和频发违规应用的抗 │
                    │ 菌药物品种或品规。临时采购抗菌药物供应目录之外品种应有充 │
                    │ 分理由，并按相关制度和程序备案                       │
                    └─────────────────────────────────────────────────┘

  ┌─────────┐       ┌─────────────────────────────────────────────────┐
  │ 抗菌药物  │       │ 临床应用抗菌药物应遵循本《指导原则》，根据感染部位、严重 │
  │ 应用     │       │ 程度、致病菌种类以及细菌耐药情况、患者病理生理特点、药物 │
  │ 管理制度  │───────│ 价格等因素综合考虑，参照"各类细菌性感染的治疗原则及病原 │
  └─────────┘       │ 治疗"，对轻度与局部感染患者应首先选用非限制使用级抗菌药物 │
                    │ 进行治疗；严重感染、免疫功能低下者合并感染或病原菌只对限 │
                    │ 制使用级或特殊使用级抗菌药物敏感时，可选用限制使用级或特 │
                    │ 殊使用级抗菌药物治疗                               │
                    └─────────────────────────────────────────────────┘

                    ┌─────────────────────────────────────────────────┐
                    │ 根据安全性、疗效、细菌耐药性、价格等因素，将抗菌药物分为 │
                    │ 3级。非限制使用级：经长期临床应用证明安全、有效，对病原 │
                    │ 菌耐药性影响较小，价格相对较低的抗菌药物；限制使用级：经 │
                    │ 长期临床应用证明安全、有效，对病原菌耐药性影响较大，或者 │
                    │ 价格相对较高的抗菌药物；特殊使用级：具有明显或者严重不良 │
                    │ 反应，不宜随意使用；抗菌作用较强、抗菌谱广，经常或过度使 │
                    │ 用会使病原菌过快产生耐药的；疗效、安全性方面的临床资料较 │
                    │ 少，价格昂贵的抗菌药物                             │
                    └─────────────────────────────────────────────────┘

                    ┌─────────────────────────────────────────────────┐
                    │ 医师应掌握合理使用抗菌药物相关知识，根据药物的适应证、药 │
                    │ 物动力学特点、药敏试验合理选药                       │
                    └─────────────────────────────────────────────────┘
```

续流程

抗菌药物应用管理制度

根据《抗菌药物临床应用管理办法》规定，二级以上医院按年度对医师和药师进行抗菌药物临床应用知识和规范化管理的培训，按专业技术职称授予医师相应处方权和药师抗菌药物处方调剂资格

特殊使用级抗菌药物的选用应从严控制。临床应用特殊使用级抗菌药物应当严格掌握用药指征，经抗菌药物管理工作机构指定的专业技术人员会诊同意后，按程序由具有相应处方权医师开具处方

特殊使用级抗菌药物会诊人员应由医疗机构内部授权，具有抗菌药物临床应用经验的感染性疾病科、呼吸科、重症医学科、微生物检验科、药学部门等具有高级专业技术职务任职资格的医师和抗菌药物等相关专业临床药师担任。特殊使用级抗菌药物不得在门诊使用

有下列情况之一者可考虑越级应用特殊使用级抗菌药物：①感染病情严重者；②免疫功能低下患者发生感染时；③已有证据表明病原菌只对特殊使用级抗菌药物敏感的感染。使用时间限定在24小时之内，其后需要补办申办手续并由具有处方权限的医师完善处方手续

加强病原微生物检测工作，提高病原学诊断水平

用广谱抗生素前需做痰、血、尿、便、胸腔积液、脑脊液等培养，以便根据结果进行针对性调整

注重综合措施，预防医院感染，医院感染是影响抗菌药物过度使用与细菌耐药性增长恶性循环的重要因素

加强各级人员抗菌药物临床应用和管理培训，评估抗菌药物使用的合理性。根据总评结果对不合理使用抗菌药物的突出问题在全院范围内进行通报干预，对责任人进行告知，对问题频发的责任人，按照有关法律法规和《抗菌药物临床应用管理办法》规定进行处罚

续流程

```
                    ┌─────────────────────────────────────────────────────┐
                    │ 护士应了解各种抗菌药物的药理作用和配制要求，准确执行医嘱，│
                    │ 并注意观察患者用药后的反应                             │
                    └─────────────────────────────────────────────────────┘
                    ┌─────────────────────────────────────────────────────┐
                    │ 检验科细菌室每季度向医院感染管理办公室提供临床标本分离的│
          抗菌药物   │ 主要病原菌及其药敏试验结果                             │
          应用      └─────────────────────────────────────────────────────┘
          管理制度   ┌─────────────────────────────────────────────────────┐
                    │ 医院感染管理办公室每季度公布临床标本分离的主要病原菌及药│
                    │ 敏试验结果。药剂科每月向医院感染控制办公室反馈抗菌药物处│
                    │ 方具体情况，不定期为临床医师与护士提供合理使用抗菌药的  │
                    │ 培训                                                 │
                    └─────────────────────────────────────────────────────┘
                    ┌─────────────────────────────────────────────────────┐
                    │ 医院感染管理办公室每季度向抗菌药物管理委员会通报抗菌药物│
                    │ 使用情况，并向主管院长汇报                             │
                    └─────────────────────────────────────────────────────┘
```

九、高警示药品管理制度

高警示药品是指若使用不当会对患者造成严重伤害或死亡的药品。这类药品一旦发生差错，后果严重。医院高警示药品实行分级管理，即A、B、C 3级，具体分类见《高警示药品目录》。为保障患者用药安全，有必要提醒医务人员在处方录入、药品配制、床旁给药、药品储存和药品调剂等环节提高警惕，并采取必要的防范措施以减少药品差错的发生。根据本院情况，特制定高警示药品管理制度。

1. A级高警示药品管理

```
                    ┌─────────────────────────────────────────────────────┐
                    │ A级是高警示药品管理的最高级别，为使用频率高，一旦用药错│
                    │ 误，患者死亡风险最高的药品，必须重点监管               │
                    └─────────────────────────────────────────────────────┘
                    ┌─────────────────────────────────────────────────────┐
          A级高警示  │ 有专用药柜或专区贮存，药品储存处有明显专用标识         │
          药品管理   └─────────────────────────────────────────────────────┘
                    ┌─────────────────────────────────────────────────────┐
                    │ 调剂室发放A级高警示药品须在发药时做特殊交代，药品核发  │
                    │ 人、领用人需在领药单上签字                             │
                    └─────────────────────────────────────────────────────┘
                    ┌─────────────────────────────────────────────────────┐
                    │ 护理人员执行A级高警示药品医嘱时应注明"高危"，双人核对  │
                    │ 后给药                                               │
                    └─────────────────────────────────────────────────────┘
```

续流程

A 级高警示 药品管理	A 级高警示药品应严格按照法定给药途径和标准给药浓度给药，超出标准给药浓度给药时，医师需说明理由并签字或盖章
	医师、护士和药师工作站在处置 A 级高警示药品时应有明显的警示信息

2. B 级高警示药品管理

B 级高警示 药品管理	B 级是高警示药品管理的第二级别，包含的高警示药品使用频率较高，一旦用药错误，会给患者造成严重伤害，但伤害的风险等级较 A 级高警示药品低
	药库、调剂室和病区小药柜等药品储存处有明显专用标识
	核发 B 级高警示药品应进行专门的用药交代
	护理人员执行 B 级高警示药品医嘱时应注明"高危"，双人核对后给药
	B 级高警示药品应严格按照法定给药途径和标准给药浓度给药
	超出标准给药浓度的医嘱，医师需说明理由并签字或盖章
	医师、护士和药师工作站在处置 B 级高警示药品时应有明显的警示信息

3. C 级高警示药品管理

C 级高警示 药品管理	C 级是高警示药品管理的第三级，包含的高警示药品使用频率较高，一旦用药错误，会给患者造成伤害，但伤害的风险等级较 B 级高警示药品低
	药库、调剂室和病区小药柜等药品储存处有明显专用标识
	核发 C 级高警示药品应进行专门的用药交代
	医师、护士和药师工作站在处置 C 级高警示药品时应有明显的警示信息

十、抢救药品管理制度

在抢救药品的采购、供应、保存过程中，除特殊原因外，因工作失误无法保证临床使用，造成不良后果的将追究相关责任人责任。

1. 常规抢救药品管理办法

常规抢救药品管理办法

- 药库要保证常规抢救药品的合理库存量，并按药品贮藏要求妥善保存

- 各药房应统计本药房所使用的常规抢救药品的品种，保证药品的合理库存量并妥善保存，定期检查药品有效期

- 临床必须准备不经常使用的抢救药品，要置于明显位置并注有显著标识，定期检查药品有效期

- 距有效期不足 3 个月的常规抢救药品及距有效期不足 6 个月的不经常使用的抢救药品应及时退回药库，领取远效期抢救药品

- 库管员将退回的抢救药品及时告知采购员，由采购员联系供货商，办理退换货手续

- 病房药房应监管各病房抢救药品基数的管理工作，保证抢救药品及时使用

2. 临时购进抢救药品管理办法

临时购进抢救药品管理办法

- 临床科室提出购药申请，首先经所在科室主任同意，交药剂科初审时应提供更多的药品相关信息（药品生产厂家、经销商等），以便抢救药品的及时采购，保证使用

- 临时申请采购抢救药品仅限一次性购入，下次使用需重新申请，且申购数量以经销商最小销售单位计算（如 5 支/盒、10 支/盒），多余药品由申请人事先与患者家属协商后，一并领取

十一、血液制品用量监控管理制度

血液制品用量监控管理制度

参照医保目录，严格控制人血清蛋白（以下简称清蛋白）的适应证：重症患者血清清蛋白浓度<25g/L；肝硬化、癌症腹腔积液或胸腔积液患者血清清蛋白浓度<30g/L；需维持较高渗透压的大手术，限供60g

门急诊患者不供应清蛋白，急诊观察室患者参照住院患者用药办法执行

药剂科及时将血液制品的市场紧缺信息以快讯方式通报全院

药库组和临床药学组应定期对医院血液制品特别是清蛋白等的使用情况进行统计和分析，查找不合理使用的案例，提交医务处并在医院网站和药讯上发布分析结果

未发生紧急事件、手术量增加等情况，而血液制品的使用量却不正常增长（超过平时用量的20%）时，药剂科应组织排查原因，发现并证实存在促销、不合理用药等现象时，应会同有关部门给予停止采购该厂产品的处罚

应对血液制品的不良反应按照"可疑即报"的原则进行监测和监督。其他血液制品如人免疫球蛋白、纤维蛋白原、凝血酶原复合物等，亦参见上述原则，先保证住院患者使用

十二、药品报损、销毁管理制度

药品、制剂原辅料、药品包装材料（以下统称"药品"）的报损、销毁遵从本制度。药品的报损由各组负责管理，销毁由药库统一负责管理。为规范药品报损、销毁行为，特制定本制度。

1. 报损药品范围

报损药品范围

药品在库储备、调剂发放过程中，因工作人员人为因素或其他原因造成的破损药品，且无法进行商业退换的

库房、调剂室、制剂室发现已超过有效期的失效药品；调剂室、制剂室发现包装破损、涂写，已无法调剂使用的

续流程

报损药品范围	药库、调剂室、制剂室在药品流通过程中发现非质量因素但无法发出的药品，且无法进行商业退换的；自制、委托加工药品在有效期内未能使用的

调剂室、制剂室在药品正常使用情况下，因特殊原因发生呆滞且无退货包装及说明书的近效期药品，应积极与临床科室协调使用，必要时上报科主任。临近有效期但未能调剂使用的需报损

国家公布质量不合格、禁止销售的药品，药品监督管理部门抽检不合格的药品。各部门统一退库后，进行商业协调无法退货的，由药库申报药品报损事宜

2. 药品报损及销毁

除特殊规定外，应由实际发生部门人员及时填写《药品报损审批表》中各项内容，于每月末汇总本月的《药品报损审批表》，经部门负责人填写意见后，报科主任审批

特殊原因引起的大量报损，需请示院领导批准后方可填写《药品报损审批表》

各调剂室、制剂室、药库应于每月末将科主任批准的《药品报损审批表》送科室会计签收，签收后的副联由科室会计进行对各部门报损药品的金额核算和销账工作，并由会计填写《药品报损审批表》中的会计核算情况，签字确认，确保各部门账物相符

申请部门应于每月末将《药品报损审批表》正联与报损药品一并交药库，由药库设专人负责报损药品的集中放置和销毁事宜

库管员接到《药品报损审批表》和报损药品后，认真核对报损药品无误并双人签字后，由库管员进行《药品报损审批表》的编号工作，并及时填写《药品销毁审批表》中"日期、报损部门、药品报损审批表编号、报损数量"等各项内容

"报损数量"是指分别统计注射剂、片剂以及其他剂型的最小包装量。药品销毁每季度或每半年一次，《药品销毁审批表》经部门负责人和科主任签字后方可销毁，销毁时应由库房组长负责监督

续流程

药品报损及销毁	对环境无污染的液体销毁药品制剂可倒入下水道中；普通固体制剂经适宜处理后置于普通垃圾袋中或溶解后倒入下水道；不适宜按常规方法销毁的药品毁形后密封，置于医用垃圾袋
	销毁药品时应采取必要的劳动保护措施。麻醉药品、第一类精神药品销毁需提交申请至卫生行政管理部门并监督销毁，填写麻醉药品、第一类精神药品销毁记录
	药品销毁后，应及时填写《药品销毁审批表》中的药品销毁情况，并由销毁人、监督人签字确认。《药品销毁审批表》保存 2 年备查

十三、差错、事故管理制度

差错是指药剂科在制剂生产、药品检验、药品供应保管、药品分装、处方调剂和仪器设备使用中发生的违反规程的操作或过失错误，并给正常工作、药品管理或患者造成不良影响或损害后果的情节较轻的行为。事故是指经相关鉴定部门认定由配错药品过失而造成患者死亡、伤残、组织器官损伤等严重不良后果的医疗事件。

1. 差错、事故的分类

差错、事故的分类	**内部差错**	在配方发药、库房管理和制剂生产等工作中发生的，经本人和其他科内人员发现后，及时更正，未发生无法纠正后果的差错，包括以下几种情况：①毒麻药品的实耗与统计数量不符而无法溯源的；②制剂配制过程中因加错药、少加药或不遵守操作规程等导致返工的；③无正当理由（无法克服的客观原因）导致成品发霉、变质的；④因滴定液、试液、指示剂等配制、标定错误而影响检查结果的
		调剂室、药库的药品产地、规格、批号等与库存药品验收记录不符的；账物管理混乱，造成账物严重不符的，自行发现原因并及时、正确处理者除外
		进修、实习人员在精密、贵重仪器使用时不遵守操作规程，造成器械损坏或性能下降的差错由带教老师承担

续流程

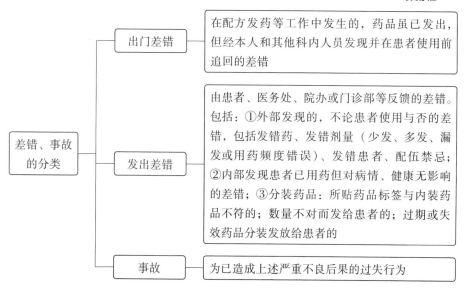

| 出门差错 | 在配方发药等工作中发生的，药品虽已发出，但经本人和其他科内人员发现并在患者使用前追回的差错 |

差错、事故的分类

| 发出差错 | 由患者、医务处、院办或门诊部等反馈的差错。包括：①外部发现的，不论患者使用与否的差错，包括发错药、发错剂量（少发、多发、漏发或用药频度错误）、发错患者、配伍禁忌；②内部发现患者已用药但对病情、健康无影响的差错；③分装药品：所贴药品标签与内装药品不符的；数量不对而发给患者的；过期或失效药品分装发放给患者的 |

| 事故 | 为已造成上述严重不良后果的过失行为 |

2. 差错分级判定标准

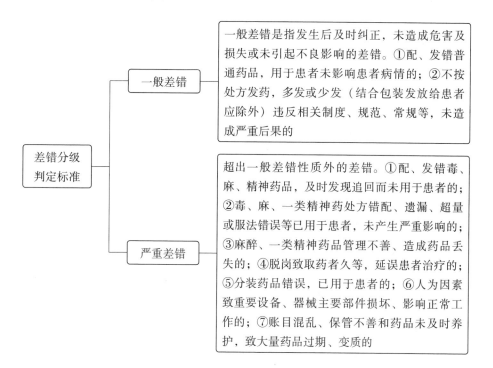

差错分级判定标准

| 一般差错 | 一般差错是指发生后及时纠正，未造成危害及损失或未引起不良影响的差错。①配、发错普通药品，用于患者未影响患者病情的；②不按处方发药，多发或少发（结合包装发放给患者应除外）违反相关制度、规范、常规等，未造成严重后果的 |

| 严重差错 | 超出一般差错性质外的差错。①配、发错毒、麻、精神药品，及时发现追回而未用于患者的；②毒、麻、一类精神药处方错配、遗漏、超量或服法错误等已用于患者，未产生严重影响的；③麻醉、一类精神药品管理不善、造成药品丢失的；④脱岗致取药者久等，延误患者治疗的；⑤分装药品错误，已用于患者的；⑥人为因素致重要设备、器械主要部件损坏、影响正常工作的；⑦账目混乱、保管不善和药品未及时养护，致大量药品过期、变质的 |

3. 差错、事故的登记、报告及处理

各组需分别建立差错与事故登记本，由组长责成专人负责如实登记发生差错与事故的经过、原因及处理结果，并及时在组内组织讨论和总结，吸取教训，减少和避免类似现象的发生

登记内容包括：发生日期、差错内容与性质、责任人姓名、核对人姓名、患者姓名、发现者及发现经过、处理结果等

差错、事故发生后，应立即报告组长并登记，由组长及时上报科主任，并视情节轻重，与医务处、门诊办公室或院办进行沟通，必要时逐级上报至主管院长

差错、事故发生后，要积极采取补救措施，以减轻或消除因差错、事故所造成的不良后果和损失

差错、事故责任人处罚办法依照科有关规定执行。对已发生医疗事故责任人按医疗事故处理条例有关规定执行

检查复核人员如未发现差错事故，也负有同样责任；虽调配人员调配无误，但因发药人员的失误造成的差错事故，应由发药人承担主要责任

对多次出现差错者加重处理。重复出现类似差错者，追究当事人及组长的责任

差错、事故记录每月底由各组长汇总后，上报科室，转交差错小组汇总分析

差错小组应定期组织对发生的差错、事故进行讨论、分析，找出发生的原因和性质，从中汲取教训，制定预防措施，定期在科培训会上介绍提醒

逐渐建立差错管理基金，专款专用

差错、事故的登记、报告及处理

十四、从药人员健康体检管理制度

从药人员健康体检管理制度

根据《药品管理法》《医疗机构药事管理规定》等相关规定，直接接触药品的工作人员，每年进行一次健康检查

严格按照规定项目进行体检，不得漏检。体检项目包括：肝功能全项、呼吸系统及胸部 X 线透视检查、皮肤病检查、眼科视力检查、药物过敏情况

续流程

从药人员
健康体检
管理制度

直接接触药品的人员包括：质量管理人员、库房管理人员、调剂人员、摆药人员、煎药人员、制剂生产人员、运输人员、药品检验人员。上述人员只有体检合格方可从事该岗位工作

发现患有精神病、传染病或隐性传染病、皮肤病及其他可能污染药品或导致工作差错疾病的人员，应立即调离现岗位

因患病调离岗位的人员，经复查合格，凭医师签字的体检报告，方可复岗

从事药品验收、养护、饮片调剂、药品检验、制剂的人员应无色盲或其他辨色力障碍

所有员工均有义务及时报告自己、他人妨碍工作的不健康状况。当有上述相关条款规定的疾病发生时，必须立即报告

接触有害气体、试剂的人员应注意劳动保护，并根据劳保要求进行体检

直接接触药品的实习、进修人员和其他临时工作人员，适用于本规定

药剂科办公室负责组织审核直接接触药品相关人员健康体检证明，并对上述人员健康状况进行日常监控

第二节 调剂科工作管理制度

一、调剂室工作管理制度

调剂室
工作管理
制度

准确、及时调配处方，执行处方"四查十对"，即查处方，对科别、姓名、年龄；查药品，对药名、规格、数量、剂型；查配伍禁忌，对药品性状、用法、用量；查用药合理性，对临床诊断，避免发生差错

按处方管理制度审核处方，遇有药品用法、用量不妥或有配伍禁忌等不合格处方时，需经开方医师更正后再行调配，调剂人员不得私自更改处方

续流程

续流程

调剂室工作管理制度
- 发出的药品应保证质量，凡不符合质量要求的药品和制剂不得调配使用。发现质量问题及时报告部门主管处理
- 加强与各临床科室联系，积极主动地为临床提供药品信息和用药咨询服务；收集药品不良反应信息，并及时填写不良反应报告表，上报部门主管和不良反应监测小组
- 定期征求患者、医护人员对药学服务、药品供应的意见
- 调剂室处方及领药单分类装箱封存，定期按有关规定销毁
- 工作人员应衣帽整洁，佩戴好胸牌，服务主动热情，使用文明用语，工作时间不得擅自离岗、串岗
- 调剂室内需保持整洁，禁止吸烟、会客，非本室工作人员未经许可不得入内
- 做好安全用电、用水、防火工作，下班前关好门窗、水、电，锁好保险柜

二、中草药调剂室工作管理制度

1. 审核内容

调剂人员接收患者处方后，应对处方进行认真审核，审核内容包括以下几点。

审核内容
- 患者姓名、性别、年龄、日期、病情诊断、医师签字及印鉴等项内容是否齐全、有效
- 处方中所开列的药物有无配伍禁忌、妊娠禁忌
- 有无缺药、用法错误、超范围、超限量开药或其他违反用药政策和制度的行为
- 有毒性药品时应严格按有关规定执行
- 诊断内容与所开列的药物是否一致。有先煎、后下、包煎、烊化、另煎、冲服的饮片，应在药名右上角注明
- 处方如有错误，必须请医师更正、注明，并重新签字，方可调配

2. 调剂

```
        ┌─ 对戥：在调配处方前，检查定盘星是否准确

        ├─ 调剂前确认处方类别，门诊常规处方或为代煎处方

        ├─ 调配门诊常规处方，应按处方药品顺序进行调配、摆放，不可堆
        │  放。对黏性、油性大的药品宜后称，松泡量大的药品可在复核后
        │  分戥

        ├─ 调配处方应剂量准确，对体大、质重、量多、难分的品种应回戥，
        │  若一次不能称量，应分次称取，不能估量取药

        ├─ 处方中的矿物、贝壳、果实、种子类需破碎的药物，应用药缸捣
        │  碎后放入，捣药缸用后应清理干净

 调剂 ──┤  处方中有先煎、后下、包煎、烊化、另煎、冲服及随汤药服用的
        ├─ 成药，应按要求单包并注明用法

        ├─ 调配毒性药品，应仔细小心，必须两人核对登记签字，复核剩余
        │  药品剂量，称量工具用后清洗干净

        ├─ 不得调剂虫蛀、霉变饮片

        ├─ 称取饮片后应及时把药斗轻轻推回原位

        ├─ 调配时应保持桌面、地面干净整洁

        └─ 调配完毕后，对处方内容进行核对，检查无误后签全名
```

3. 复核、发药及饮片补充

```
 复核、发药              ┌─ 调剂后应由另一名中药师及以上专业技术人
 及饮片补充 ── 复核 ──┤  员进行处方复核
                        │
                        ├─ 复核所调配处方类别、处方剂数、药味是否
                        │  与处方相符，有无多配、漏配、错配等现象
                        │
                        └─ 检查有无配伍禁忌、妊娠禁忌及超大剂量等
                           现象
```

续流程

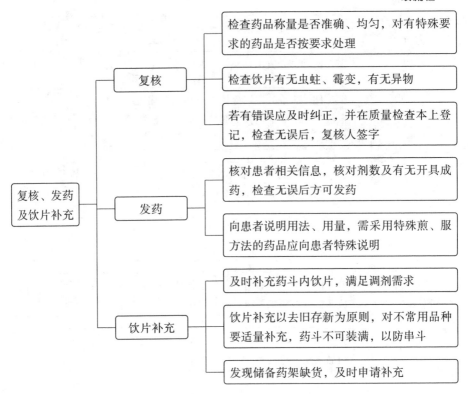

三、药品调剂室交接班管理制度

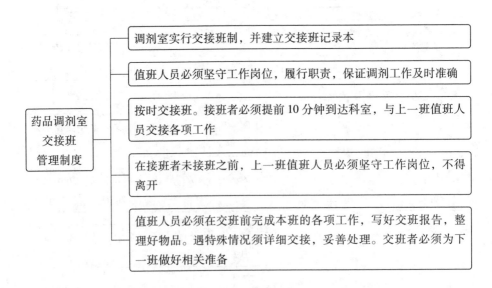

续流程

接班者如有疑问，应立即与交班者进行沟通，并由交班者妥善处理，接班后发现问题，由接班者负责

交接班时应核对麻醉、精神药品数量；重点药品账面数量与发放情况是否相符；一般药品缺药、近效期和新到药等情况；做好交接班记录

四、住院药房管理制度

1. 调配管理

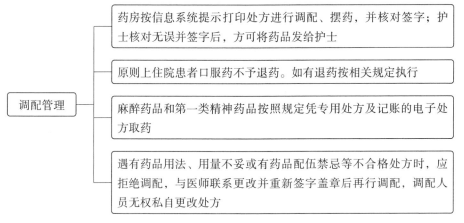

药房按信息系统提示打印处方进行调配、摆药，并核对签字；护士核对无误并签字后，方可将药品发给护士

原则上住院患者口服药不予退药。如有退药按相关规定执行

麻醉药品和第一类精神药品按照规定凭专用处方及记账的电子处方取药

遇有药品用法、用量不妥或有药品配伍禁忌等不合格处方时，应拒绝调配，与医师联系更改并重新签字盖章后再行调配，调配人员无权私自更改处方

2. 药品管理

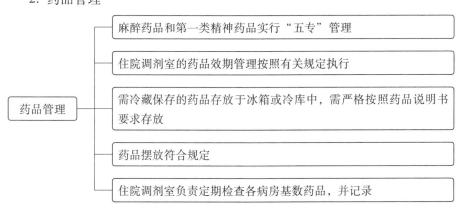

麻醉药品和第一类精神药品实行"五专"管理

住院调剂室的药品效期管理按照有关规定执行

需冷藏保存的药品存放于冰箱或冷库中，需严格按照药品说明书要求存放

药品摆放符合规定

住院调剂室负责定期检查各病房基数药品，并记录

五、调剂室药品分装管理制度

药品分装操作环境应符合相关规定，由药学专业技术人员负责分装、核对

并登记，有条件时逐步改用单剂量摆药机替代人工分装。根据药品使用情况，在保证供应和药品质量的前提下，应少量、多次分装。稳定性差的药品不宜分装。

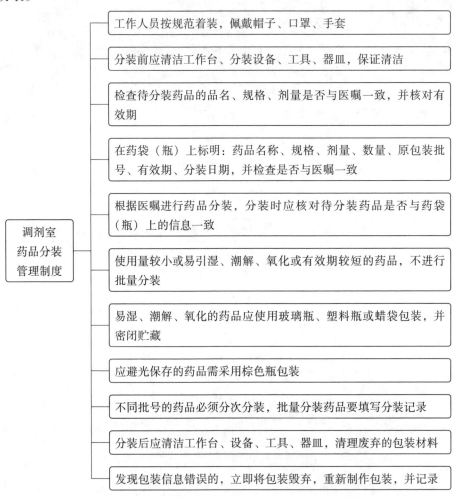

工作人员按规范着装，佩戴帽子、口罩、手套

分装前应清洁工作台、分装设备、工具、器皿，保证清洁

检查待分装药品的品名、规格、剂量是否与医嘱一致，并核对有效期

在药袋（瓶）上标明：药品名称、规格、剂量、数量、原包装批号、有效期、分装日期，并检查是否与医嘱一致

根据医嘱进行药品分装，分装时应核对待分装药品是否与药袋（瓶）上的信息一致

使用量较小或易引湿、潮解、氧化或有效期较短的药品，不进行批量分装

易湿、潮解、氧化的药品应使用玻璃瓶、塑料瓶或蜡袋包装，并密闭贮藏

应避光保存的药品需采用棕色瓶包装

不同批号的药品必须分次分装，批量分装药品要填写分装记录

分装后应清洁工作台、设备、工具、器皿，清理废弃的包装材料

发现包装信息错误的，立即将包装毁弃，重新制作包装，并记录

调剂室药品分装管理制度

六、中草药处方调配管理制度

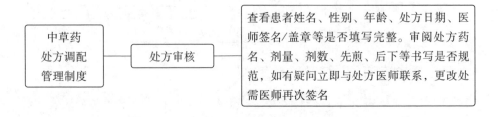

中草药处方调配管理制度

处方审核

查看患者姓名、性别、年龄、处方日期、医师签名/盖章等是否填写完整。审阅处方药名、剂量、剂数、先煎、后下等书写是否规范，如有疑问立即与处方医师联系，更改处方需医师再次签名

续流程

中草药处方调配管理制度

- 处方审核
  - 相反、相畏药物不予调配，确属病情需要时经医师再次签名后方可调配。处方中有超剂量使用中药饮片者，按照《处方管理实施细则》处理。审方合格后进行划价

- 调配
  - 调配前再次审查相反、相畏、禁忌、毒性药剂量等，确认处方无误后方可调剂
  - 根据药物不同体积重量选用适当的戥子，一般用克戥，称取贵重或毒性药，克以下的要用毫克戥，保证剂量准确
  - 一方多剂时用递减分戥法称量，每味药应逐剂回戥，特别是毒性药
  - 坚硬或大块的矿石、果实、种子、动物骨及胶类药，调配时应捣碎成小块或粗末入药
  - 不得将变质、发霉、虫蛀等药品调配入药
  - 为便于核对，按照处方药味顺序调配，顺序间隔摆放
  - 特殊煎煮方法的药品必须单包并注明

- 检查复核
  - 复核药品与处方所开药味和剂数是否符合，有无多配、漏配、错配、掺混他药或异物等现象
  - 有无变质、发霉、虫蛀、鼠咬、泛油、以生代制、未捣碎等
  - 有无相反、相畏、妊娠禁忌和超剂量等
  - 抽查剂量准确程度，要求每剂重量差异不超过±5%，贵重药和毒性药不超过±1%
  - 是否将先煎、后下、包煎、烊化、另煎、冲服等特殊要求药品单包

续流程

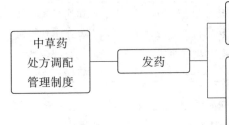

| 中草药
处方调配
管理制度 | 发药 | 发药时核对患者身份信息，并询问患者开药
剂数，耐心解释有关用药的各种疑问 |
| | | 详细说明用法用量及用药疗程，药品外包装
袋上印制常规煎药方法，对特殊煎煮方法如
先煎、后下、另煎、布包煎等需向患者特别
说明和提示 |

七、处方调剂管理制度

药品调剂前应进行处方审核，内容为：规定必须做皮肤过敏试验的药品，处方医师是否注明过敏试验及结果的判定；处方用药与临床诊断的相符性；剂量、用法的正确性；选用剂型与给药途径的合理性；是否有重复给药现象；是否有潜在临床意义的药物相互作用和配伍禁忌；其他用药不适宜情况。审方由药师以上的专业技术人员承担

按照操作程序调配处方，并在药品外包装上按医嘱注明用法、用量、注意事项，再次核对后调配人员签字、盖章

调配时应注意药品质量及效期，不合格者严禁使用，并保证所调配的药品在有效期内用完

内服、外用药品按规定使用相应的药袋分开包装，并注明用法

处方调配后，由核对人按处方内容依次复核，发药时需核对患者姓名等个人身份信息，发药后调配员和核对人均需在处方上签字

发药时应进行用药交代和用药指导，内容包括：用法、用量、保存方法及注意事项等

单独值班无核对人员时，处方调配后，需经2次核对并在处方上双签字后发放

超出药品说明书中的适应证范围和其中规定剂量的，应办理相关手续后方可调配

（处方调剂管理制度）

续流程

处方调剂管理制度
- 药品调剂遵循用旧存新的原则，但必须保证药品外观质量和有效期
- 药品调剂时尽可能发放同一批号/有效期药品，如发放的药品批号/有效期不同，应告知患者
- 需拆外包装的药品不要用手直接接触，尽可能保存其内包装或使用厂家的原容器包装。对于必须转移到其他容器中再分装的药品应使用专用器具，小心操作以避免污染
- 分装容器应保持清洁、无污染。分装后在外包装材料上注明药品名称、剂型、规格、数量、原批号、有效期、分装日期、用法、用量
- 已拆外包装但未发出的剩余药品，应与整包装药品分开存放，并注明原批号/有效期
- 药师发现严重不合理用药或者用药错误，应当拒绝调剂，及时告知处方医师，并记录，按照有关规定报告
- 发现问题及时纠正，并按规定程序报告，妥善处理

八、岗位准入与人员管理制度

1. 人员配备与岗位准入制度

人员配备与岗位准入制度
- 调剂室配备充足的管理和技术人员，并具有一定的学历和相应的药学专业技术知识以及丰富的工作经验，接受过与其承担的工作相当的教育、培训和考核，并具有一定的资格
- 本科室注重人员的培训、知识的更新和素质的提高，以此作为不断改进工作质量的保证
- 调剂室根据《中华人民共和国药品管理法》《医疗机构药事管理规定》《处方管理办法》等法规以及本科室管理制度，对直接或间接向患者及临床科室提供药学服务的岗位实行岗位准入制度
- 对各岗位从业人员的教育、培训、工作经验、可证明的技能进行资格确认，对不符合条件的人员，采取措施以求满足相关要求

2. 岗位职责与岗位任职资格

岗位职责与岗位任职资格

具有药师以上专业技术职务任职资格的人员负责处方审核、评估、核对、发药以及安全用药指导。药师经培训、考核合格后取得麻醉药品和第一类精神药品调剂资格，方可调剂麻醉药品和第一类精神药品

使用本单位或外单位在培人员时，应指定带教老师并对其进行相关专业知识与专业技能培训，经实习、考核合格后方可独立进行操作，在其独立操作期间，由各组组长及其带教老师负责对其能力与工作进行监督

承担带教工作的药师应具备相应的工作经验与能力，应具备主管药师（含）以上任职资格

3. 人员培训与技术档案

人员培训与技术档案

为加强人员管理，科室应建立人员档案、收集能力证明资料，确定培训需求及培训要达到的目标，并制定长远培训规划和年度计划

培训计划的制定要充分考虑岗位技能、知识更新的需要和当前业务的开展和未来发展的需要

科室全体人员除需接受药学专业相关专业知识与技能的培训外还应接受有关医院各种应急预案、救护知识和个人安全防护等的培训，并经考核确认培训活动的有效性

科室建立并保存全部技术人员（包括合同人员）的技术档案，档案包括以下记录：岗位的相关授权及授权时间、技术能力及确认时间、学历教育和专业资格、接受过的培训、具备的技能、工作经历和经验等

九、处理投诉建议管理制度

处理投诉建议管理制度

为了解患者和临床科室对科室提供药学服务的意见和建议，科室应与患者及临床科室进行沟通并定期从医院相关部门获取涉及科室的患者满意度及临床满意度数据，以了解患者及临床科室对本科室服务的需求或满意程度

续流程

各组组长应积极从患者和临床科室处搜集各种反馈信息，无论是正面的还是反面的反馈，并将这些反馈用于改进本科室的管理工作，提高患者和临床科室对本科室的满意度

受理和处理好投诉是提高科室服务质量的重要环节，调剂室主任及各组组长应对来自患者或临床科室的投诉与意见开展调查，分析查找原因，制定适宜的投诉处理措施，将由于投诉造成的不良影响降至最低限度

处理投诉建议管理制度

各组组长应整理本组工作范围内的各类投诉、建议信息及相应的处理结果，并将信息汇总，以《投诉、建议及处理结果登记表》的形式上报调剂室主任

调剂室主任应针对各组上报的《投诉、建议及处理结果登记表》及时分析查找原因

投诉涉及本科室人员服务质量等问题时，应有针对性地加强人员的业务能力与职业道德行为的培训；投诉涉及科室的管理问题时，要及时对科室相关制度、规定以及管理工作进行改进

十、基数药、抢救药检查管理制度

中心药房、门急诊药房药师每月检查各病区及诊区功能检查科室药品管理情况并填写《病区、诊区药品检查记录》

中心药房负责检查各病区药品；门诊西药房负责检查门诊功能检查室药品；急诊药房负责检查急诊、儿科门诊药品。各病区、诊区申领的各类药品（含待执行医嘱药品、基数药品、抢救车药品）分别由上述药房负责

基数药、抢救药检查管理制度

核查各病区及诊区的基数药品、抢救车药品的品种、数量是否与《病区、诊区基数药品清单》和《病区、诊区抢救车药品清单》相符

检查药品效期、外观、药品保存条件是否适宜（如避光、冷藏等）

续流程

```
                    ┌─────────────────────────────────────────────────┐
                    │ 检查麻醉药品、第一类精神药品是否专柜加锁，专人管理，账物 │
                    │ 是否相符                                          │
                    └─────────────────────────────────────────────────┘
                    ┌─────────────────────────────────────────────────┐
                    │ 检查药品标识是否完整、醒目；已拆除外包装而无有效期标识的 │
                    │ 药品是否注明有效期                                 │
                    └─────────────────────────────────────────────────┘
                    ┌─────────────────────────────────────────────────┐
                    │ 检查中如发现近效期药品，要求各科室提前 3~6 个月进行处理， │
                    │ 填写《病区、诊区基数药品、抢救药品领药单》，由护士长、领 │
          基数药、    │ 药护士签字后交相应药房领药补充基数                  │
          抢救药      └─────────────────────────────────────────────────┘
          检查管理    ┌─────────────────────────────────────────────────┐
          制度       │ 发现过期、变质失效药品应立即下架，报告护士长办理报损交药 │
                    │ 房，药房送药库统一办理销毁并及时记录备查              │
                    └─────────────────────────────────────────────────┘
                    ┌─────────────────────────────────────────────────┐
                    │ 药师在检查各科室药品的同时还应及时了解临床医师、护士对 │
                    │ 药剂科工作的意见与需求，包括：住院药房的药品是否满足临 │
                    │ 床需要、配置是否合理、医师护士对药房的服务质量是否满意 │
                    │ 等项目                                           │
                    └─────────────────────────────────────────────────┘
                    ┌─────────────────────────────────────────────────┐
                    │ 各药房定期检查负责科室药品管理情况，每月汇总数据上报调剂 │
                    │ 室。调剂室每季度根据各药房上报数据总结分析科室药品管理情 │
                    │ 况，报医务处及护理部                               │
                    └─────────────────────────────────────────────────┘
```

十一、煎药室清洁消毒管理制度

1. 煎药人员

```
                    ┌─────────────────────────────────────────────────┐
                    │ 煎药人员工作时应当穿戴专用的工作服并保持清洁，煎药时戴一 │
                    │ 次性口罩、帽子，注意个人卫生                        │
                    └─────────────────────────────────────────────────┘
          煎药人员   ┌─────────────────────────────────────────────────┐
                    │ 煎药前要进行手的清洁，操作过程中勤洗手或涂擦快速手部消 │
                    │ 毒剂                                             │
                    └─────────────────────────────────────────────────┘
                    ┌─────────────────────────────────────────────────┐
                    │ 煎药人员应当每年体检 1 次，有传染病、皮肤病和乙肝病毒携带 │
                    │ 者、体表有伤口未愈合者不得从事煎药工作              │
                    └─────────────────────────────────────────────────┘
```

2. 室内清洁

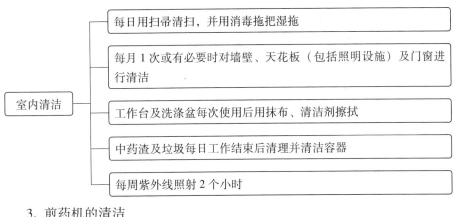

室内清洁
- 每日用扫帚清扫，并用消毒拖把湿拖
- 每月 1 次或有必要时对墙壁、天花板（包括照明设施）及门窗进行清洁
- 工作台及洗涤盆每次使用后用抹布、清洁剂擦拭
- 中药渣及垃圾每日工作结束后清理并清洁容器
- 每周紫外线照射 2 个小时

3. 煎药机的清洁

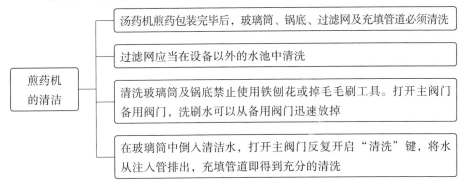

煎药机的清洁
- 汤药机煎药包装完毕后，玻璃筒、锅底、过滤网及充填管道必须清洗
- 过滤网应当在设备以外的水池中清洗
- 清洗玻璃筒及锅底禁止使用铁刨花或掉毛毛刷工具。打开主阀门备用阀门，洗刷水可以从备用阀门迅速放掉
- 在玻璃筒中倒入清洁水，打开主阀门反复开启"清洗"键，将水从注入管排出，充填管道即得到充分的清洗

4. 煎药用器具的清洁与消毒

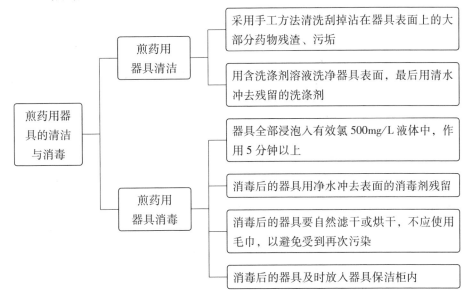

煎药用器具的清洁与消毒

煎药用器具清洁
- 采用手工方法清洗刮掉沾在器具表面上的大部分药物残渣、污垢
- 用含洗涤剂溶液洗净器具表面，最后用清水冲去残留的洗涤剂

煎药用器具消毒
- 器具全部浸泡入有效氯 500mg/L 液体中，作用 5 分钟以上
- 消毒后的器具用净水冲去表面的消毒剂残留
- 消毒后的器具要自然滤干或烘干，不应使用毛巾，以避免受到再次污染
- 消毒后的器具及时放入器具保洁柜内

十二、药品调配差错登记、报告、分析管理制度

药品调配差错登记、报告、分析管理制度

- 在药品调配及发药过程中出现差错时及时向组长和科主任报告，并做好记录，内容包括：当事人姓名、科室、职称，发生差错具体情况，采取的措施、结果

- 调配过程中出现差错，在发出前发现或虽已发药但发现、更正，未造成不良后果的，作为科内问题处理

- 对已发出的药品发现错误时，立即追回，并报药剂科负责人

- 药品调剂室在差错处理结束后，组织相关人员，就药品调配差错查找原因，进行分析，并将差错原因及处理结果记录在差错事故登记本中

- 原因查明后，第一时间通报科室全体人员，并对相关责任人进行批评教育

- 因医师处方书写潦草、不规范造成差错，应与医师和门诊部沟通

- 药品外包装、注射剂颜色等易混淆造成的差错，药品存放要分开位置，调配时要仔细检查

- 因相关责任人注意力不集中造成的差错，对当事人进行思想教育

- 严格执行药品储存制度，保持工作环境有序和整洁，处方药与非处方药，内服药与外用药分开，易混淆药品、易挥发污染品、易燃品妥善处理

- 严格遵照药品效期管理制度，定期检查、登记、上报、处理，避免过期药品流入患者手中

- 严格执行处方调配、复核、发药双签字制度，加强药师业务技能培训

- 药剂科质量与安全管理小组每月对调剂室工作环境、工作质量、规章制度执行情况进行全面的检查考核，并将检查结果及时回馈给有关部门，按相关规定进行奖惩

- 专人负责方法差错工作进行系统检验

十三、住院患者用药医嘱审核管理制度

住院患者用药医嘱审核管理制度

- 利用住院药品医嘱审核程序（嵌入 HIS 的 PASS）对住院患者完整的用药医嘱进行审核，并作为调剂的依据

- PASS 系统进行初审后，由药师对初筛数据进行分析复核，对问题数据尤其是"严重关注"（黑灯）、高度关注（红灯）数据进行分析，排除必要的治疗用药，确定问题医嘱，在《住院药房住院医嘱审核登记表》上做记录，并及时联系处方医师，明确用药目的和治疗方案

- 干预结果以如下标识记录：医嘱未执行、医嘱已执行、医嘱已停止、医嘱已修改、医嘱未修改（注明：病情需要、结论待商榷、患者要求）、其他情况（请注明）

- 每季度末由审核药师整理本季度本人负责临床科室住院医嘱审核结果，完成《季度住院医嘱审核数据统计表》，上报处方点评联络人，由其完成《季度住院患者用药医嘱审核分析报告》

- 《季度住院患者用药医嘱审核分析报告》内容包括：审核概述、医嘱问题趋势、问题类型分析、问题医嘱涉及的药物分析和重点问题解析

- 完成报告后组内存档备查，上报药学部办公室及医务处

十四、住院患者退药管理制度

1. 退药条件

退药条件

- 原则上各调剂室发出的药品不予退换

- 退回药品必须是本院各调剂室发出的药品，批号与本院购入药品相符，药品包装完整、清洁，封口密闭完好，药品在有效期内

- 自发放之日起 3 日内的药品，其生产批号应符合药房 3 日内发放的药品生产批号

续流程

退药条件 —— 符合以下条件者可以在住院药房办理退药：药品名称、规格、数量录入错误；患者要求提前出院或患者死亡未用完药品；患者用药后出现不良反应，可退未使用药品；药品存在质量问题

下列情况概不退换：发出药品已接触肝炎、结核等传染病患者的；住院药房摆药发出的药品

2. 退药手续

退药手续 ——

退药必须到相关调剂室办理，因调剂室工作人员错误和药品质量问题退药者，可直接到相关调剂室进行退换

因药品引起不良反应退药者，开方医师必须按本院《药品不良反应监测管理实施细则》办理相关手续后，由开方医师开具退药申请，退回本次处方数量范围内的致不良反应的药品

患者死亡而需退药者，由开方医师开具退药申请，办理退药

因医师开错药或患者因住院、转科、变更治疗方案，由开方医师开具退药申请，经科主任签章同意，可退回错开、误开药品

退药时必须注明退药原因，连同退回药品，一并交给调剂室有关人员

3. 退回药品的处理

退回药品的处理 ——

能确认质量无问题的，办理入库手续后可再使用

不能确认质量状况的，办理入库手续后按有关规定报废处理

特殊药品按相关规定处理

十五、药品调配差错事故防范管理制度

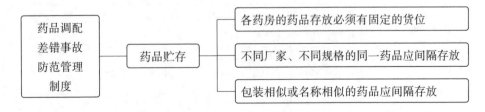

药品调配差错事故防范管理制度 —— 药品贮存 —— 各药房的药品存放必须有固定的货位

不同厂家、不同规格的同一药品应间隔存放

包装相似或名称相似的药品应间隔存放

续流程

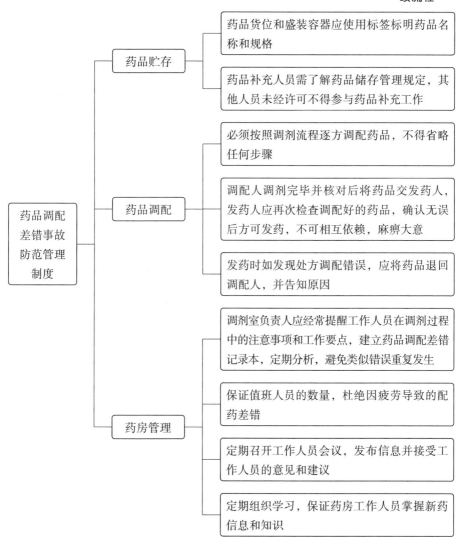

药品货位和盛装容器应使用标签标明药品名称和规格

药品补充人员需了解药品储存管理规定，其他人员未经许可不得参与药品补充工作

药品贮存

必须按照调剂流程逐方调配药品，不得省略任何步骤

调配人调剂完毕并核对后将药品交发药人，发药人应再次检查调配好的药品，确认无误后方可发药，不可相互依赖，麻痹大意

发药时如发现处方调配错误，应将药品退回调配人，并告知原因

药品调配

调剂室负责人应经常提醒工作人员在调剂过程中的注意事项和工作要点，建立药品调配差错记录本，定期分析，避免类似错误重复发生

保证值班人员的数量，杜绝因疲劳导致的配药差错

定期召开工作人员会议，发布信息并接受工作人员的意见和建议

定期组织学习，保证药房工作人员掌握新药信息和知识

药房管理

药品调配差错事故防范管理制度

十六、药物不合理使用报告管理制度

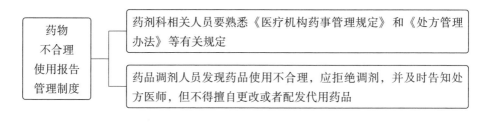

药物不合理使用报告管理制度

药剂科相关人员要熟悉《医疗机构药事管理规定》和《处方管理办法》等有关规定

药品调剂人员发现药品使用不合理，应拒绝调剂，并及时告知处方医师，但不得擅自更改或者配发代用药品

续流程

药物不合理使用报告管理制度	发现严重不合理使用的药品处方，药剂科相关人员应当按规定报告药剂科
	必要时药剂科将相关信息反馈到医务处，并按相关规定进行处理

第三节　门诊西药房工作管理制度

一、门诊西药房工作制度

门诊西药房工作制度	在药剂科主任、西药房负责人的领导下，严格执行《中华人民共和国药品管理法》和有关的法律、法规，负责进行门诊处方调配发药，为医护和患者提供药物咨询服务
	在西药房负责人的领导下，本室的工作人员每个工作日必须及时到岗，进行业务学习和经验交流，讨论工作中遇到的各种问题，提出相应的解决措施
	工作人员将前台窗口所有电脑启动，准备进入电脑操作系统，备好用法用量标签
	调剂药师收取患者处方后，应对处方内容严格审查，执行"四查十对"
	调剂药师应严格按照调剂常规和药剂科相关规定，准确、迅速地将符合处方内容的药品调配好，及时交给前台核对发药药师，以尽量减少患者排队取药等候时间
	前台核对发药药师需对调剂药师调配好的药品进行复核，对电脑核对药品名称、厂家、规格、数量，确认无误后才可发放给患者，并在处方上签名，确保双人核对，保证发药复核率100%无差错
	前台核对发药药师应呼唤患者姓名，耐心地向患者交代药品的用法、用量、注意事项，特别是老年人、儿童和孕妇等特殊人群的用药。急诊处方和抢救患者可给予优先调配，逐步提高发药窗口的药学服务质量

续流程

门诊西药房工作制度

药房储药斗应按规定标示清楚。补充药品时必须核对药名、规格、产地，准确无误后方可装斗

药品应定位限量、分类保管，要定期检查药品，防止变质、过期失效。每月检查药品效期一次，发现问题及时与有关人员协调解决，做好记录

含有麻醉药品、医疗用毒性药品、精神药品、贵重药品、抗菌药品的处方调配按相应管理办法执行，每日清点，做到账物相符

退药必须严格按照退药管理规定执行

调剂人员不得擅自脱岗，外出须请假并获批准；认真执行交接班制度，每日清点处方，装订成册，妥善保存

认真做好安全工作，工作室内禁止吸烟、喧哗、打闹、会客；非工作人员未经允许不得擅自进入药房；下班离开药房务必检查水、电、门、窗，确保安全

二、门诊西药房药物咨询管理制度

门诊西药房药物咨询管理制度

在门诊西药房设立专门的药物咨询室，由专职药师提供药物咨询

每天工作开始时，要有饱满的精神及良好的情绪，着装整齐，与患者交流时要注重礼仪，态度文雅、礼貌，语言适中、举止大方，药师与患者沟通时要有目光交流、点头微笑，体现对患者的关爱。要具备丰富的药品知识

药品咨询内容：药品名称、通用名、别名和商品名，剂型及含量；使用方法、剂量及疗程，适应证、禁忌证、慎用证，孕妇、哺乳妇女、儿童、老年患者用药注意事项；药品不良反应，配伍药物间的相互作用；药品的贮存及效期；其他与用药相关问题

药师在接受药物咨询时，要仔细倾听患者问题，记录每一个要点及相关点，从询问中获得背景资料，如患者的姓名、被咨询药品名称、用药咨询的目的和用药数量等

续流程

门诊西药房
药物咨询
管理制度

回答问题时首先向患者重复其咨询内容，其次应根据患者的症状，耐心地解答用药和疾患方面的问题，询问有无药物过敏史，叮嘱用药注意事项，如何配合治疗，关爱患者

回答问题时，能当场答复的马上回答，注意避免涉及患者隐私；需通过请教或查询资料的，在规定时间内通过电话、书面通讯或E-mail 给予回答；超过药剂师回答范围的可建议通过医师、护士或其他相关人员给予回答

将咨询内容及时记录，包括咨询内容、解决问题并分类，尚未解决的问题需报上级药师并研究解决

药品不良反应事件要及时收集、整理并报告临床药学室药品不良反应监测人员

定期汇总药品咨询内容，交上级药师审阅，以了解咨询水平和处理遗留问题。每月1次在组内进行总结并交流

第四节　门诊中药房工作管理制度

一、门诊中药房调剂室管理制度

门诊中药
房调剂室
管理制度

严格遵守医院各项规章制度，坚守工作岗位，不迟到不早退，有事外出要请假，工作时衣帽整齐，佩戴胸卡

认真审查处方各项内容，做到"四查十对"，并交代药品用法、用量、注意事项等。配方时调配处方、核对人员均应在处方上签字，以示负责

严格执行效期药品的管理制度，建立效期药品登记本。发药时要近期先出，每月检查药品质量和有效期。近效期药品提前3个月与药库协调，避免过期失效

每月盘点，如出现盈亏超过规定范围，要及时查找原因并上报科室

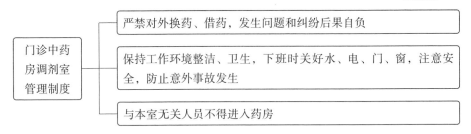

门诊中药房调剂室管理制度
- 严禁对外换药、借药，发生问题和纠纷后果自负
- 保持工作环境整洁、卫生，下班时关好水、电、门、窗，注意安全，防止意外事故发生
- 与本室无关人员不得进入药房

二、门诊中药房处方管理制度

1. 处方的含义、内容及权限

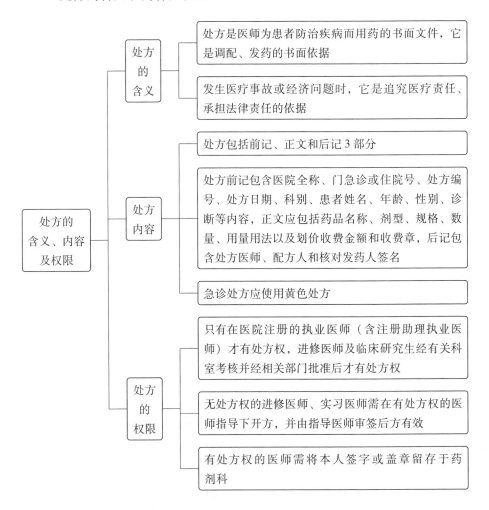

处方的含义、内容及权限

- 处方的含义
  - 处方是医师为患者防治疾病而用药的书面文件，它是调配、发药的书面依据
  - 发生医疗事故或经济问题时，它是追究医疗责任、承担法律责任的依据
- 处方内容
  - 处方包括前记、正文和后记3部分
  - 处方前记包含医院全称、门急诊或住院号、处方编号、处方日期、科别、患者姓名、年龄、性别、诊断等内容，正文应包括药品名称、剂型、规格、数量、用量用法以及划价收费金额和收费章，后记包含处方医师、配方人和核对发药人签名
  - 急诊处方应使用黄色处方
- 处方的权限
  - 只有在医院注册的执业医师（含注册助理执业医师）才有处方权，进修医师及临床研究生经有关科室考核并经相关部门批准后才有处方权
  - 无处方权的进修医师、实习医师需在有处方权的医师指导下开方，并由指导医师审签后方有效
  - 有处方权的医师需将本人签字或盖章留存于药剂科

2. 处方的书写及限量

处方的书写、限量 ── 处方的书写

- 处方应用钢笔书写，或由医师本人输入电脑并打印，要求字迹清晰、内容完整、剂量准确

- 开处方时拟用的中药一般应按君、臣、佐、使及药引等依次书写

- 一般不得涂改，如有涂改，应由处方医师在修改处签名

- 调配处方时如发现书写不符合要求或有差错，药剂人员应与医师联系，更改后再调配，不得擅自修改处方

- 药品名称应当使用规范的中文名称书写，没有中文名称的可以使用规范的英文名称书写。医疗机构或者医师、药师不得自行编制药品缩写名称或者使用代号

- 药品剂量与数量用阿拉伯数字书写。剂量应当使用法定剂量单位：重量以克（g）、毫克（mg）、微克（μg）、纳克（ng）为单位；容量以升（L）、毫升（ml）为单位；单位（U）；中药饮片以克（g）为单位

- 片剂、丸剂、胶囊剂、颗粒剂分别以片、丸、粒、袋为单位；溶液剂以支、瓶为单位；软膏及乳膏剂以支、盒为单位；注射剂以支、瓶为单位，应当注明含量；中药饮片以剂为单位

- 处方使用剂量应为常用量，如医疗需要必须超量，医师须在剂量旁另加签字后方可调配。患者年龄应当填写实足年龄，新生儿、婴幼儿写日、月龄，必要时要注明体重

续流程

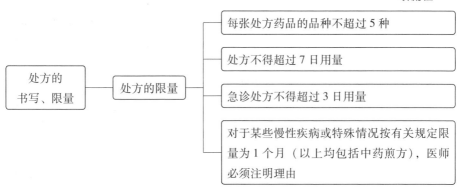

3. 处方的有效时间、保管期限和处理

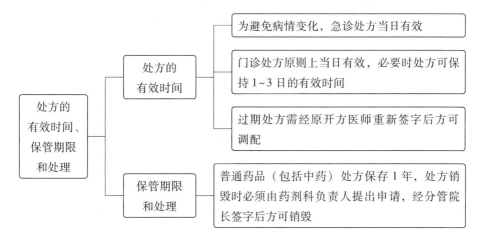

4. 处方的其他管理制度

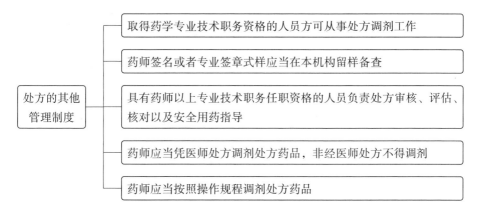

续流程

处方的其他管理制度

认真审核处方，准确调配药品，正确书写药袋或粘贴标签，注明患者姓名和药品名称、用法、用量，然后包装。向患者交付药品时，按照药品说明书或者处方用法进行用药交代与指导，包括每种药品的用法、用量、注意事项等

药师应当认真逐项检查处方前记、正文和后记书写是否清晰、完整，并确认处方的合法性

药师应当对处方用药适宜性进行审核，审核内容包括：规定必须做皮肤过敏试验的药品，处方医师是否注明过敏试验及结果的判定；处方用药与临床诊断的相符性；剂量、用法的正确性；选用剂型与给药途径的合理性；是否有重复给药现象；是否有潜在临床意义的药物相互作用和配伍禁忌；其他用药不适宜情况

三、门诊中药房药品有效期管理制度

为确保药品的安全有效，加强效期药品的管理，特制订本制度。

门诊中药房药品有效期管理制度

药品的"有效期"是指药品在一定的储存条件下，能保持其质量稳定性的期限

药剂科各部门各级人员必须根据《中华人民共和国药品管理法》第四十九条规定，严格执行已过效期的药品不准再出库、再使用的规定

药品效期管理纳入计算机系统管理，各部门应检查药品库存情况，做好预警工作和调剂工作。药库组长和保管员对药品效期每月进行检查，保证计算机管理或登记的药品有效期与实物一致

药品发放、使用时应严格按照"易变先出、近期先出"的原则，严禁过期失效药品出库、再使用

认真做好过期失效药品的隔离工作，按《报损药品操作规程》及时做好报损手续及销毁工作

四、门诊中药房安全管理制度

门诊中药房安全管理制度

- 中药房应指定专人负责安全工作和安全检查
- 上班时间各部门应随手关门，非本室工作人员除联系工作外禁止进入。防止药品流失，保证本部门安全
- 当班人员下班前仔细检查电器、电源、火源、水源、煤气、门窗是否关闭，确认安全并做好记录后方可离开
- 存放量大的中草药应定期摊开，注意防潮，以防发热自燃
- 调剂部门和库房内严禁明火和吸烟
- 备有一定防火设备，并经常检查，工作人员应掌握一定防火常识及防火器材的使用方法
- 加强工作场所各种设施的检查保养，发现故障应及时报请有关部门进行检修。非专职人员不得擅自拆修，以保证各种设施处于正常状态

五、门诊中药房计算机安全管理制度

门诊中药房计算机安全管理制度

- 各组的工作人员负责其所操作的计算机的开机及关机，在自己的权限内进行操作；随时检查计算机运行状态是否正常，如遇问题及时处理并上报
- 每个操作人员必须使用自己的密码登录，不可使用他人的密码运行程序
- 各部门需制订计算机应急预案，将中断时间、故障损失和社会影响降低到最低程度
- 应有防火措施。机房内的电线按规定铺设，不得私拉乱接。操作人员使用完毕后应立即关闭有关电源

六、门诊中药房差错、事故登记报告管理制度

门诊中药房差错、事故登记报告管理制度

- 发生差错、事故后，有关责任者应及时进行差错和事故登记
- 药品使用发生事故的报告内容包括以下几个方面：事故发现及发生的时间、地点、有关人员姓名；事故情况、特征的概述；事故原因分析；事故的责任分析及责任者
- 发现差错、事故后，所在部门立即采取有效措施予以弥补和纠正，并立即上报科主任。科室当天报告医务科，并在1周内写出药品使用事故书面报告，送医务科，并按有关规定对责任人进行处理
- 差错、事故发生后，所有相关人员不得弄虚作假、隐瞒、掩盖事实，如有发现，要追查当事人的责任，并按有关规定严肃处理，避免再次发生
- 发生内差应进行内差登记，定期分析

七、门诊中药房考勤管理制度

门诊中药房考勤管理制度

- 全体人员必须严格遵守上下班工作时间，不得迟到早退
- 上班时间必须在岗在位，不得脱岗，工作时间禁止做与工作无关的事情
- 严格考勤，考勤由组长负责
- 严格执行请销假制度，除紧急情况外均需事先请假。无故不请假者按旷工处理
- 在工作允许的情况下，由组长按规定安排人员轮换调休
- 按照医院、科室的规定，严格请假审批权限，正常换休1天以下由组长安排，3天以上或离开本地，需写出书面请假报告，经组长同意后报科室领导审批

第五节　急诊药房工作管理制度

一、急诊药房交接班管理制度

急诊药房
交接班
管理制度

- 急诊药房实行 24 小时全天制

- 白班早晨 7：50 时接班，负责接清夜班交的每日盘点药品，清点库存数并核对电脑，严格药品数量管理，做到账物相符

- 窗口发药仔细认真，下午 4：50 时下班之前清点每日盘点药品，交与夜班值班人员

- 夜班值班调配、发药，需仔细认真核对发药，工作量小的医疗机构需要单人双核对。认真负责填写交接班记录本，早晨 7：50 交班之前清点每日盘点药物，交接遗留问题

二、急诊药房值班管理制度

急诊药房
值班管理
制度

- 急诊药房实行 24 小时值班制。值班人员由具有药剂师职称以上人员轮流担任，必要时设备班员

- 值班员负责急诊处方的调配、急诊抢救药品的供应、当日处方整理及值班室的卫生工作

- 值班员要按时交接班，坚守岗位，不得擅离职守。特殊情况需要离开时一定要由具药剂士职称以上的人员代班

- 值班时间内，值班员有权受理上级临时指派的任务，遇超出值班员职责范围而不能解决的问题，应及时向医院总值班或科主任请示报告

- 交班前，应将值班时间内发生的问题、待办事项填写在交班簿上，交、接班人员双方需签字，以示负责

三、急诊药房调剂管理制度

```
                  ┌─ 严格遵守医院各项规章制度，坚守工作岗位，不迟到不早退，有
                  │  事外出要请假，工作时衣帽整齐，佩戴胸卡
                  │
                  ├─ 严格执行《药品管理法》，实行麻醉药品、精神药品、医疗用毒
                  │  性药品、贵重药品、效期药品及普通药品、高警示药品分级管理
                  │  制度
                  │
                  ├─ 认真审查处方各项内容，做到"四查十对"，并交代药品用法、
                  │  用量、注意事项等。调配配方或处方时，所有核对人员均应在处
                  │  方上签字，以示负责
                  │
                  ├─ 值班人员应做到急患者之所急，遇到处方不完整，剂量不准确或
                  │  有配伍禁忌时，应主动与处方医师联系，减少患者盲目奔走
    急诊药房        │
    调剂管理   ─────┤  遇到治疗药物缺货时，主动向医师推荐替代用品或迅速与库房联
    制度          │  系，以保证患者能及时、有效地得到治疗
                  │
                  ├─ 调配麻醉药品、精神药品等特殊药品时，严格按有关规定操作，
                  │  审查处方中各项内容的完整性，是否超过处方限量，并审查处方
                  │  医师资格，在处方上签全名
                  │
                  ├─ 麻醉药品、第一类精神药品、医疗用毒性药品、贵重药品每日当
                  │  面清点，二类精神药品、医疗用毒性药品处方每日单独存放，按
                  │  规定进行登记
                  │
                  ├─ 所有与该处方有关的差错事故，由值班人员承担全部责任
                  │
                  ├─ 严禁对外换药、借药，若发生问题和纠纷，后果自负
                  │
                  └─ 与本室无关人员不得进入药房
```

四、急诊药房特殊药品管理制度

急诊药房特殊药品管理必须做到日耗日消，及时清点，保证账物相符，做好记录。特殊药品仅限本院医疗和科研使用，不得转让、借出或移做他用，严格按规定控制使用范围和用量，对违反规定滥用麻醉药品者有权拒绝发药，

并及时向医务部报告。

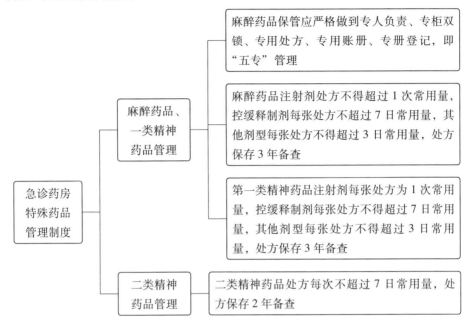

麻醉药品保管应严格做到专人负责、专柜双锁、专用处方、专用账册、专册登记，即"五专"管理

麻醉药品注射剂处方不得超过 1 次常用量，控缓释制剂每张处方不超过 7 日常用量，其他剂型每张处方不得超过 3 日常用量，处方保存 3 年备查

第一类精神药品注射剂每张处方为 1 次常用量，控缓释制剂每张处方不得超过 7 日常用量，其他剂型每张处方不得超过 3 日常用量，处方保存 3 年备查

二类精神药品处方每次不超过 7 日常用量，处方保存 2 年备查

五、处方管理制度

1. 处方的含义、内容及权限

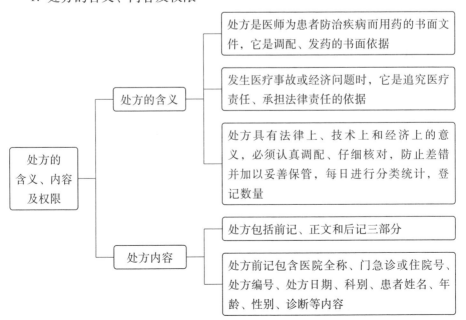

处方是医师为患者防治疾病而用药的书面文件，它是调配、发药的书面依据

发生医疗事故或经济问题时，它是追究医疗责任、承担法律责任的依据

处方具有法律上、技术上和经济上的意义，必须认真调配、仔细核对，防止差错并加以妥善保管，每日进行分类统计，登记数量

处方包括前记、正文和后记三部分

处方前记包含医院全称、门急诊或住院号、处方编号、处方日期、科别、患者姓名、年龄、性别、诊断等内容

续流程

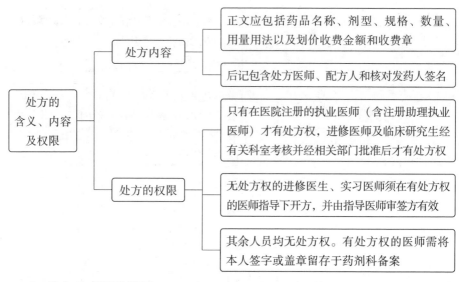

处方的含义、内容及权限
  - 处方内容
    - 正文应包括药品名称、剂型、规格、数量、用量用法以及划价收费金额和收费章
    - 后记包含处方医师、配方人和核对发药人签名
  - 处方的权限
    - 只有在医院注册的执业医师（含注册助理执业医师）才有处方权，进修医师及临床研究生经有关科室考核并经相关部门批准后才有处方权
    - 无处方权的进修医生、实习医师须在有处方权的医师指导下开方，并由指导医师审签方有效
    - 其余人员均无处方权。有处方权的医师需将本人签字或盖章留存于药剂科备案

2. 处方的书写及限量

处方的书写及限量
  - 处方的书写
    - 处方应用钢笔书写，或由医师本人输入电脑并打印，要求字迹清晰、内容完整、剂量准确
    - 开具处方时中药应按君、臣、佐、使的顺序依次书写
    - 一般不得涂改，如有涂改，应由处方医师在修改处签名
    - 调配处方时如发现书写不符合要求或有差错，药剂人员应与医师联系，更改后再调配，不得擅自修改处方
    - 药品名称应当使用规范的中文名称书写，没有中文名称的可以使用规范的英文名称书写；医疗机构或者医师、药师不得自行编制药品缩写名称或者使用代号；书写药品名称、剂量、规格、用法、用量要准确规范，药品用法可用规范的中文、英文、拉丁文或者缩写体书写，但不得使用"遵医嘱""自用"等含糊不清字句，写通用名称，不写商品名

续流程

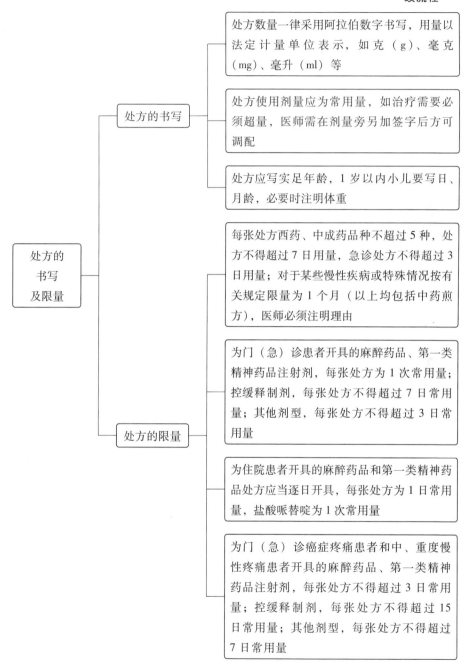

处方的书写及限量

处方的书写
- 处方数量一律采用阿拉伯数字书写，用量以法定计量单位表示，如克（g）、毫克（mg）、毫升（ml）等
- 处方使用剂量应为常用量，如治疗需要必须超量，医师需在剂量旁另加签字后方可调配
- 处方应写实足年龄，1岁以内小儿要写日、月龄，必要时注明体重

处方的限量
- 每张处方西药、中成药品种不超过5种，处方不得超过7日用量，急诊处方不得超过3日用量；对于某些慢性疾病或特殊情况按有关规定限量为1个月（以上均包括中药煎方），医师必须注明理由
- 为门（急）诊患者开具的麻醉药品、第一类精神药品注射剂，每张处方为1次常用量；控缓释制剂，每张处方不得超过7日常用量；其他剂型，每张处方不得超过3日常用量
- 为住院患者开具的麻醉药品和第一类精神药品处方应当逐日开具，每张处方为1日常用量，盐酸哌替啶为1次常用量
- 为门（急）诊癌症疼痛患者和中、重度慢性疼痛患者开具的麻醉药品、第一类精神药品注射剂，每张处方不得超过3日常用量；控缓释制剂，每张处方不得超过15日常用量；其他剂型，每张处方不得超过7日常用量

3. 处方的有效时间、保管期限和处理

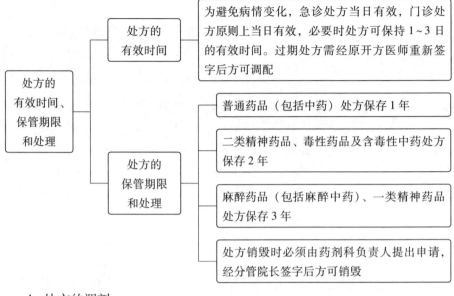

4. 处方的调剂

处方的调剂

- 取得药学专业技术职务资格的人员方可从事处方调剂工作

- 药师签名或者专业签章式样应当在本机构留样备查

- 具有药师以上专业技术职务任职资格的人员负责处方审核、评估、核对以及安全用药指导；药士从事处方调配工作

- 药师应当凭医师处方调剂处方药品，非经医师处方不得调剂

- 药师应当按照操作规程调剂处方药品：认真审核处方，准确调配药品，正确书写药袋或粘贴标签，注明患者姓名和药品名称、用法、用量，向患者交付药品时，按照药品说明书或者处方用法进行用药交代与指导，包括每种药品的用法、用量、注意事项等

- 药师应当认真逐项检查处方前记、正文和后记书写是否清晰、完整，并确认处方的合法性

- 药师应当对处方用药适宜性进行审核，审核内容包括：对规定必须做皮肤过敏试验的药物，处方医师是否注明过敏试验及结果的判定；处方用药与临床诊断的相符性；剂量、用法的正确性；选用剂型与临床诊断的相符性；是否有重复给药现象；是否有潜在临床意义的药物相互作用和配伍禁忌

六、药品有效期的管理制度

为确保药品的安全有效，加强效期药品的管理，特制定本制度。

药品有效期的管理制度

- 药品的"有效期"是指药品在一定的储存条件下，能保持其质量稳定性的期限

- 药剂科各部门各级人员必须根据《中华人民共和国药品管理法》第四十九条规定，严格执行已过效期的药品不准再出库、再使用的规定

- 药品效期管理纳入计算机系统管理，各部门应经常查询药品的库存情况，做好预警工作和调剂工作。药库组长和保管员对药品有效期每月进行检查，保证计算机管理或登记的药品效期与实物一致

- 各班组负责电脑信息的专人必须每月查询近 6 个月效期的药品，并打印报表给保管员，保管员再按报表每月检查药品的效期，并及时对 6 个月以内效期药品的数量逐月上报组长及科室进行调剂处理

- 药品发放、使用时应严格按照"易变先出、近期先出"的原则，严禁过期失效药品出库、再使用

- 认真做好过期失效药品的隔离工作，按《报损药品操作规程》及时做好报损手续及销毁工作

七、急诊药房退药管理制度

1. 可以办理退药的情况

可以办理退药的情况

根据卫生部《医疗机构药事管理规定》第二十八条规定："为保障患者用药安全，除药品质量原因外，药品一经发出，不得退换"的原则及《门诊退药管理办法》规定，门诊药品发出后，除下列情况外，一律不予退换。①确认本院药品出现质量问题，需要为患者办理退药的；②医师因违反处方规范出现处方问题，造成患者需要退药的

2. 办理退药的流程

```
办理退药
的流程
├── 因药品质量
│   问题办理
│   退药的办
│   理流程
│   ├── 患者提供疑似质量问题药品、处方底联、收
│   │   据及药品明细
│   ├── 门诊药房药师核查药品确由本院售出品种，
│   │   批号与药房记录一致，经门诊药房组长确认
│   │   药品存在质量问题，并进行登记
│   ├── 药房开具退药处方（注明因质量问题退药）
│   │   并盖章，或在 HIS 系统办理退药，在患者收
│   │   据盖章，患者凭退药处方和收据到收费处办
│   │   理退费手续
│   └── 对出现质量问题的药品，药房及药库登记上
│       报药品质量监督网（药检室），按程序处理，
│       由药品生产厂家给予赔偿
│
└── 因医师违反
    处方规范
    出现处方问
    题造成退
    药的办理
    流程
    ├── 患者提供所退药品的收据及药品明细单
    ├── 由处方医师在退药申请表上注明同意退药及
    │   相关理由，并签字加盖名章
    ├── 门诊药房药师核对，确认所退药品批号与药
    │   房记录一致
    ├── 门诊药房组长或授权药师开具盖章的退药处
    │   方（注明退药原因），或在 HIS 系统办理退
    │   药，在患者收据盖章，患者凭退药处方和收
    │   据到收费处办理退费手续
    ├── 门诊药房药师对退药进行登记，定期
    │   分析
    └── 当医患双方就医师处方问题未达成共识时，
        由医务处门诊部或医患关系办公室咨询相关
        科室负责人及专家予以确认
```

3. 退回药品的处理

退回药品的处理

- 各药房将退回药品于每月 1 日前集中退回中、西药库，药库打印退药单（出库单），分别由药房和药库签字确认

- 中、西药调剂科汇总"退回药品汇总明细单"，内容包括药品名称、规格、数量、金额、科室、医师姓名、退药原因及扣款金额，一式三联（药房、办公室和医务部各 1 联），于每月 5 日前报办公室

- 患者退回的药品一律不得再次使用。退回药品置于药库退货区，并贴上"封存"标记

- 药库根据药房退回药品填报《药品报损单》，一式三联（规财处、中西药库、药检室各 1 联），分别由库房管理员、报损人、药库组长或证明人、药检室组长和主任确认签字，获准报损后由药检室和规财处、审计办监督销毁，不得流失或丢弃

- 药品销毁流程：经批准报损的药品中，对环境无污染的液体制剂（含注射剂粉针）压碎或打开安瓿稀释后从下水道冲走；固体制剂（片剂和胶囊）粉碎与水混合后置医疗垃圾袋（黄色）处理；抗肿瘤药统一交药库退回供应商或厂商处置

- 麻醉药品、第一类精神药品进行销毁时，应向区卫生局提出申请，在卫生局监督下进行销毁，并对销毁情况进行登记

- 药库应对上述退回药品进行登记，登记内容包括药品名称、规格、数量、药品来源、办理时间、销毁方式以及经办人、监督人签名等项目。登记资料至少保存 3 年

- 药库将退药单（出库单）、医院药品报损单每月报规财处，计入医院药品报损。按照《医院资金支付审批管理规定》填写报损单后再销毁药品

- 药剂科于每月 10 日前将《退回药品汇总明细单》上报医务科，由医务科报医院质量监督管理办公室，对由于医师处方缺陷导致的退药，从责任人绩效工资中扣除应承担部分

八、安全管理制度

```
                    ┌─────────────────────────────────────────────────────┐
                    │ 上班时间应随手关门，非本室工作人员除联系工作外禁止进入；    │
                    │ 防止药品流失，保证本室安全                              │
                    └─────────────────────────────────────────────────────┘
                    ┌─────────────────────────────────────────────────────┐
                    │ 夜班做好防火、防盗和药品安全工作，非本室人员严禁入内        │
                    └─────────────────────────────────────────────────────┘
                    ┌─────────────────────────────────────────────────────┐
                    │ 药房严禁明火和吸烟                                     │
                    └─────────────────────────────────────────────────────┘
                    ┌─────────────────────────────────────────────────────┐
                    │ 备有一定防火设备，并经常进行检查，工作人员应掌握一定防火    │
                    │ 常识及防火器材的使用方法                                │
                    └─────────────────────────────────────────────────────┘
                    ┌─────────────────────────────────────────────────────┐
                    │ 加强工作场所各种设施的检查保养，发现故障及时报请有关部门    │
  ┌──────────┐      │ 进行检修，非专职人员不得擅自拆修，以保证各种设施处于正常    │
  │ 安全管理  │      │ 状态                                                  │
  │ 制度     │      └─────────────────────────────────────────────────────┘
  └──────────┘      ┌─────────────────────────────────────────────────────┐
                    │ 工作人员负责其所操作计算机的开机及关机，在自己的权限内进    │
                    │ 行操作，随时检查计算机运行状态是否正常，遇问题及时处理并    │
                    │ 联系信息科                                             │
                    └─────────────────────────────────────────────────────┘
                    ┌─────────────────────────────────────────────────────┐
                    │ 每个操作人员必须使用自己的密码登录，不可使用他人的密码运    │
                    │ 行程序                                                │
                    └─────────────────────────────────────────────────────┘
                    ┌─────────────────────────────────────────────────────┐
                    │ 制订计算机应急预案，将中断时间、故障损失和社会影响降低到    │
                    │ 最低程度                                              │
                    └─────────────────────────────────────────────────────┘
                    ┌─────────────────────────────────────────────────────┐
                    │ 应有防火措施，机房内的电线按规定铺设，不得私拉乱接。操作    │
                    │ 人员使用完毕后应立即关闭有关电源                         │
                    └─────────────────────────────────────────────────────┘
```

九、差错、事故登记报告制度

```
  ┌──────────┐      ┌─────────────────────────────────────────────────────┐
  │ 差错、事故 │      │ 发生差错、事故后，有关责任者应及时进行差错和事故登记       │
  │ 登记报告  │      └─────────────────────────────────────────────────────┘
  │ 制度     │      ┌─────────────────────────────────────────────────────┐
  └──────────┘      │ 药品使用发生事故的报告内容包括以下几个方面：事故发现及发    │
                    │ 生的时间、地点，有关人员姓名；事故情况、特征的概述；事故    │
                    │ 原因分析；事故的责任分析及责任者                         │
                    └─────────────────────────────────────────────────────┘
```

续流程

差错、事故登记报告制度	发现差错、事故后，所在部门立即采取有效措施予以弥补和纠正，并立即上报科主任。科室在当天报告医教部医务科，并在1周内写出药品使用事故书面报告，送医教部医务科，并按有关规定对责任人进行处理
	差错、事故发生后，所有相关人员不得弄虚作假、隐瞒、掩盖事实，如有发现，要追查当事人的责任，并按有关规定严肃处理
	发生内差应进行内差登记，定期分析

十、考勤管理制度

考勤管理制度	全体人员必须严格遵守上下班工作时间，不得迟到早退
	急诊药房实行全天24小时上班，全年365天工作制
	上班时间必须在岗在位，不得脱岗，不允许工作时间做与工作无关的事情
	严格考勤，考勤由组长负责
	严格遵守请销假制度。除紧急情况外，均需事先请假，无故不请假者按旷工处理
	在工作允许的情况下，由组长按规定安排人员轮换调休
	按照医院、科室的规定，严格请假审批权限，正常换休1天以下由组长安排，3天以上（含3天）或离开本地，需写出书面请假报告，经组长同意后报科室领导审批

十一、药学培训管理制度

药学培训管理制度	每周不少于2次业务学习，实行轮流讲课制
	强化日常学习，每日抽时间组织药房人员学习前沿的药学知识、药品说明书等，特别是新药说明。熟悉药品药理作用、适应证、用法用量、个体化用药、主要不良反应、禁忌证等基础知识

续流程

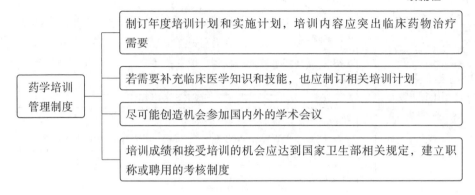

药学培训管理制度
- 制订年度培训计划和实施计划，培训内容应突出临床药物治疗需要
- 若需要补充临床医学知识和技能，也应制订相关培训计划
- 尽可能创造机会参加国内外的学术会议
- 培训成绩和接受培训的机会应达到国家卫生部相关规定，建立职称或聘用的考核制度

十二、急诊药房应急预案管理制度

为确保传染病、中毒抢救、水灾、地震、火灾等各种突发事件发生后，急诊药房能迅速处理，保证药学服务质量及医疗救护工作的顺利完成，特制定如下应急措施。

急诊药房应急预案管理制度
- 发生突发应急事件时，根据其性质、类别及严重程度，启动应急预案。由急诊药房当班人员立即直接通知主任或副主任及药房负责人，负责协调工作，各相关部门主管负责组织协助
- 甲类、乙类传染病按照本院预案中三级预警系统的标准启动
- 整合人员，包括人员调配、临时性岗位的人员安排及排班，预留全体人员 24 小时联系电话及每人的职责，并制成表格。遇有突发应急事件，药剂人员必须按照方案和岗位职责积极主动开展工作
- 根据需要及时从二级库（药库）调取药品
- 中毒抢救、水灾、地震、火灾等抢救药品可能不属医院常备药品，但必须掌握这些药品生产企业及其供应渠道
- 遇抢救患者，急诊药房当班人员应准备好急救药品，积极主动地参与抢救工作
- 药品短缺时，应主动与药库或其他药房联系，尽快补足，同时运用专业知识积极寻找代用药品解决问题

续流程

```
                    ┌─────────────────────────────────────────────────────┐
                    │ 做好必要的生活物品保障工作                           │
                    └─────────────────────────────────────────────────────┘
                    ┌─────────────────────────────────────────────────────┐
                    │ 提供工作安全保障，如制定预防措施、消毒、实施隔离等   │
                    └─────────────────────────────────────────────────────┘
                    ┌─────────────────────────────────────────────────────┐
 急诊药房           │ 进行切实有效的防护（考虑到有可能个别发热患者到门诊），如 │
 应急预案           │ 有必要应用院内网络系统传递处方，手工传递的处方应进行消毒 │
 管理制度           │ 并妥善保管，避免院内交叉感染                         │
                    └─────────────────────────────────────────────────────┘
                    ┌─────────────────────────────────────────────────────┐
                    │ 做好突发事件中药物信息、临床药学和药物安全性方面的工作， │
                    │ 及时收集整理药物信息，以适当的方式向临床传递合理用药信息； │
                    │ 进行 ADR 监测、报表的收集和上报、反馈                │
                    └─────────────────────────────────────────────────────┘
                    ┌─────────────────────────────────────────────────────┐
                    │ 保证与上级领导沟通渠道通畅，协调解决各种临时性问题   │
                    └─────────────────────────────────────────────────────┘
```

第六节　制剂室工作管理制度

一、输液制剂室管理制度

```
                    ┌─────────────────────────────────────────────────────┐
                    │ 本室负责配制本院以输液为主的灭菌制剂。所配制剂必须符合国 │
                    │ 家《医疗机构制剂配制质量管理规范》，并经主管部门批准 │
                    └─────────────────────────────────────────────────────┘
                    ┌─────────────────────────────────────────────────────┐
                    │ 室内保持清洁、整齐，定期作菌落计数。配制前，工作间用紫外 │
                    │ 线灯照射 30~60 分钟消毒处理，定期用消毒剂擦拭地面、墙壁及 │
                    │ 工作台面                                             │
                    └─────────────────────────────────────────────────────┘
                    ┌─────────────────────────────────────────────────────┐
                    │ 净化间保持干燥，净化设备定期检查净化级别，必要时更新 │
                    └─────────────────────────────────────────────────────┘
 输液制剂室         ┌─────────────────────────────────────────────────────┐
 管理制度           │ 工作人员建立健康档案，并每年至少体检 1 次。身体条件不符合 │
                    │ 制剂生产要求的不得从事直接的制剂工作                 │
                    └─────────────────────────────────────────────────────┘
                    ┌─────────────────────────────────────────────────────┐
                    │ 配制人员严格遵守个人卫生要求，配制前修剪指甲、清洗双手臂。 │
                    │ 进入工作间必须着消毒工作衣、帽、口罩、鞋等           │
                    └─────────────────────────────────────────────────────┘
                    ┌─────────────────────────────────────────────────────┐
                    │ 配制前，填写制剂生产批次记录，详细核对内容，做好原辅料、 │
                    │ 仪器用具、包装材料等的准备工作。配制所用原料、溶剂和其他 │
                    │ 附加剂均应符合《中华人民共和国药典》的规定         │
                    └─────────────────────────────────────────────────────┘
```

续流程

配制时，原料称量要准确，称量、核对人员均应在制剂生产批次记录上签字方可投料。必须严格遵守操作规程，配制迅速，避免污染

所配制剂按规定进行半成品检验，合格后方可灌装、压盖、灭菌。每批成品应按现行《中华人民共和国药典》及有关规定进行含量、热原、微粒、pH值、菌检、灯检等项目的检查，合格后方可发出，供临床使用

工作结束时，对工作环境、所用容器、用具等进行洗净。配液桶及管道等按要求进行处理

输液制剂室管理制度

配制含有麻醉药品、精神药品、医疗用毒性药品的制剂，严格按照《中华人民共和国药品管理法》的规定执行

制剂的标签必须按规定标明制剂名称、含量、规格、用途、用量、用法、注意事项、制剂单位、有效期或使用期限、制剂文号和批号等

所用机械设备及仪器经常检查，维修保养，保持良好的性能。必要时配备安全设施，以确保安全生产

二、针剂制剂室管理制度

本室负责制备本院临床所需的各种规格的注射用针剂。所配制剂应符合国家《医疗机构制剂配制质量管理规范》，并经主管部门批准

工作间内应保持清洁、整齐，定期作菌落计数

针剂制剂室管理制度

工作人员应建立健康档案，并每年至少体检1次。身体条件不符合制剂生产要求的不得从事直接的制剂工作

配制人员应严格遵守个人卫生要求，进入分装间必须着无菌分装衣、帽、口罩、鞋等

续流程

针剂制剂室
管理制度

配制含有麻醉药品、精神药品、医疗用毒性药品的制剂，应严格按照《中华人民共和国药品管理法》的规定执行

配制前，必须填写制剂生产批次记录；仔细核对内容，做好原辅料、仪器用具、包装材料等的准备工作。配制注射剂所用原料、溶媒、附加剂等必须符合《中华人民共和国药典》及有关规定，非注射规格的原料不得使用

配制时，原料称量要准确，称量、核对人员均应在制剂生产批次记录上签字方可投料。必须严格遵守操作规程，配制应迅速，避免污染。所配制剂必须按规定进行半成品检验合格后方可灌装；成品经检验合格后方可发出供临床使用

工作结束后，应立即对工作环境、所用容器、用具等进行清洗。配液桶及管道等均应按要求进行处理。保养仪器设备

制剂的说明书及标签必须按规定标明制剂名称、含量、规格、用途、用量、用法、注意事项、制剂单位、有效期或使用期限、制剂文号和批号等

三、普通制剂室管理制度

普通制剂室
管理制度

本室负责配制供本院临床所需的各种内服、外用普通制剂。所配制剂应符合国家《医疗机构制剂配制质量管理规范》，并经主管部门批准

工作人员应建立健康档案，并每年至少体检1次。身体条件不符合制剂生产要求的不得从事直接的制剂工作

配制含有麻醉药品、精神药品、医疗用毒性药品的制剂，应严格按照《中华人民共和国药品管理法》的规定执行

配制前，必须填写制剂生产批次记录，并详细核对内容，做好原料、辅料、仪器用具、包装材料等的准备工作。所有原料、辅料、溶媒、附加剂必须符合《中华人民共和国药典》及有关规定

续流程

普通制剂室管理制度

- 配制时，原料称量要准确，称量、核对人员均应在制剂生产批次记录上签字方可投料，必须严格遵守操作规程
- 配制品种应以临床需要为依据，配制数量可根据制剂性质、消耗量和季节气候确定
- 对易生霉、失效、变质的制剂，应少量勤配。必要时选加适当的稳定剂、防腐剂，酌加矫味剂、着色剂。配制含有挥发性、腐蚀性药品的制剂时，应注意防护，严加管理，单独贮存
- 制剂配成后，应及时盛于清洁容器内，并立即标记名称、含量、配制日期、有效期等。不得将所配的制剂与原存制剂混合装瓶
- 除对所配制剂的色、味、形状、黏稠度等除进行感观检查外，均应按现行《中华人民共和国药典》及有关规定要求进行质量检验，检验合格后方可发出供临床使用
- 药品检验报告单附于制剂生产批次记录后，按月装订成册，保存备查
- 制剂的说明书及标签必须按规定标明制剂名称、含量、规格、用途、用量、用法、注意事项、制剂单位、有效期或使用期限、制剂文号和批号等
- 包装用瓶、盒、瓶塞、盒盖等，均应按规定洗涤干净，消毒灭菌后备用
- 药品存放应排列有序，容器、量具用后应洗涤干净，放回原处。药品用后应包装严密，放回规定位置

四、透析液制剂室管理制度

透析液制剂室管理制度

- 本室负责配制本院常用的腹膜透析液、人工肾透析液等制剂。所配制剂应符合国家《医疗机构制剂配制质量管理规范》，并经主管部门批准
- 保持本室清洁、整齐，定期作菌落计数。本室的一切工作设备、用具应固定专用

续流程

透析液制剂室管理制度

- 配制前，工作间必须按要求进行消毒处理，工作完毕，工作间应立即进行清理、通风，所用容器、用具应洗净放回原处，晾干

- 工作人员应建立健康档案，并每年至少体检 1 次。身体条件不符合制剂生产要求的不得从事直接的制剂工作

- 本室的工作人员应严格遵守个人卫生要求，经常修剪指甲、理发、洗澡。配制前清洁双手臂，进入工作间必须着消毒过的工作衣、帽、口罩、鞋等

- 配制所用的原料、溶剂和其他附加剂等必须符合《中华人民共和国药典》的规定

- 配制前，必须详细填写制剂生产批次记录。原料称量要准确，称量、核对人员均应在制剂生产批次记录上签字方可投料

- 配制中，必须严格遵守操作规程。所配制剂应按规定进行半成品检验，合格后方可灌装、灭菌等

- 工作结束，应立即对工作环境、所用容器、用具等进行清洗。配液桶及管道等均应按要求进行处理

- 制剂的标签必须按规定标明制剂名称、含量、规格、用途、用量、用法、注意事项、制剂单位、有效期或使用期限、制剂文号和批号等

- 配制用机械设备及仪器应经常检查，维修保养，保持良好的性能

五、中药制剂室管理制度

中药制剂室管理制度

- 本室负责制备本院临床所需的中药制剂。所配制剂应符合国家《医疗机构制剂配制质量管理规范》，并经主管部门批准

- 配制含有麻醉药品、精神药品、医疗用毒性药品的制剂应严格按照《中华人民共和国药品管理法》的规定执行

续流程

中药制剂室
管理制度

工作人员应建立健康档案，并每年至少体检 1 次。身体条件不符合制剂生产要求的不得从事直接的制剂工作

配制前，应填写制剂生产批次记录，做好原料、用具等的准备工作

所用原料需挑拣，除去非药用部分和杂质，使用前须进行品种鉴定、质量检查，严防伪劣药品混入

所用原料、溶媒和附加剂等必须符合《中华人民共和国药典》及有关规定

配制时，原料称量要准确，称量、核对人员均应在制剂生产批次记录上签字方可投料。配制中，必须严格遵守操作规程

配制各种制剂必须对色、味、形状、黏稠度等进行感观检查，必要时应作鉴别检查与含量测定

配制毒性制剂应采取防护措施。对有毒制剂应单独贮存，挥发性制剂应密封贮存

配制中药注射剂时，必须按灭菌制剂方法及操作规程进行

成品必须做澄明度、酸碱度、无菌、热原、毒性等全项检验，检验合格后方供临床使用

工作结束，必须立即对工作环境、所用容器、用具等进行清净。配液桶及管道等均应按要求进行处理

制剂的说明书及标签必须按规定标明制剂名称、含量、规格、用途、用量、用法、注意事项、制剂单位、有效期或使用期限、制剂文号和批号等

配制用机械设备及仪器应经常检查，维修保养，保持良好的性能

六、制剂科设备管理制度

1. 设备的选型与安装

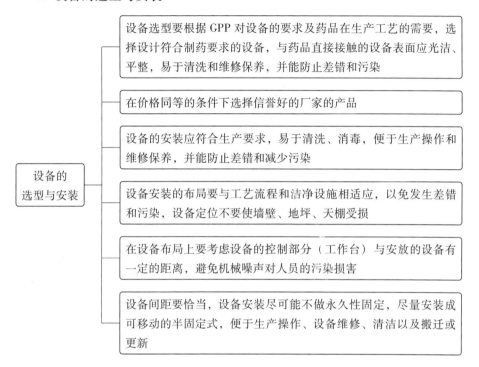

设备的选型与安装

- 设备选型要根据 GPP 对设备的要求及药品在生产工艺的需要，选择设计符合制药要求的设备，与药品直接接触的设备表面应光洁、平整，易于清洗和维修保养，并能防止差错和污染
- 在价格同等的条件下选择信誉好的厂家的产品
- 设备的安装应符合生产要求，易于清洗、消毒，便于生产操作和维修保养，并能防止差错和减少污染
- 设备安装的布局要与工艺流程和洁净设施相适应，以免发生差错和污染，设备定位不要使墙壁、地坪、天棚受损
- 在设备布局上要考虑设备的控制部分（工作台）与安放的设备有一定的距离，避免机械噪声对人员的污染损害
- 设备间距要恰当，设备安装尽可能不做永久性固定，尽量安装成可移动的半固定式，便于生产操作、设备维修、清洁以及搬迁或更新

2. 设备的操作与维修保养

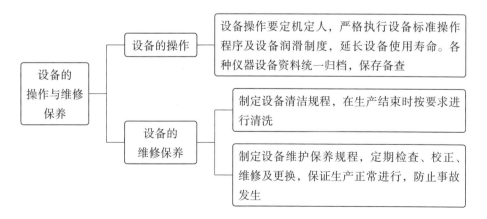

设备的操作与维修保养

- 设备的操作
  - 设备操作要定机定人，严格执行设备标准操作程序及设备润滑制度，延长设备使用寿命。各种仪器设备资料统一归档，保存备查
- 设备的维修保养
  - 制定设备清洁规程，在生产结束时按要求进行清洗
  - 制定设备维护保养规程，定期检查、校正、维修及更换，保证生产正常进行，防止事故发生

3. 设备的管理

设备的管理

- 使用设备前必须全面检查，检查无误后方可开机工作
- 各种制剂设备要有操作规程，并置明显位置，要有详细操作记录
- 设备使用过程中，操作人员不得擅自离开工作现场
- 设备使用完毕后，及时关闭电源，全面保养，并挂设备状态标识。设备使用完毕后认真做好使用记录
- 操作人员如发现设备异常或故障，应及时切断电源，联系维修人员处理，认真填写设备检修、保养记录，必要时向科室主任报告
- 特殊设备（如高压消毒锅等）的操作人员应经有关部门培训考核
- 设备维护保养时要切断电源，维护设备所用的润滑剂等材料不得对药品和容器造成污染，专用设备零件或工具不得他用
- 因违规操作造成设备损坏或影响制剂质量和生产时，上报科室主任，酌情处理

七、工艺用水管理制度

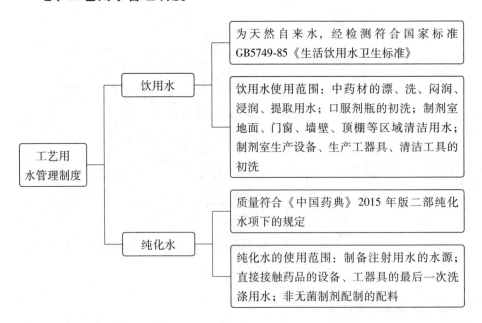

工艺用水管理制度

- 饮用水
  - 为天然自来水，经检测符合国家标准GB5749-85《生活饮用水卫生标准》
  - 饮用水使用范围：中药材的漂、洗、闷润、浸润、提取用水；口服剂瓶的初洗；制剂室地面、门窗、墙壁、顶棚等区域清洁用水；制剂室生产设备、生产工器具、清洁工具的初洗
- 纯化水
  - 质量符合《中国药典》2015年版二部纯化水项下的规定
  - 纯化水的使用范围：制备注射用水的水源；直接接触药品的设备、工器具的最后一次洗涤用水；非无菌制剂配制的配料

八、医院制剂质量检验管理制度

1. 质量标准、检验规程、标准操作规程及取样管理

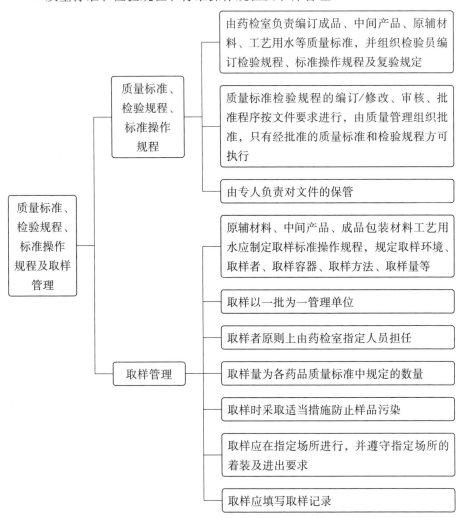

2. 试验检查、留样及留样观察管理

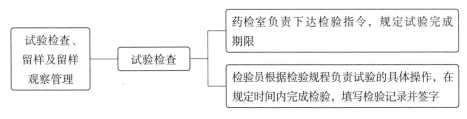

续流程

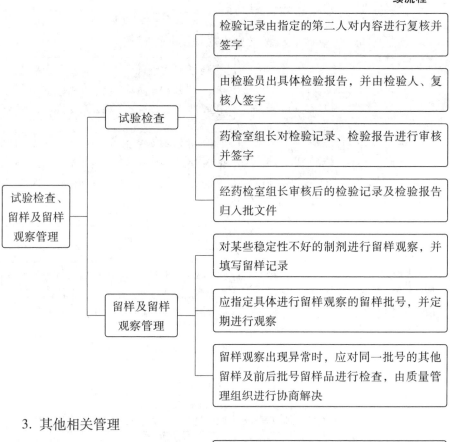

3. 其他相关管理

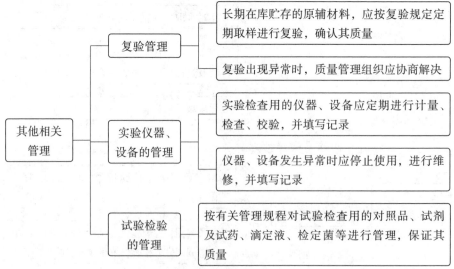

续流程

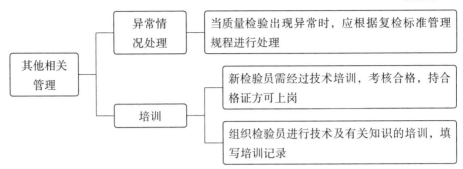

九、制剂留样观察管理制度

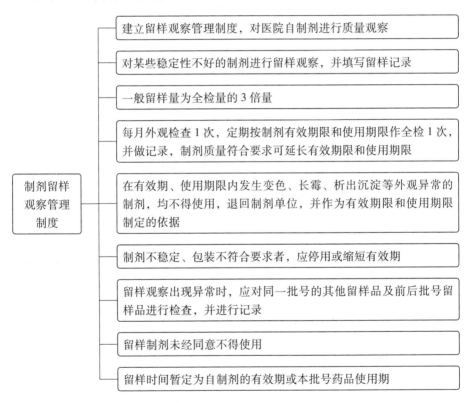

制剂留样观察管理制度

- 建立留样观察管理制度，对医院自制剂进行质量观察
- 对某些稳定性不好的制剂进行留样观察，并填写留样记录
- 一般留样量为全检量的 3 倍量
- 每月外观检查 1 次，定期按制剂有效期限和使用期限作全检 1 次，并做记录，制剂质量符合要求可延长有效期限和使用期限
- 在有效期、使用期限内发生变色、长霉、析出沉淀等外观异常的制剂，均不得使用，退回制剂单位，并作为有效期限和使用期限制定的依据
- 制剂不稳定、包装不符合要求者，应停用或缩短有效期
- 留样观察出现异常时，应对同一批号的其他留样品及前后批号留样品进行检查，并进行记录
- 留样制剂未经同意不得使用
- 留样时间暂定为自制剂的有效期或本批号药品使用期

十、制剂送检管理制度

制剂送检管理制度

- 配制制剂所用原料、辅料使用前必须送检，经检验合格后方可制剂
- 所配制剂必须送药品质量控制科进行检验，合格后方可出库

续流程

制剂送检 管理制度	—	送检时认真填写检品单、送检登记本
	—	检验过程中，如发现质量不合格应查找原因，并及时处理

十一、制剂召回管理制度

制剂召回
管理制度

- 严格按照《医疗机构制剂配制质量管理规范》的有关规定执行
- 有证据证实或高度怀疑被污染药品必须召回
- 分装不合格或差错制剂必须召回
- 在验收、保管、养护、发放、使用过程中发现的不合格制剂必须召回
- 患者投诉并得到证实的不合格制剂必须召回
- 药品监督管理部门要求召回的制剂必须召回
- 临床发现严重不良反应的制剂必须召回
- 已过效期的制剂必须召回
- 因质量问题召回的制剂，由药品质量控制科填写《制剂成品召回记录》并根据检验结果责成药品制剂生产科进行销毁处理
- 制剂召回应严格按照《制剂召回流程》执行

十二、中药提取管理制度

1. 厂房设施

厂房设施

- 中药提取、浓缩等车间应当与其生产工艺要求相适应，有良好的排风、水蒸气控制及防止污染和交叉污染等设施
- 中药提取、浓缩、收膏工序宜采用密闭系统进行操作，并在线进行清洁，以防止污染和交叉污染

续流程

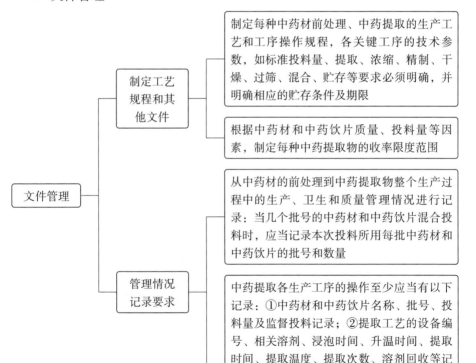

厂房设施
- 采用密闭系统生产的，其操作环境可在非洁净区；采用敞口方式生产的，其操作环境应当与其制剂配制操作区的洁净度级别相适应
- 中药提取后的废渣如需暂存、处理，应当有专用区域
- 浸膏的配料、粉碎、过筛、混合等操作，其洁净度级别应当与其制剂配制操作区的洁净度级别一致
- 中药饮片经粉碎、过筛、混合后直接入药的，其操作厂房应密闭，有良好的通风、除尘等设施，人员、物料进出及生产操作应当参照洁净区管理

2. 文件管理

文件管理

制定工艺规程和其他文件
- 制定每种中药材前处理、中药提取的生产工艺和工序操作规程，各关键工序的技术参数，如标准投料量、提取、浓缩、精制、干燥、过筛、混合、贮存等要求必须明确，并明确相应的贮存条件及期限
- 根据中药材和中药饮片质量、投料量等因素，制定每种中药提取物的收率限度范围

管理情况记录要求
- 从中药材的前处理到中药提取物整个生产过程中的生产、卫生和质量管理情况进行记录；当几个批号的中药材和中药饮片混合投料时，应当记录本次投料所用每批中药材和中药饮片的批号和数量
- 中药提取各生产工序的操作至少应当有以下记录：①中药材和中药饮片名称、批号、投料量及监督投料记录；②提取工艺的设备编号、相关溶剂、浸泡时间、升温时间、提取时间、提取温度、提取次数、溶剂回收等记录；③浓缩和干燥工艺的设备编号、温度、浸膏干燥时间、浸膏数量记录；④精制工艺的设备编号、溶剂使用情况、精制条件、收率等记录；⑤其他工序的生产操作记录；⑥中药材和中药饮片废渣处理记录

3. 生产及质量管理

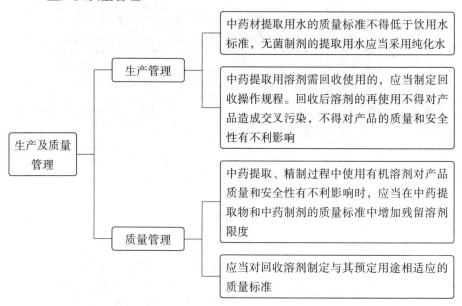

生产及质量管理

生产管理
- 中药材提取用水的质量标准不得低于饮用水标准，无菌制剂的提取用水应当采用纯化水
- 中药提取用溶剂需回收使用的，应当制定回收操作规程。回收后溶剂的再使用不得对产品造成交叉污染，不得对产品的质量和安全性有不利影响

质量管理
- 中药提取、精制过程中使用有机溶剂对产品质量和安全性有不利影响时，应当在中药提取物和中药制剂的质量标准中增加残留溶剂限度
- 应当对回收溶剂制定与其预定用途相适应的质量标准

十三、清场管理制度

为防止混药事故，各生产工序在生产结束前、更换品种或规格前，应彻底清理及检查作业场所。

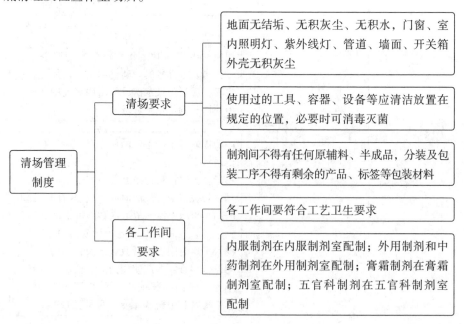

清场管理制度

清场要求
- 地面无结垢、无积灰尘、无积水，门窗、室内照明灯、紫外线灯、管道、墙面、开关箱外壳无积灰尘
- 使用过的工具、容器、设备等应清洁放置在规定的位置，必要时可消毒灭菌
- 制剂间不得有任何原辅料、半成品，分装及包装工序不得有剩余的产品、标签等包装材料

各工作间要求
- 各工作间要符合工艺卫生要求
- 内服制剂在内服制剂室配制；外用制剂和中药制剂在外用制剂室配制；膏霜制剂在膏霜制剂室配制；五官科制剂在五官科制剂室配制

续流程

```
清场管理          清场记录 ── 清场后必须填写清场记录，包括工序名称、品
制度                         名、规格、批号、清场日期、清场项目、检查
                             情况、清场人、复核人等内容

                             在进行下一个品种或同一品种不同规格、不
                             同批号的产品生产前，应彻底清场，由清场
                  清场验收 ── 人、复核人签名，清场合格后，填发清场合
                             格证

                             未进行认真清场或者虽清场但不合格者，不
                             得进行下一次制剂工作
```

十四、原料辅料管理制度

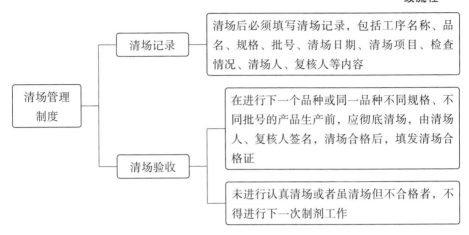

```
                  ── 配制制剂的原料应符合法定药品质量标准，从通过审核的生产单
                     位购入，要有批准文号、生产批号和检验报告，并在效期内使用

                  ── 库房管理人员凭领药本到药库领取原辅料并验收入库。验收内容
                     包括药品品名、批准文号、规格、数量、厂家、批号、效期、外
                     观。内服制剂的辅料应符合药用标准

                  ── 制剂室库房管理员负责原料药、辅料、毒剧药、贵重药的计划请
                     领及入账盘点工作

原料辅料          ── 制剂室原料要按固体、液体、挥发性原料等分柜管理；毒剧药、
管理制度             贵重药专柜专人加锁保管；化学试剂药品专库保管

                  ── 合格的原辅料应分类，擦拭干净，去掉外包装，摆放整齐

                  ── 要用旧存新（按批号），做到不变质、不失效

                  ── 库管员应熟悉业务，随时掌握原辅料品种、数量、供应及使用情
                     况。库管员遇工作变动时，必须做好交接班工作

                  ── 原辅料在贮存期间，库管员应根据其性质及贮存要求，控制库房
                     温度、湿度，并做好记录
```

原料辅料
管理制度

危险易燃易爆品（如乙醇）随用随领，尽量减少库存，以保证安全

所有原辅料均需按品种设专卡入销账，设原料、成品账物卡，月底盘存清点结算

制剂总金额账、制剂成品明细账的管理工作由财务人员完成

库房内有防尘、防污染、防蚊蝇、防虫鼠、防火、防盗及防异物混入等措施，并保持清洁卫生

十五、生产状态标识管理制度

生产状态
标识管理
制度

根据《药品管理法》及国家食品药品监督管理局有关规定制定本制度

标签内容包括制剂名称、规格、作用与用途、用法与用量、注意事项、贮存、批号、使用期限、配制单位、批准文号

标签印制前，其内容式样等需制剂负责人审核，标签内容必须与药监部门批准内容一致

配制过程中使用的设备有醒目的状态标识，绿色标识表示此设备状态良好，可以运行；红色表示此设备出现故障，需要检修，严禁使用；黄色标识表明此设备正在保养或清洁，暂时不能使用

洁净室内的清洁区域、部位按清洁规程规定挂牌显示不同的卫生状态。红色表示待清洁，严禁使用；绿色表示清洁合格，可以生产

生产车间中的各种管道应根据情况挂上相应的道路内容物及流向状态标识

标签到货后，由库管员负责校对标签内容是否完整，浓度、剂量、文字编排、颜色等是否合格，验收合格方可入库。库管员进行分类，专柜储存，并记录

续流程

```
                    ┌─────────────────────────────────────────────────────┐
                    │ 制剂负责人进行标签审核，校对无误后方可发放使用        │
                    ├─────────────────────────────────────────────────────┤
┌──────────┐        │ 标签应计数发放，专人领取，领发人签字；库管员逐一销账，不│
│ 生产状态 │        │ 得遗漏，严禁流失                                     │
│ 标识管理 ├────────┤                                                     │
│ 制度     │        ├─────────────────────────────────────────────────────┤
└──────────┘        │ 有污斑、印刷不完全、文字错误、尺寸不规则、印刷不清、颜色│
                    │ 不符的标签及过期标签、加印批号后未用完的标签应退库，由制│
                    │ 剂负责人签字同意后专人销毁并销账                     │
                    └─────────────────────────────────────────────────────┘
```

十六、不合格中间品、成品管理要求

```
                    ┌─────────────────────────────────────────────────────┐
                    │ 制剂在使用过程中出现质量问题时，制剂质量管理组织应及  │
                    │ 时进行处理，出现质量问题的制剂应立即收回，并填写收回  │
                    │ 记录                                                 │
                    ├─────────────────────────────────────────────────────┤
                    │ 收回记录应包括：制剂名称、批号、规格、数量、收回部门、收│
                    │ 回原因、处理意见及日期等                             │
                    ├─────────────────────────────────────────────────────┤
                    │ 不合格原辅料不准投入生产；不合格的半成品不得流入下一工序；│
                    │ 不合格成品不准发放                                   │
                    ├─────────────────────────────────────────────────────┤
┌──────────┐        │ 不合格品如需回收，必须确保回收后不影响制剂质量和疗效  │
│ 不合格   │        ├─────────────────────────────────────────────────────┤
│ 中间品、 │        │ 不需回收的不合格品应及时从存放区清除销毁或改作他用，并做│
│ 成品管理 ├────────┤ 好记录                                               │
│ 要求     │        ├─────────────────────────────────────────────────────┤
└──────────┘        │ 需回收的不合格品要在每个容器的标签上加盖"废品"印    │
                    │ 章，及时转入不合格品库，专人加锁保管，并按品种、批号  │
                    │ 分开存放                                             │
                    ├─────────────────────────────────────────────────────┤
                    │ 损耗较大或整批不合格者，应由制剂负责人填写质量事故调查表，│
                    │ 一式三份，一份报科主任，一份送药检室，一份存底。并将不合│
                    │ 格品转入废品库，科主任及时组织有关人员研究处理       │
                    ├─────────────────────────────────────────────────────┤
                    │ 因质量原因退货和收回的药品，应在质量管理部门监督下销毁，│
                    │ 涉及其他批号时，应及时处理                           │
                    └─────────────────────────────────────────────────────┘
```

十七、制剂生产人员管理制度

制剂生产人员应严格按照制剂配制工艺要求，穿戴与制剂操作和洁净度级别要求相符的工作服

洁净室工作服的质地应光滑、不产生静电、不脱落纤维和颗粒性物质

无菌工作服必须包盖全部头发、胡须及脚部，能阻留人体脱落物，不得混穿

不同洁净度级别房间使用的工作服应分别定期清洗、整理，必要时应消毒或灭菌。洗涤时不应带有附加的颗粒物质

进入洁净室（区）的人员不得化妆和佩戴饰物，不得裸手直接接触药品

制剂生产人员必须遵循制剂配制工艺要求，严格按照标准操作规程进行操作

制剂生产人员管理制度

注意工艺卫生，在洁净室（区）尤其是无菌区内尽量减少活动范围和活动幅度

制剂生产人员的身体健康状况应符合标准。传染病、皮肤病患者和体表有伤口者，均不得从事制剂配制工作，裸眼视力在 0.9 以下或有色盲者，不应从事灯检工作

新进制剂室的人员必须进行严格体检，体检合格方可从事制剂配制工作

制剂生产人员应定期进行健康检查，每年至少 1 次。发现患急慢性传染病者，立即上报药剂科长，调离本岗位，健康档案按规定存档

患病或皮肤表面有暴露伤口的制剂生产人员应及时向科室负责人报告，采取妥善措施

制剂室进修人员、实习生均需有近期体检合格证明

十八、制剂人员体检与健康管理制度

1. 健康标准及体检

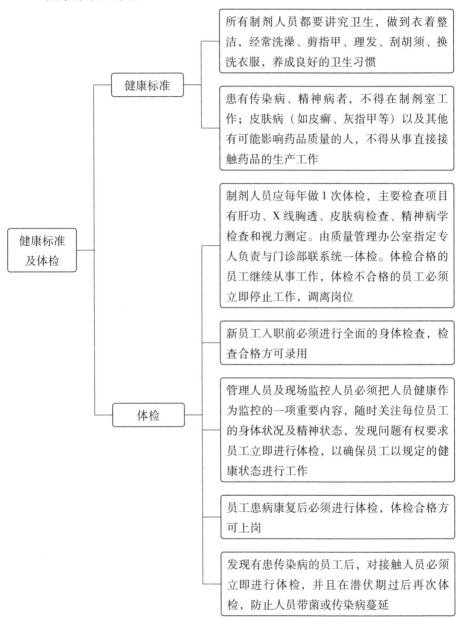

健康标准及体检
- 健康标准
  - 所有制剂人员都要讲究卫生，做到衣着整洁，经常洗澡、剪指甲、理发、刮胡须、换洗衣服，养成良好的卫生习惯
  - 患有传染病、精神病者，不得在制剂室工作；皮肤病（如皮癣、灰指甲等）以及其他有可能影响药品质量的人，不得从事直接接触药品的生产工作
- 体检
  - 制剂人员应每年做 1 次体检，主要检查项目有肝功、X 线胸透、皮肤病检查、精神病学检查和视力测定。由质量管理办公室指定专人负责与门诊部联系统一体检。体检合格的员工继续从事工作，体检不合格的员工必须立即停止工作，调离岗位
  - 新员工入职前必须进行全面的身体检查，检查合格方可录用
  - 管理人员及现场监控人员必须把人员健康作为监控的一项重要内容，随时关注每位员工的身体状况及精神状态，发现问题有权要求员工立即进行体检，以确保员工以规定的健康状态进行工作
  - 员工患病康复后必须进行体检，体检合格方可上岗
  - 发现有患传染病的员工后，对接触人员必须立即进行体检，并且在潜伏期过后再次体检，防止人员带菌或传染病蔓延

2. 员工健康异常报告程序及处理

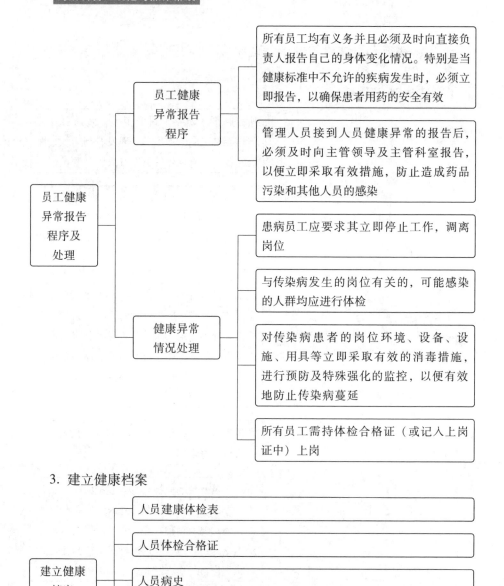

3. 建立健康档案

十九、制剂室人员培训考核管理制度

1. 基本原则

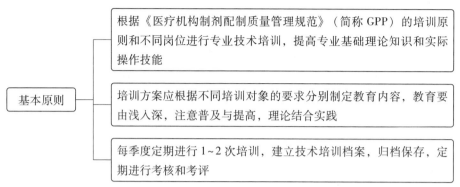

2. 培训内容与培训对象

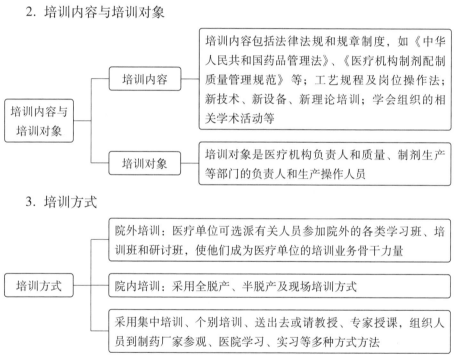

3. 培训方式

4. 培训考核制度与管理

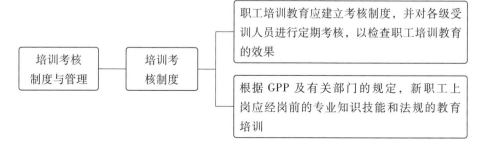

续流程

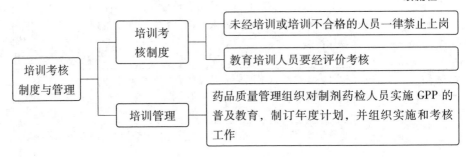

第七节　静脉用药调配中心（PIVAS）工作管理制度

一、PIVAS 工作制度

```
PIVAS 参照卫生部《静脉用药集中调配质量管理规范》进行全面
质量管理

中心工作人员需明确岗位职责，严格按操作规程进行各项操作。
制定人员管理、安全、清洁卫生及消毒等制度，确保静脉配液质
量和患者用药安全、有效

PIVAS 由药学专业技术人员和护理人员组成，负责监督、管理中
心的运转，药学人员运用专业知识检查处方药物的合理性，并负
责配制药物，配制应严格遵守无菌操作原则

审核处方时，注意药物的相互作用及配伍禁忌，如有疑问及时与
病区联系，准确无误后方可调配。拒绝调配有配伍禁忌、滥用药
品、超剂量的处方

洁净区内严禁吸烟、会客，保持安静

非工作人员进入 PIVAS 需经主管领导批准，并遵守本中心各项规
章制度

静脉配液所有药品均应符合输液用药标准，药品更换厂家或批号
时应进行登记。发现药品包装或外观有疑问时应停止使用，并与
药库联系，做出相应处理
```

PIVAS
工作制度

续流程

PIVAS 工作制度	PIVAS 应具有与配制间相适应的照明、温度、湿度、通风与五防（防尘、防污染、防暑、防蚊蝇、防异物）措施
	静脉配液出现问题时应及时查找原因并作出相应处理。将问题的原因、当事人、处理结果等记录在案
	在配制中不慎损坏的药品，要由当事人进行登记，经批准后报损
	对静脉配液出现的质量问题要向药学部药检室药品质量管理监测网报告
	对输液出现的严重不良反应向药学部临床药学科药品不良反应监测员报告
	药学部对临床出现的静脉配液质量问题和患者用输液后的严重不良反应及时上报，并进行原因分析、总结，提出改进措施

二、PIVAS 交接班管理制度

PIVAS 交接班管理制度	每日集体交接班 1 次，由组长主持，由各班当班人员负责报告，填写交班表并签名
	每日交班前应提前做好准备，检查本班工作有无遗漏，对需要交待的事宜要认真逐项交清，并为下一班工作做好充分准备
	摆药药师交接药品异常状况及药品暂缺情况及大剂量、配伍禁忌、不合理处方
	核对药师交接所摆药品是否与标签一致及配制成品的准确性，发现问题处理情况
	加药调配人员应交接配制间的温度、湿度、压差及设备运转情况，并报告在配制过程中发现配伍禁忌或存在调配差错的情况
	白班人员交接无菌物品、消毒液浓度是否合格以及外间仪器运行情况

续流程

PIVAS 交接班 管理制度	交班者应交代清楚未完成的工作，如有疑问当面问清，事后发现问题均由接班者负责
	工作轮换时，交换双方均要对室内固定物品、特殊注意事项、操作规范等交接清楚，事后发现问题由接班者负责
	交接水、电、门、窗的安全情况

三、PIVAS 人员管理制度

PIVAS 人员 管理制度	全体工作人员必须遵守药学部和 PIVAS 的各项规章制度和决定
	倡导树立集体观念，禁止任何人做有损静脉用药调配中心利益、形象、声誉的事情
	PIVAS 负责人应当具有药学专业本科以上学历，本专业中级以上专业技术职务任职资格，有较丰富的实际工作经验，责任心强，有一定的管理能力
	负责静脉用药医嘱或处方适宜性审核人员应当具有药学专业本科以上学历、5 年以上临床用药或调剂工作经验、药师以上专业技术职务任职资格
	负责摆药、加药混合调配、成品输液核对的人员应当具有药士以上专业技术职务任职资格
	从事静脉用药调配工作的药学专业技术人员应当接受岗位专业知识培训并经过考核合格，定期接受药学专业继续教育
	PIVAS 其他人员在上岗前均应进行专业技术、岗位操作、卫生知识的培训和考核，经过培训并通过考核合格后上岗
	PIVAS 的相关人员每年至少进行 1 次健康体检，建立健康档案，对患有传染病或者可能污染药品的其他疾病，或患有精神病等其他不宜从事药品调剂工作的应当调离工作岗位

续流程

PIVAS
人员
管理制度

工作人员每年至少进行 1 次年度考核，考核应根据技术职务和工作岗位区别进行，每年根据考核成绩的优劣对工作人员进行适当调整，考核不合格者，普通人员调离所在工作岗位，管理人员调离管理岗位

提倡工作人员不断学习和进修，努力提高整体素质和水平

鼓励工作人员积极参与决策和管理，鼓励发挥才智，提出合理化建议

PIVAS 各岗位工作时间不同，要求工作人员关注工作安排，准时到岗，按质按量完成工作任务

休假、请假应提前通知组长，以便安排工作

四、PIVAS 仪器设备管理制度

PIVAS
仪器设备
管理制度

PIVAS 所用仪器、设备的选型与安装应当符合易于清洗、消毒和便于操作、维修和保养的要求。衡量器具准确，定期进行校正

每台仪器、设备需建立档案，档案包括全套装箱文件、验收报告、维修记录、检验记录、使用记录等

仪器、设备由 PIVAS 组长负责管理

仪器、设备及附件定位存放，要按照标准操作规程擦拭、检验、维修、保养，使之处于完好状态，以保证日常工作任务完成。维修及保养有专门记录，并按时整理归档

仪器、设备发生故障或损坏时，要及时联系有关部门进行修理，如果需要厂方修理，需及时办理有关手续，方可送出修理

PIVAS 工作人员对所使用的仪器、设备应熟悉其性能、掌握基本操作，并有一定的维修保养知识

如遇意外事件（失窃、失火、破坏或人身伤亡等），除立即组织抢救外，要保护好现场，并及时报告有关部门调查处理

五、PIVAS 药品管理制度

1. 药品入库

药品入库 ——

- 药库管理员根据每天配药计划，计算用药量，向药库申领
- 严格把好质量关，在药品进入 PIVAS 药库前，必须对药品的品名、规格、批号、数量、合格单、质量等进行验收，全部合格方可进入
- 发现问题拒绝接收，及时与药库联系，做进一步的调查处理，每一批药品入库要有记录

2. 贮存

贮存 ——

- 药品的贮存与养护应当严格按照《静脉用药集中调配操作规程》等有关规定实施
- 大输液应在垫板上码放整齐，不同品种间要保持一定距离，药品位置相对固定并有明确标识
- 其他药品摆放在货架的规定位置，并能明显区分
- 按药品储藏要求保管，避光药品要放在储物盒内，需冷藏药品要放在冰箱内，贵重药品及生化药品应由专人监管，高警示药品应单独摆放，并按照分级管理，标识醒目，并做好防霉、防潮工作
- 贮存的药品失效期前半年，应与药库联系，做相应的调拨

3. 药品出库

药品出库 ——

- 药物领发应做到先进先出，近期先出
- 药库管理员发药前，应仔细检查，以免出错

4. 其他事项

其他事项 ——

- PIVAS 药库每月盘点 1 次，将盘点金额以报表形式上交药剂科，贵重药品每日清点数量
- 药库管理员应根据用药情况制订进货计划，保证用药需求
- 如药品暂缺，及时向其他部门调剂，通知药库加急进药，做好药品管理、供应工作

续流程

| 其他事项 | 药品在运输过程中如有意外破损，需写明原因，由当事人和组长签字，每月以报表形式上交科里 |
| | 药库内严禁烟火，与本中心无关人员不得入内 |

六、PIVAS 医用耗材、物料管理制度

PIVAS 医用耗材、物料管理制度	PIVAS 医用耗材、物料应当按规定由采购中心统一采购，符合有关规定
	医用耗材和物料的储存应有适当的二级库，按其性质和储存条件要求分类定位存放，不得堆放在过道和洁净区内
	医用耗材和物料由专人根据实际需求进行请领，严格把好质量关，对品名、规格、质量等验收合格后方可入库
	PIVAS 所用的注射器等器具应符合一次性使用的国家标准产品，用前应检查包装，如有损坏或超过有效期不得使用
	应定期对耗材和物料进行盘点

七、PIVAS 废弃物处理管理制度

PIVAS 废弃物处理管理制度	PIVAS 废弃物由总务科人员负责统筹管理
	总务科人员负责与医院废弃物处理单位进行交接，交接记录登记清楚并签名
	各班次工作人员均须按管理要求执行，生活垃圾、医疗垃圾按规定分类放置、分类处理
	普通医疗废物处理流程：普通医疗废物→装入黄色垃圾袋内密封，并注明科室名称、产生时间、垃圾种类→总务科工作人员交接、登记、集中运送，密封交接→送至医疗废物暂存地
	损伤性医疗垃圾处理流程：损伤性医疗垃圾→装入利器盒内，并注明科室名称、产生时间、垃圾种类→总务科工作人员交接、登记、收集→医疗废物暂存地

八、PIVAS 房屋、设施和布局管理制度

PIVAS 房屋、设施和布局管理制度

- PIVAS 设计布局、功能室的设置和面积与工作量相适应，并划分保证洁净区、辅助工作区和生活区，不同区域之间的人流和物流出入走向合理，不同洁净级别区域间有防止交叉污染的相应设施

- PIVAS 的洁净区、辅助工作区有适宜的空间摆放相应的设施与设备。洁净区包括一次更衣、二次更衣及调配操作间，辅助工作区含有与之相适应的药品与物料贮存、审方打印、摆药准备、成品核对、包装和普通更衣等功能室

- PIVAS 洁净区的洁净标准应当符合国家相关规定，经法定检测部门检测合格后方可投入使用

- 各功能室的洁净级别要求：一次更衣室、洗衣洁具间为十万级；二次更衣间、加药混合调配操作间为万级；层流操作台为百级；其他功能室应当作为控制区加强管理，禁止非本室人员进出

- 洁净区应当持续送入新风，并维持正压差；抗生素类、危害药品静脉用药调配的洁净区和二次更衣室之间应当呈 5~10Pa 负压差

- 房屋、设施和布局由 PIVAS 组长负责管理

- 房屋、设施发生故障或损坏时，及时联系有关部门进行修理

- 房屋和设施要按照标准操作规程擦拭、消毒、检验、维修、保养，使之处于完好状态，以保证日常工作任务完成。维修及保养有专门记录，并按时整理归档

- PIVAS 洁净区的温度、湿度、气压等由专人监测并记录

- 工作人员应自觉维护房屋环境和设施，一旦出现相关问题，及时采取果断措施

九、PIVAS 清洁卫生与消毒管理制度

PIVAS 一切设备、用具应保持清洁，排列整齐、定位存放。与配制输液无关的物品不得带入和存放在配制间内

PIVAS 应设置良好的供排水系统，水池应当干净无异味，其周边环境保持干净整洁

洁净区应当每天清洁消毒，清洁卫生工具不得与其他功能室混用

清洁工具的洗涤方法和存放地点应有明确的规定，选用的消毒剂应定期轮换，不能对设备、药品、成品输液和环境产生污染。进入洁净区域的人员应当严格控制，每月应定时检测洁净区空气中的菌落数，并有记录

洁净区应定期更换空气过滤器，进行有可能影响空气洁净度的各项维修，经检测验证达到符合洁净级别标准后方可再次投入使用

每日清洁所有房间的地面、桌椅、水池、传递窗口、仪器设备表面，每周定期清洁排药架、墙壁 1 次，每月定期清洁天花板 1 次，所有洁具按净化级别不同区别使用

工作人员应注意个人清洁卫生，勤洗澡，经常换衣、袜，不留指甲，进入洁净区的工作人员不戴饰物、不化妆，按规定和程序更衣

工作服的材质、式样和穿戴方式应与功能室的性质、任务与操作要求、洁净度级别相适应，不得混穿，分别清洗

一般区域的工作衣帽、鞋每周清洗 1 次，洁净区的洁净服、鞋每日用 1:200 的清洁消毒液清洗 1 次，在洁净区域内晾干

PIVAS 每日产生的垃圾、废物按要求分类收集、存放后，统一处理

生活垃圾装入黑色垃圾袋内；医疗用一次性废弃物放于黄色垃圾袋内；注射器针头及各种空安瓿放于利器盒内

（PIVAS 清洁卫生与消毒管理制度）

十、PIVAS 配置间管理制度

配置时，注意力集中，工作认真负责，避免出现差错

PIVAS 所有人员均应经过培训、考核，合格后方能上岗

操作人员应身体健康，对患有消化系统或呼吸系统传染性疾病的，应立即通知部门主管进行人员调整

操作前必须开启紫外线灯和净化设施，待消毒 30 分钟后再行操作

先仔细核对摆好的药品，无误后方可加药，如发现错误应及时与药师联系，更改后再配置

PIVAS 配置间管理制度

遵守各项操作规程，进入配置间必须清洗双手、穿洁净服、戴口罩等，严格按照无菌操作原则配置

操作完毕，必须立即对工作环境、所用容器及用具等进行清洗消毒。按清场要求进行，不得遗留药物、药液、空瓶及安瓿等

认真填写各项记录，并签字

保持室内清洁、整齐、干燥，定期进行空气培养，对净化设备定期检查，必要时更换

下班前关闭水、电和门窗，并检查无误，确保安全

十一、PIVAS 清场管理制度

PIVAS 清场管理制度

各工作岗位操作结束后，操作岗位（间）不得存放药品、液体、消毒用品、医疗废弃物、标签、半成品、成品，上述物品应按规定返回专用库（柜）

因情况特殊不宜转移的半成品及相应设备应有工作状态标识，其周围环境必须清场到位

小型器具送至器具间进行清洗消毒后放入器具存放处，专用工具经清洁处理后定位存放

续流程

PIVAS 清场管理 制度	— 清场工作与消毒工作应相互结合、同时进行
	— 清场的同时做好水、电、气、门窗以及各种设施的检查
	— 认真做好各操作岗位清场记录，并有清场人签字

十二、PIVAS 文件管理制度

PIVAS 文件管理 制度	— PIVAS 在工作中形成或使用的办理完毕、具有查考利用价值的文件、记录、出版物等都要齐全完整地收集，各种文件应符合相应法律、法规、规章的规定与要求，这些文件包括：①PIVAS 各项规章制度、岗位职责、标准操作规程文件；②PIVAS 工作人员健康档案文件；③处方医师与静脉用药调配相关药学专业技术人员签名记录文件；④自检、抽检及监督检查记录；⑤PIVAS 日常工作中的各种记录文件，例如，药品领入记录、冰箱温湿度记录、各工作间温湿度记录、压差表记录、配制间菌检记录、废弃物处理记录、不合格处方记录等；⑥由 PIVAS 发放至其他部门的相关通知文件；⑦各种培训、学术会议资料
	— 有关医师用药医嘱和静脉用药调配记录等医疗文件应保存 1 年备查
	— 各种文件、档案根据其相互联系、保存价值分类整理
	— 各种文件、资料，按一定的特征进行排列，必须层次分明，编码后归档，交由专人负责整理，各种文件根据其性质定期归档，对破损的档案及时修复
	— 过期并失去保留价值的资料可以定期销毁

十三、PIVAS 人员健康检查管理制度

PIVAS 人员健康 检查管理 制度	— PIVAS 人员必须养成良好的卫生习惯。做到"三个不"、"两个经常"，不洗手不配置，不留指甲、不留胡须及长发；经常洗澡，经常换衣、袜
	— PIVAS 人员配置前必须戴好一次性口罩，穿戴隔离衣、帽、鞋，戴上手套，不得带饰物，不得化妆

续流程

工作人员不得在工作区吸烟、用餐，保持工作区内肃静

配置中，操作人员如去卫生间，要脱去工作服，并换鞋

PIVAS员工不得患有传染病、隐性传染病及精神病。新员工进PIVAS必须进行全面的身体检查，只有全部合格的员工方可录用

PIVAS人员健康检查管理制度

与静脉用药调配工作相关的人员每年至少进行1次健康检查，并建立健康档案

患有传染病（如肺结核、澳抗阳性、肝炎等）、严重的皮肤病（如手癣、银屑病、化脓性皮肤病等）和体表有伤口者，在未治愈前不得从事配制工作

患有传染病、精神病、割伤或者其他可能污染药品的疾病（尤其是患有消化道或呼吸道疾病）不宜从事药品调配工作的，应通知组长采取措施或调离工作岗位

对传染病工作人员的岗位环境、设施、设备、用具等立即采取有效的消毒措施，防止传染病蔓延

十四、PIVAS 人员培训与考核管理制度

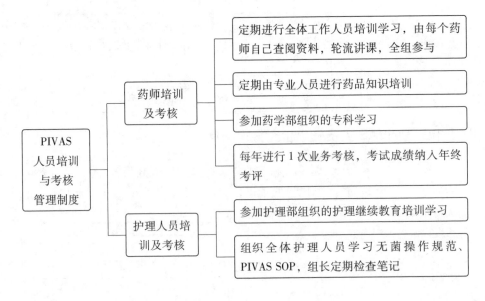

PIVAS人员培训与考核管理制度

药师培训及考核

定期进行全体工作人员培训学习，由每个药师自己查阅资料，轮流讲课，全组参与

定期由专业人员进行药品知识培训

参加药学部组织的专科学习

每年进行1次业务考核，考试成绩纳入年终考评

护理人员培训及考核

参加护理部组织的护理继续教育培训学习

组织全体护理人员学习无菌操作规范、PIVAS SOP，组长定期检查笔记

续流程

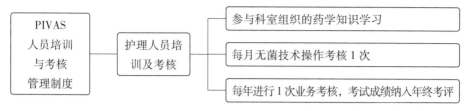

十五、PIVAS 差错、事故登记报告管理制度

PIVAS 差错、事故登记报告管理制度

发生差错、事故后，有关责任者应及时进行差错和事故登记，上报组长和科室领导

药品事故发生的报告内容包括以下几个方面：事故发现及发生的时间、地点、有关人员姓名；事故情况、特征的概述；事故原因分析；事故的责任分析及责任者

药品使用差错的报告内容包括以下几个方面：差错发现及发生的时间、有关人员姓名；差错情况、特征的概述；事故与差错的原因分析

发现差错、事故后，所在部门立即采取有效措施予以弥补和纠正，并立即上报科主任。科室当天报告医教部医务科，并在 1 周内写出药品使用事故书面报告，送医教部医务科，并按有关规定对责任人进行处理

差错、事故发生后，所有相关人员不得弄虚作假、隐瞒、掩盖事实，如有发现，要追查当事人的责任，并按有关规定严肃处理

发生内差应进行内差登记，定期分析

第八节　药品科工作管理制度

一、药品库房管理制度

药品库房管理制度

在科主任的直接领导下，严格按照《中华人民共和国药品管理法》管理药品，做好药品的供应管理工作

根据本院医疗、教学和科研工作的需要，有计划、及时、准确地做好药品的计划、采购、供应、管理工作

续流程

严格出入库手续。药品入库时，经保管员验收签字，凭实物和原始单据由账管员输入微机或由物流平台导入数据，采购员、药品会计审核后入账

药品出库时，及时销账，每月盘点。库存所有药品必须做到账物相符，发现有误后应及时查找原因，报告科主任

所有原始单据（入库单、发票、请领单）均应妥善保管备查

库存药品应按其性质不同，分类保管并设有标记

药品库房管理制度 —— 采取必要的冷藏、阴凉、防冻、防潮、防虫、防鼠等措施，保证药品质量，库存药品质量合格率100%，完好率达100%（饮片为90%），年报损金额低于0.2%（饮片≤0.5%）

做好药品的发放工作，发放时自查或与他人核对后发出，防止差错

对短缺药品做好登记，组织货源。及时向药房及临床科室通报供药情况，做好解释工作。对急救药品做到有备无患，及时准确地供应临床

药品库房应通风、干燥、避光，常温30℃以下、阴凉20℃以下、冷藏2~8℃，每天上、下午2次温湿度登记

二、药品采购管理制度

遵循"公开、公平、公正"和满足临床需求的原则选购药品

根据《基本用药目录》和药品使用情况及库存量制定库存基数，由库房管理员提出药品采购计划申请，经药剂科库房组长审核后上交药剂科主任审批后方可执行

药品采购管理制度 —— 临床急需、重大疾患、特殊用药的临时少量采购由药剂科主任按需求数量进行审批

贵重药品的使用采取宏观控制，以减少库存，加强资金周转

续流程

药品采购管理制度	必须向证照齐全的药品生产、经营批发企业采购药品，全面考核其人员、效益、规模、仓储条件、硬件、软件是否规范，能否保障供货质量可靠、服务周到、价格合理。经考核合格，签署药品供需协议
	严格执行药品进货程序：供货企业必须提交《药品生产许可证》或《药品经营许可证》复印件、《营业执照》复印件、GSP 或 GMP 证书复印件、业务员委托书和身份证复印件、质量保证协议，并加盖供货企业原印章
	药检室对采购的药品进行不定期的抽检，尤其关注高警示品种，对不合格药品、数量短缺或破损品种，应及时与供货商联系退货或协商处理解决
	药品采购人员必须随时掌握市场价格和供货信息，熟悉临床用药情况，新品种入库及时通知各调剂室

三、药品购进管理制度

药品购进管理制度	对药品进货过程实施控制性管理，保证从合格供货方购入合法药品
	建立供货企业管理档案
	采购员按照本程序要求购进药品，建立购进记录
	药品质量网监督本程序的执行
	严格遵守《中华人民共和国药品管理法》等有关规定，确保购进的药品质量可靠
	购进药品时，必须严格审核供应企业资格，避免从非法供应企业购入药品
	除审核供货方的合法资格外，还应通过考查和收集质量信息等形式了解、确认供货方质量保证体系的情况

续流程

对供货方销售人员进行合法资格的验证

采购新药，必须经医院药事管理与药物治疗学委员会讨论通过并报领导审批后方可购进

购进药品应签订质量保证协议，或在购进合同中明确质量条款，有关项目应符合《药品购销合同管理程序》的规定

药品购进管理制度

购进药品前编制和实施采购计划

购入特殊药品，应严格按照国家有关规定执行

购入生物制品验货时索要"批签发合格证"

购进药品应有合法票据，包括供方药品销售清单、发票等，并做到票、账、货相符

购入药品需提供药检合格报告

四、药品验收入库管理制度

药品验收入库管理制度

负责验收的保管员必须具有药师以上技术职称，熟悉药品知识，具有一定的独立工作能力，矫正视力合格

药品需在验收区（或室）内验收

药库必须具备防潮、防尘、避光及监测温度、湿度的设备

药品库管员应根据购销合同及随货凭证，对药品按批号逐批进行质量抽查，并填写记录

验收药品应在待检区按规定时限验收。一般药品应在到货后1个工作日内验收完毕；特殊管理药品及需冷藏药品应在到货后1小时内验收完毕

特殊药品应双人验收登记

续流程

检查药品包装标签，内容包括：生产企业名称、地址、药品通用名、规格、批准文号、产品批号、生产日期、有效期等。特殊管理药品和外用药品外包装标签符合规定

检查整件药品包装中应有产品合格证

验收首营品种应有药品生产企业质量检验合格报告书

验收生物制品，加验由国家食品药品监督管理局（SFDA）签发的"批签发合格证"

进口药品内外包装标签应以中文注明药品名称、主要成分及注册证号，最小销售单元应有中文说明书。凭加盖供货单位质管部门原印章的《进口药品注册证》及《进口药品检验报告书》或《进口药品通关单》验收

进口预防性生物制品、血浆源医药产品应有《生物制品进口批件》复印件；进口药材应有《进口药材批件》复印件

验收药品应有与到货药品同批号的药品出厂检验报告书

验收药品时检查效期，一般情况下有效期不足 6 个月的不得入库

验收药品应按规定进行抽样检查，抽取的样品应具有代表性。对抽取的整件药品，验收完成后应加贴明显的验收抽样标记，进行复原封箱

验收合格的药品存放于库房合格药品区内。拒收不合格药品

发出退回药品，库管员要逐箱、逐批进行质量检查验收，验收到最小包装，必要时送药品检验室检验

应做好药品入库验收，内容包括：供货单位、数量、到货日期、品名、剂型、规格、批准文号、批号、生产厂商、有效期、质量状况、验收结论和验收人员等项目。集中存放归档，按规定保存至超过药品有效期至少 2 年

药品库房保管人员有权拒收货与单不符、质量不合格、包装不牢或破损、标识模糊等药品

药品验收入库管理制度

五、药品储存管理制度

药品储存
管理制度

- 库房管理员应严格执行本制度，保证所经营药品的进、销、存数量准确，质量合格，账物相符，避免出入库时发生错误

- 药品库应按照所储存药品的要求，分别设置冷库和阴凉库。冷库温度为 2~8℃。阴凉库温度为 20℃ 以下，相对湿度应保持在 45%~75%

- 药品储存时与墙、屋顶（房梁）间距不小于 30cm；药品与地面的间距不小于 10cm，或有相应隔离措施

- 药品应按批号及效期远近依序存放，不同批号药品不得混放

- 根据季节、气候变化，做好温湿度调控工作，每日上、下午各观测 1 次，并填写《温湿度记录表》。根据具体情况和药品性质及时调节温湿度，确保药品储存质量。温湿度出现异常时立即调控，并将药品妥善保存

- 药品存放实行色标管理。待验药品区、退货药品区标黄色；合格药品区、待发药品区标绿色；不合格药品区标红色

- 药品应按贮藏要求分别存放于常温库、阴凉库、冷藏库（柜）。对温湿度有要求的药品，应根据药品说明书设定相应的库房温湿度及照明条件，保证储存药品质量

- 药品与非药品、内服药与外用药应分别存放

- 不同剂型药品分置于相应的储存区域

- 药理性质不同的药品分类摆放

- 性能相互影响及易串味的药品分库存放

- 品名和外包装容易混淆的品种应分柜或隔垛存放

- 药品按品种、规格、产品批号、生产日期及效期远近依次存放，近效期药品放在前面

续流程

药品储存管理制度

- 药品入库必须经过库管员验收。验收合格的药品，库管员在入库通知单上签字
- 不合格药品单独存放于不合格药品区，并有明显标识
- 特殊管理药品特殊摆放
- 高警示药品专区贮存，且有专用标识
- 对货单不符、质量不合格、包装不牢、污染、破损或标识模糊的药品，库管员有权拒收
- 药品入库后，库房管理员负责建立药品账目，及时记录药品出入库情况，保证账目与实物数量一致，并作到每月盘点，确保账物相符，杜绝错发、漏发等错误
- 实行药品效期储存管理，效期不足 3 个月时，应登记，并及时退货
- 保持库房、货架清洁卫生，定期进行清理和消毒，做好防盗、防火、防潮、防腐、防鼠、防污染等工作
- 药品出库时，应做好出库复核。未经复核人员检查复核并签字的药品不得出库
- 根据各使用部门的领药申请备货，除使用部门有特殊要求，出库药品应做到"先产先出，近期先出，按批号发货"
- 对于发出后退回的药品，应做好退货记录
- 药品库房保管人员每月底进行库存盘点工作，做到账物相符
- 库房管理员应定期对库存药品进行养护，检查药品质量及保管措施，发现问题及时处理

六、药品配送管理制度

药品配送管理制度

- 严格按照相关规定，规范着装，做好配送工作
- 配送做到准确、及时、节能、高效

续流程

药品配送管理制度	合理码放，安全运输，避让患者、工作人员及机动车辆，爱护公共财物
	正确使用运输工具，每次运输前后检查运输工具情况，在确认正常时，方可进行运输工作，运输后放回指定地点，定期对运输工具进行养护和维修
	配送过程中，如遇突发事件，造成药品损失或运输工具受损时，应及时上报科主任、药品质量管理员

七、药品养护管理制度

药品养护管理制度	药品养护工作的原则是安全储存、科学养护、保证质量、降低损耗
	从事药品养护工作的人员应熟悉库存药品的性质与储存养护要求，以便对在库药品进行合理储存保管
	经常检查药库的储存条件，做好仓库温、湿度的检测和管理工作。每日监测库内温、湿度并进行记录。如库内温、湿度超出规定范围，应及时采取调控措施，并予以记录
	每月末盘点检查、汇总在库储存近效期药品情况并报告
	对有质量问题的药品、易变质的药品、已有质量问题药品的相邻批号药品、储存时间较长的药品、近效期药品以及首次经营药品等，应适当增加养护次数
	养护过程中发现的有质量问题的药品要及时报告，并采取必要措施，确认不合格的药品，并停止发出，必要时召回发出药品
	库房管理员应随时按照药品质量信息、国家质量公告不合格药品、明令禁止销售的药品、药监部门抽检不合格药品等情况下发的通知，对在库药品进行检查，将检查结果报药剂科主任、药品采购员，并采取必要措施
	负责养护在用仪器设备、温湿度检测和监控仪器，保证正常使用
	库存养护中如发现质量问题，应立即悬挂标识和暂停发货，并尽快通知质量管理小组予以处理

八、药品出库管理制度

药品出库应遵循"先产先出"、"近期先出"、"先进先出"和按批号发货的原则

药品出库必须进行复核和质量检查。库管员应按出库单对实物进行检查，按项目逐一核对，核对无误后在出库单上签字方可发货

药品验发人员对备发的药品，按药品出库单的顺序逐品种核对药品名称、规格、数量、生产厂家、批号及有效期，保证发出的药品有效期在 3 个月以上

药品验发时应向收货方当面清点交接，药品验发员应在药品出库单上签字，药品收货方应对药品进行验收并在药品出库单上签字

整件药品出库时，应检查包装是否完好

如发现药品包装内有异常响动和液体渗漏，应停止发货，并报采购人员处理

如发现外包装出现破损、封口不牢、衬垫不实、封条严重损坏等现象，应停止发货，并报采购人员处理

如发现包装标识模糊不清或脱落，应停止发货，并报采购人员处理

如发现药品已超出有效期，应停止发货，并报采购人员处理

如发现药品短缺，报采购人员处理

如发现其他不符合要求的情况，应停止发货，并报采购人员处理

对出现问题的药品做好记录，记录保存应超过药品有效期 1 年，不得少于 3 年

药品出库发药应准确、及时

药品运输、装卸、搬运时，要轻拿轻放，按包装图示要求正确装运，以保证药品安全与包装整洁

药品出库管理制度

九、药品退库管理制度

```
                  ┌─ 药库退货分医院内部退货和向原供货商退货
                  │
                  ├─ 医院内部退货时各药房退回的药品需由各药房出具退货清单，退
                  │  回药品存放于退货区，同时通知采购员，采购员及时与原供货商
药品退库          │  联系，办理退货手续
管理制度 ─────────┤
                  ├─ 所有需退回原供货商的药品均存放在退货区，由保管员进行登记，
                  │  原供货商取走药品时应详细记录药品名称、批号、数量及取药时
                  │  间、取药人单位等内容，取药人要签字确诊
                  │
                  └─ 供货商主动召回的药品，各科室应在规定时间内将库存药品退回
                     至药库，采购员应及时与原供货商联系，办理退货手续
```

十、库房环境管理制度

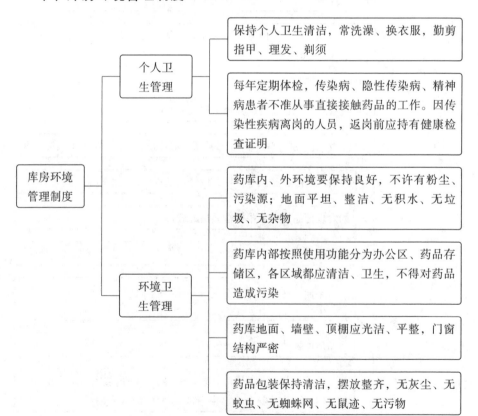

```
                                  个人卫    ┌─ 保持个人卫生清洁，常洗澡、换衣服，勤剪
                                  生管理 ───┤  指甲、理发、剃须
                                  │         │
                                  │         └─ 每年定期体检，传染病、隐性传染病、精神
                                  │            病患者不准从事直接接触药品的工作。因传
                                  │            染性疾病离岗的人员，返岗前应持有健康检
库房环境 ─────────────────────────┤            查证明
管理制度                          │
                                  │         ┌─ 药库内、外环境要保持良好，不许有粉尘、
                                  │         │  污染源；地面平坦、整洁、无积水、无垃
                                  │         │  圾、无杂物
                                  │         │
                                  │         ├─ 药库内部按照使用功能分为办公区、药品存
                                  环境卫    │  储区，各区域都应清洁、卫生，不得对药品
                                  生管理 ───┤  造成污染
                                            │
                                            ├─ 药库地面、墙壁、顶棚应光洁、平整，门窗
                                            │  结构严密
                                            │
                                            └─ 药品包装保持清洁，摆放整齐，无灰尘、无
                                               蚊虫、无蜘蛛网、无鼠迹、无污物
```

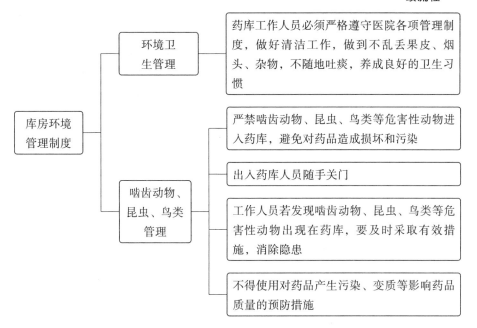

续流程

第九节 药品质量与安全管理制度

一、药品质量管理制度

1. 总体要求

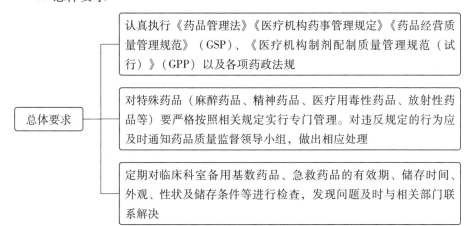

2. 自制制剂管理

自制制剂管理

- 建立和健全与制剂生产相配套的质量管理机构及设施，结合工作实际制定药品检验制度、留样观察制度及检验仪器、设备、试液、滴定液、培养基等管理制度。明确药检人员岗位职责

- 制剂要按中国药典、部颁标准、地方标准所制定的标准和方法进行检验。必须有完整的原始记录及所有批号的制剂检验报告单，记录若有更改需更改人签字说明理由并由相关领导签字，原始记录保存 1 年。成品检验报告单要有检验人、复核人签字

- 药检室应制定制剂质量标准，对原辅料和成品进行检验，并出具检验报告（保存 3 年以上），有完整的批生产记录。下发临床的药品，必须有药检人员签发的检验合格报告

- 对新购进的原料核对批准文号、商标、批号、厂名、是否为药用

- 对生产车间按 GPP 规范管理，定期对制剂环境进行检测，对净化间进行卫生学检测，达到相关要求

3. 外购药品供应管理

外购药品供应管理

- 已有品种按需制定购入计划；新品种由临床医师申请、科主任同意后报药事管理与药物治疗学委员会批准后购入

- 仓库管理员对购入药品依据《药品入库验收制度》逐一验收

- 质量不合格、数量不符者向科主任汇报，由科主任根据情况上报药品质量与安全管理小组，逐级上报，必要时送药品检验所检验

- 药品应储存在符合条件的库房，经常检查各种测量和监控仪器，记录并保存结果，出现异常时及时联系医学工程处妥善处理

- 管理人员应熟悉药品的质量、性质及储存要求，按药品不同自然属性分类，分区、库、排、号进行科学贮存

- 内服药与外用药分开；性能相互影响的药品分开；医院制剂与其他药品分开

- 麻醉药品、一类精神药品、医疗用毒性药品、药品易致毒类化学品及放射性药品应专库或专柜存放，指定专人保管

续流程

外购药品
供应管理

危险药品应严格执行公安部颁发的《化学危险品储存管理暂行办法》《爆炸物品管理规则》和《仓库防火安全管理规则》等规定，按其危险性质分类存放于有专门设施的专用仓库

定期检查效期，按效期远近、批号依次摆放。并于效期前3个月报科主任，通知各个调剂室调剂使用。库存药品按"先进先出"、"易霉变先出"、"按批号出"的出库原则，发现质量不合格者不得出库

退货药品应单独存放和标记，要查清原因，及时处理并做记录，记录内容包括退货单位、日期、品名、规格、数量、退货理由、检查结果、处理日期及处理情况等内容

定期对库存药品的批号、批准文号、有效期、外观等进行质量抽查，发现问题提出改进措施

调剂室布局合理，药品要按剂型或药理作用定位存放；麻醉药品、一类精神药品等应设专柜双锁，专人负责保管与配发；需要冷藏的药品置于冰箱内。标签内容清楚、规范

定期对调剂室的药品进行质量抽查，发现问题及时通知相关部门，提出处理意见，并做好记录

二、药品质量抽检管理制度

药品质量
抽检
管理制度

药品质量控制科定期对医院在用药品进行抽检

自制半成品抽检：制剂人员在灌封前取样，按批抽取全检3倍量样品

自制成品抽检：制剂人员在贴签包装后取样，按批随机抽取全检3倍量加留样观察量

自制蒸馏水抽检：制水人员抽取具有代表性的全检3倍量样品。每天送药检室做晨检；每月送药检室做全检

续流程

药品质量抽检管理制度	检验人员应严格按照操作规程进行检验，不得随意删改，并在规定时间内完成，并做好制剂原始检验记录，登记检验人、复核人及检验日期、报告日期
	在规定时间内出具质量检验报告单

三、药品质量检验管理制度

药品质量检验管理制度	药检人员要熟悉业务及相关理论基础知识，熟悉相关法律、法规，遵纪守法，严格执行医院和科室各项规章制度
	对送检样品先进行送检单核对，不同检品应分别放置，以免混淆
	药检人员要实事求是、秉公执法，严格按照《中国药典》《中国医院制剂规范》《医院药物制剂规范》及药品检验操作规程，定期对原辅料、成品及水质进行检验，出具检验报告。根据检验结果对检品的流向提出建议
	质量检验记录应记录检验过程中的原始数据。包括：样品名称和批号、鉴别和含量测定的现象和数据、数据计算公式、过程、结论等
	记录应字迹清晰、完整，如有涂改，在涂改处签字
	定期对医院制剂、购入药品进行质量抽检，留样观察，并如实记录
	质量检验报告书是对制剂进行检验后出具的技术鉴定书，是具有一定法律责任的技术文件
	检验报告项目包括性状、鉴别、检查、含量测定及检验人、复核人、报告人等；要求填写明确、简洁、规范
	药检人员使用仪器前必须熟悉其结构性能和使用方法，严格执行标准操作规程和仪器管理制度
	保持实验室整洁

四、药品盘点管理制度

药品盘点管理制度

药品管理要严格执行《药品管理法》《医院会计制度》、药品价格管理等相关政策规定，遵循"定额管理、合理使用、保证供应"，实行"金额管理，重点统计、实耗实销"的管理办法，每月进行清查盘点工作

按照医院财务部门相关要求，每月药库、各药房、制剂室、静脉用药调配中心各班组统一时间对所有药品进行盘点

为确保盘点数据的准确性，减少盘点对日常工作的影响，做好盘点前的各项准备工作

药品从入库、出库、领用、消耗、调配、库存都要进行数量统计，金额管理

二级科主任协助各组长安排，按货位负责到人。盘点时按顺序分区轮换清点，并确认签字。要求各组按盘点表内容填写完整，盘点结果于当天输入电脑，由组长验收后于次日交药品会计室

做到账物相符，核实药库、药房内实际库存数量，并与存货的账面记录进行核对。盘盈、盘亏药品，要及时核对，查明原因并及时解决，必要时安排重新盘点

麻醉药品、第一类精神药品实行专人负责、专柜加锁、专用账册、专用处方、专册登记，做到处方统计逐张登记、实耗实销。毒性药品实行专人负责管理、专用账册、专柜存放

按药品调价通知及时调价，并及时盘点调价药品

五、制剂质量检验记录管理制度

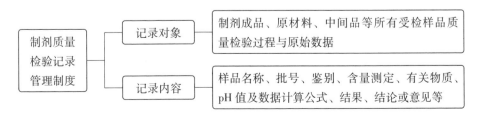

制剂质量检验记录管理制度

记录对象：制剂成品、原材料、中间品等所有受检样品质量检验过程与原始数据

记录内容：样品名称、批号、鉴别、含量测定、有关物质、pH 值及数据计算公式、结果、结论或意见等

续流程

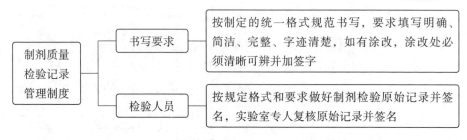

```
                    ┌─────────┐   按制定的统一格式规范书写，要求填写明确、
                    │ 书写要求 │   简洁、完整、字迹清楚，如有涂改，涂改处必
┌──────────┐        └─────────┘   须清晰可辨并加签字
│ 制剂质量 │
│ 检验记录 │
│ 管理制度 │        ┌─────────┐   按规定格式和要求做好制剂检验原始记录并签
└──────────┘        │ 检验人员 │   名，实验室专人复核原始记录并签名
                    └─────────┘
```

六、自制制剂质量检验管理制度

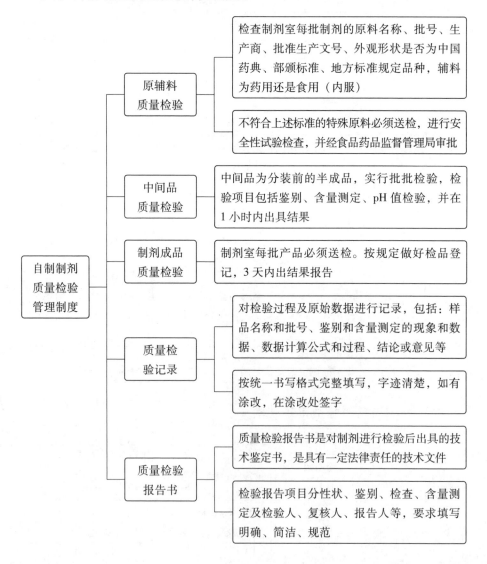

```
                ┌─────────┐   检查制剂室每批制剂的原料名称、批号、生
                │ 原辅料   │   产商、批准生产文号、外观形状是否为中国
                │ 质量检验 │   药典、部颁标准、地方标准规定品种，辅料
                └─────────┘   为药用还是食用（内服）

                              不符合上述标准的特殊原料必须送检，进行安
                              全性试验检查，并经食品药品监督管理局审批

                ┌─────────┐   中间品为分装前的半成品，实行批批检验，检
                │ 中间品   │   验项目包括鉴别、含量测定、pH值检验，并在
                │ 质量检验 │   1小时内出具结果
                └─────────┘

┌──────────┐    ┌─────────┐   制剂室每批产品必须送检。按规定做好检品登
│ 自制制剂 │    │ 制剂成品 │   记，3天内出结果报告
│ 质量检验 │    │ 质量检验 │
│ 管理制度 │    └─────────┘
└──────────┘
                ┌─────────┐   对检验过程及原始数据进行记录，包括：样
                │ 质量检   │   品名称和批号、鉴别和含量测定的现象和数
                │ 验记录   │   据、数据计算公式和过程、结论或意见等
                └─────────┘
                              按统一书写格式完整填写，字迹清楚，如有
                              涂改，在涂改处签字

                ┌─────────┐   质量检验报告书是对制剂进行检验后出具的技
                │ 质量检验 │   术鉴定书，是具有一定法律责任的技术文件
                │ 报告书   │
                └─────────┘   检验报告项目分性状、鉴别、检查、含量测
                              定及检验人、复核人、报告人等，要求填写
                              明确、简洁、规范
```

续流程

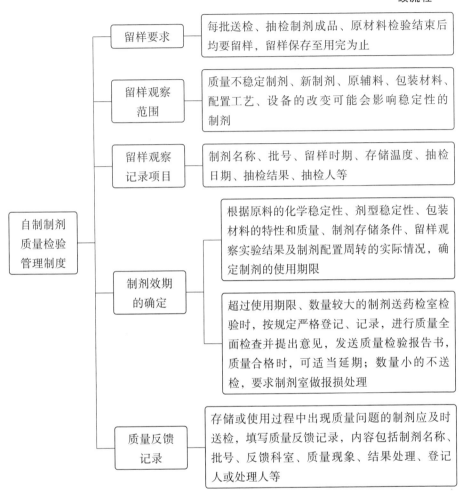

七、制剂用水取样检验管理制度

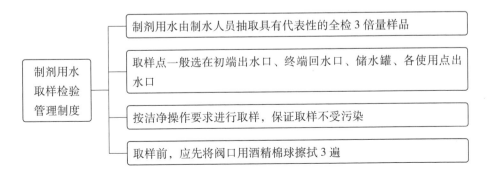

续流程

制剂用水取样检验管理制度

- 将阀门打开，放水 5~10 分钟，排除管道内积存水
- 用酒精棉球擦拭双手各部位和无菌具塞锥形瓶外壁
- 打开瓶塞，注意瓶塞不要碰任何物品；将瓶口对准管口水流，使水直接落入瓶内，注意瓶内水面与塞底部应留有一段空隙，以便在检验时可充分振摇混匀水样。接够检验的 3 倍量后，移开瓶口立即盖紧瓶塞，关上阀门
- 注射用水依据《中华人民共和国药典》检查
- 每批药品配制前应做酸度、重金属、氨 3 项检查，每月做 1 次全项检查
- 微生物检验的水样放置时间不得超过 30 分钟；一般理化检验从取样到检验不应超过 2 小时；如条件不允许立即检验时，应冷藏保存，但不能超过 6 小时。超过时间重新取样
- 检查完成后，应及时填写报告单。如水质不合格应及时报告制剂负责人，分析检查原因
- 供水源改变时，应及时全面检查水源

八、留样观察与稳定性试验管理制度

1. 总体要求

总体要求

- 制剂室所生产成品必须批批留样，进行记录，留样样品保存期为有效期后半年
- 对留样要定期进行核对
- 留样期满后应有完整留样检验记录，记录存放期为 3 年
- 任何人不得动用留样观察品，留样期满后由药学质量与安全管理小组酌情处理
- 留样室应符合留样品贮存要求

续流程

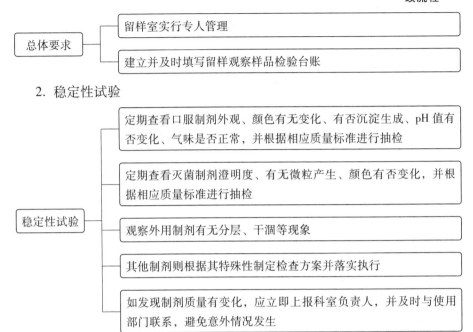

总体要求
- 留样室实行专人管理
- 建立并及时填写留样观察样品检验台账

2. 稳定性试验

稳定性试验
- 定期查看口服制剂外观、颜色有无变化、有否沉淀生成、pH 值有否变化、气味是否正常，并根据相应质量标准进行抽检
- 定期查看灭菌制剂澄明度、有无微粒产生、颜色有否变化，并根据相应质量标准进行抽检
- 观察外用制剂有无分层、干涸等现象
- 其他制剂则根据其特殊性制定检查方案并落实执行
- 如发现制剂质量有变化，应立即上报科室负责人，并及时与使用部门联系，避免意外情况发生

九、化学试剂管理制度

1. 总体要求

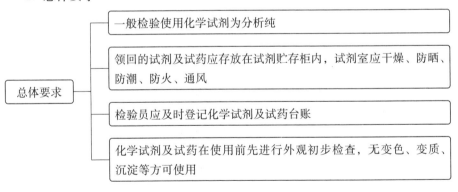

总体要求
- 一般检验使用化学试剂为分析纯
- 领回的试剂及试药应存放在试剂贮存柜内，试剂室应干燥、防晒、防潮、防火、通风
- 检验员应及时登记化学试剂及试药台账
- 化学试剂及试药在使用前先进行外观初步检查，无变色、变质、沉淀等方可使用

2. 移取化学试剂及试药

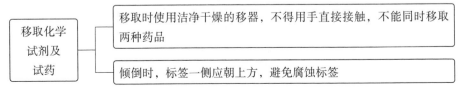

移取化学试剂及试药
- 移取时使用洁净干燥的移器，不得用手直接接触，不能同时移取两种药品
- 倾倒时，标签一侧应朝上方，避免腐蚀标签

续流程

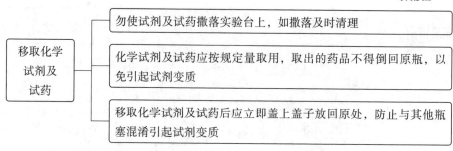

移取化学试剂及试药
- 勿使试剂及试药撒落实验台上，如撒落及时清理
- 化学试剂及试药应按规定量取用，取出的药品不得倒回原瓶，以免引起试剂变质
- 移取化学试剂及试药后应立即盖上盖子放回原处，防止与其他瓶塞混淆引起试剂变质

十、中间品检验管理制度

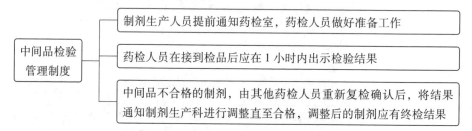

中间品检验管理制度
- 制剂生产人员提前通知药检室，药检人员做好准备工作
- 药检人员在接到检品后应在1小时内出示检验结果
- 中间品不合格的制剂，由其他药检人员重新复检确认后，将结果通知制剂生产科进行调整直至合格，调整后的制剂应有终检结果

十一、危险化学品管理制度

1. 职责分工与组织领导

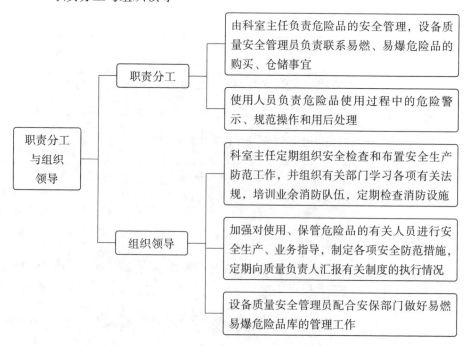

职责分工与组织领导
- 职责分工
  - 由科室主任负责危险品的安全管理，设备质量安全管理员负责联系易燃、易爆危险品的购买、仓储事宜
  - 使用人员负责危险品使用过程中的危险警示、规范操作和用后处理
- 组织领导
  - 科室主任定期组织安全检查和布置安全生产防范工作，并组织有关部门学习各项有关法规，培训业余消防队伍，定期检查消防设施
  - 加强对使用、保管危险品的有关人员进行安全生产、业务指导，制定各项安全防范措施，定期向质量负责人汇报有关制度的执行情况
  - 设备质量安全管理员配合安保部门做好易燃易爆危险品库的管理工作

2. 管理措施

```
           ┌─ 坚持按实际需要品种、数量采购，防止过量库存和积压

           ├─ 对危险化学品的出入库实行双人管控，详细记录危险化学品的领、
           │  用、剩、废、耗的数量

           ├─ 库内危险品试剂应科学分类存放，基本原则是易燃品及性质互相
           │  抵触的试剂应分库分类堆放或上货架

           ├─ 一般有机试剂要求存放于阴凉、干燥、通风、避光处

           │  为防止沾污，货架必须经常清扫；其他一般无机试剂品种繁多，
  管理措施 ─┤  因性质稳定，不易变质，可按元素周期表系、族或无机分类办法
           │  排列存放；低沸点易燃液体宜于低温下贮存

           │  易燃易爆、腐蚀性等危险品应贮藏于危险品库房内，由安保部专
           ├─ 库管理。其申购、存放、使用，设专人管理。上述物品执行随领
           │  随用的原则，勿大量存放

           ├─ 光照易变质的试剂必须放在库内最阴暗处。有放射性的物品应另
           │  行放置，并贴上标识

           └─ 危险品的包装容器在危险状态未消除前不得任意作为垃圾废弃或
              作其他用
```

十二、药品类易制毒化学品管理制度

1. 总则

```
           ┌─ 根据卫生部《药品类易制毒化学品管理办法》制定药剂科易制毒
           │  化学品管理规程，易制毒化学品分为 3 类

           │  对第一类用于制毒的主要原料，实行"三专"管理模式，即专人
    总则 ──┤  负责、专柜加锁、专用账册，按实际数量建账管理

           │  对第二、三类易制毒化学品用于制毒的化学配剂，实施"两专"
           └─ 管理模式，即专人负责并建立专用账册，按最小包装单位管理
```

续流程

```
┌─────────────────────────────────────────────────────────────┐
│ 各班组设保管员 1 名，负责本组易制毒化学品管理工作，负责定    │
│ 期汇总各班组易制毒化学品信息上报上级主管部门                │
└─────────────────────────────────────────────────────────────┘
┌─────────────────────────────────────────────────────────────┐
│ 易制毒化学品必须是本单位使用，不得以转让、转借等形式交给    │
│ 其他单位或个人使用                                          │
└─────────────────────────────────────────────────────────────┘
┌─────────────────────────────────────────────────────────────┐
│ 易制毒化学品到货后，必须由信息员在场监视卸货、入库，数量    │
│ 核对无误后，由送货人、保管员在易制毒化学品专用账册上登记    │
│ 并签名                                                      │
└─────────────────────────────────────────────────────────────┘
```

总则

2. 第一类易制毒化学品的管理

```
┌─────────────────────────────────────────────────────────────┐
│ 第一类易制毒化学品须有专柜存放，实行双人双锁，出入库台账    │
│ 登记清楚、全面、准确                                        │
└─────────────────────────────────────────────────────────────┘
┌─────────────────────────────────────────────────────────────┐
│ 无关人员不得接触第一类易制毒化学品。各班组如需使用第一类    │
│ 易制毒化学品，需开具领用单并由部门负责人签字后交保管员备    │
│ 案，并在专用账册上登记、签字                                │
└─────────────────────────────────────────────────────────────┘
┌─────────────────────────────────────────────────────────────┐
│ 使用部门应按当天使用计划，合理领用易制毒化学品。原则上谁    │
│ 使用由谁领用，负责领用人下班，易制毒化学品还有剩余即视为    │
│ 不能使用完                                                  │
└─────────────────────────────────────────────────────────────┘
┌─────────────────────────────────────────────────────────────┐
│ 使用部门负责人应安排两个人将多余的第一类易制毒化学品送交    │
│ 保管员管理，由保管员对送回的第一类易制毒化学品进行称量后    │
│ 登记并放回专柜，送回人、保管员分别在登记簿上签名            │
└─────────────────────────────────────────────────────────────┘
┌─────────────────────────────────────────────────────────────┐
│ 使用部门不得私自存放易制毒化学品                            │
└─────────────────────────────────────────────────────────────┘
┌─────────────────────────────────────────────────────────────┐
│ 保管员和信息员应每月共同盘点当月的使用数量和库存数量，核    │
│ 对无误后，在每月 5 日前将盘点情况上报上级主管部门          │
└─────────────────────────────────────────────────────────────┘
┌─────────────────────────────────────────────────────────────┐
│ 如在盘点中发现存在数量不对应，应立即报告上级主管部门，由    │
│ 上级主管部门和使用班组共同复核，如发现被盗应立即向公安机    │
│ 关报案                                                      │
└─────────────────────────────────────────────────────────────┘
```

第一类
易制毒
化学品的
管理

3. 第二、三类易制毒化学品的管理

第二、三类易制毒化学品的管理

- 第二、三类易制毒化学品由使用部门设保管员专人管理，并建立专用账册，按照最小包装单位管理
- 各班组如使用第二、三类易制毒化学品，使用人应在专用账册上登记领用数量、注明用途，由保管员核对无误后发放至使用者
- 保管员应每月共同盘点当月的使用数量和库存数量，核对无误后，在每月5日前将盘点情况上报上级主管部门
- 如在盘点中发现存在数量不对应，应立即报告上级主管部门，由上级主管部门和使用班组共同复核，如发现被盗应立即向公安机关报案

十三、医疗用毒性药品使用管理制度

医疗用毒性药品使用管理制度

- 医疗用毒性药品是指毒性剧烈、治疗剂量与中毒剂量相近，使用不当会致人中毒或死亡的药品
- 毒性药品分化学毒性药品和毒性中药饮片两大类。具体品种以国家最新公布的目录为准，毒性药品的包装外都有专用标识
- 医疗用毒性药品必须到国家指定的经营企业进行采购，留存相应生产企业和配送企业的资质材料
- 医疗用毒性药品到货后须经双人验收、核对，验收到最小包装单位，验收合格后方可入库
- 医疗用毒性药品专柜、加锁保管，避免混放
- 医疗用毒性药品应日清月结，做到账物相符。处方及相关资料保存2年备查
- 医师应按有关规定开具医疗用毒性药品处方，每张处方剂量不得超过2日极量，处方1次有效
- 认真审核、调配医疗用毒性药品处方，称量要准确无误，按医嘱注明要求，处方调配完毕必须经另一位药师复核并签名后方可发出。处方未注明"生用"的毒性药品，应当附炮制品

续流程

医疗用毒性药品使用管理制度
- 处方有疑问时，须经原处方医师重新审定后再行调配。不合格处方拒绝调配
- 医疗用毒性药品使用、管理过程中出现问题时，必须迅速查明，并报相关主管部门。因用药错误造成严重不良后果或医务人员违规使用毒性药品时，上报上级主管部门并依据有关法规予以处罚
- 销毁过期、损坏的医疗用毒性药品由药库管理人员提出申请，注明药品名称、规格、数量、理由，双人签字。经药品采购员、药品供应负责人、药剂科科长复核后，报分管院领导审批，向药品监督管理部门提出申请并在其监督下进行销毁，做好登记
- 医疗用毒性药品管理人员因岗位变动时，应在药剂科科长监督下认真履行工作交接手续，清点药品无误后在账卡上签字，保证账物相符

十四、放射性药品使用管理制度

放射性药品使用管理制度
- 使用放射性药品必须符合国家放射性同位素卫生防护管理的有关规定，获得《放射性药品使用许可证》，并按期申请审核换证
- 按照持有的《放射性药品使用许可证》类别所许可的范围使用放射性药品，不得超范围使用
- 严格按有关规定向有资质的厂商直接订购有批准文号的放射性药品，不得经过任何中介单位和个人
- 核医学科必须具备与其医疗任务相适应的并经核医学技术培训的技术人员，非核医学专业技术人员未经培训，不得从事放射性药品使用工作
- 放射性药品的采购由使用科室提前提出申请，药品供应科采购人员复核后进行定点采购
- 放射性药品应存放于指定的实验室内，并有安全防护措施

续流程

| 放射性药品使用管理制度 | 放射性药品的质量检查验收以及不良反应的收集由核医学科负责并报告药剂科，由药剂科向药品监督管理部门报告 |
| | 放射性药品使用后的废物（包括患者排出物）应分类处理，并按照国家环保和辐射防护等有关规定处置 |

十五、需冷藏保存药品管理制度

需冷藏保存药品管理制度	各个药房及病区的冰箱、冷柜用于贮存需要冷藏的药品
	应建立检查、记录制度，每日检查、调节、记录冰箱及冷柜的温度，使其保持在 2~8℃
	有特殊温度要求的药品，应按其规定的条件贮存
	应采取措施，防止不应冷冻的药品结冰
	为保证药品在规定的温度下安全保存，不要将药品放置在冰箱门的架子上
	每个冰箱、冷柜必须有类别标识，每个药柜（架）必须粘贴标有药品名称、规格的标签
	药品摆放时，应与四壁留有空隙，药品间也应留有空隙，不得混放，防止拿错和妨碍空气流通
	药品摆放时，标签应向外
	同种药品应按批号集中贮存。应按批号远近依次或分开摆放，以"用旧存新"为原则，将较早到期的药品放在前（上）边
	不得在冰箱、冷柜存放食品。挥发性有机试剂需冷藏的应在专用冰箱内密闭保存
	冰箱、冷柜中应备完全冷冻的冰袋，以备停电时能较长时间地维持低温。停电时，非必须情况下，不得开启冰箱、冷柜门

续流程

```
需冷藏        取用冰箱和冷柜内的药品时，尽量迅速，防止开门时间过长
保存药品
管理制度       及时向各个药房组长或病区药柜负责人报告冰箱、冷柜的非正常
              情况
```

十六、废弃药品、化学品管理制度

1. 废弃药品分类、贮存及处置

```
            废弃药品分类：按照《国家危险废物名录》规定，废弃药品包括
            过期及失效变质的药品，废弃化学试剂包括使用过程中产生的废
            液、废消毒剂

            发现药剂科各药房、药库的药品有质量问题时，向所在班组药品
            质量监督员报告，必要时应及时与药检室联系，立即停止使用并
            向组长报告

            各病房发现过期及变质的基数药及急救车药品报告护士长，经护
            士长获准报损后由药班护士送交中心药房，药房送至药库统一办
            理销毁

            包装破损的药品，需召回送至药库

废弃药品      装量有问题的药品，需召回送至药库
分类、贮存
及处置        外观有类似液体颜色变化、杂质、掺伪、松片、裂片、长霉等问
            题的药品，需召回送至药库

            粉针剂加溶剂后有溶解问题的药品，需召回送至药库

            已超过有效期的药品，需召回送至药库

            对患者的健康造成严重不良影响或导致死亡的药品，需召回送至
            药库

            执行卫生、药品监督管理部门召回药品的指示

            响应药厂、医药公司召回药品的通知
```

续流程

```
┌─────────────────────────────────────────────────┐
│ 召回药品置于药库特定区域，贴上"待验"或"封存"标记的， │
│ 需按废弃药品处理流程处置                           │
└─────────────────────────────────────────────────┘
┌─────────────────────────────────────────────────┐
│ 因药厂、医药公司原因，由药库退回药厂和医药公司的药品，需 │
│ 按废弃药品处理流程处置                             │
└─────────────────────────────────────────────────┘
┌─────────────────────────────────────────────────┐
│ 卫生、药品监督管理部门召回的药品按文件规定执行       │
└─────────────────────────────────────────────────┘
┌─────────────────────────────────────────────────┐
│ 其他药品经药检室确认需报损，分别由各班组组长、药检室组长 │
│ 和主任签字，获准报损后再销毁药品                   │
└─────────────────────────────────────────────────┘
┌─────────────────────────────────────────────────┐
│ 销毁时液体制剂（含注射剂粉针）压碎或打开安瓿稀释后从下水 │
│ 道冲走；固体制剂（片剂和胶囊）粉碎与水混合后置医疗垃圾袋 │
│ （黄色）处理；抗肿瘤药统一交药库退回供应商或厂商处置 │
└─────────────────────────────────────────────────┘
┌─────────────────────────────────────────────────┐
│ 过期及损坏的麻醉药品、第一类精神药品进行销毁时，应向医院 │
│ 所属区卫生局提出申请，在卫生局监督下进行销毁，并对销毁情 │
│ 况进行登记                                         │
└─────────────────────────────────────────────────┘
┌─────────────────────────────────────────────────┐
│ 化学性废弃物中批量的废化学试剂、废消毒剂应当交由专门机构 │
│ （临床研究所）处置，并做好移交登记                 │
└─────────────────────────────────────────────────┘
┌─────────────────────────────────────────────────┐
│ 药库应对处置的废弃药品进行登记，登记内容包括废弃药品来源、 │
│ 种类、数量、交接时间、最终去向以及经办人签名等项目，登记 │
│ 资料至少保存3年                                    │
└─────────────────────────────────────────────────┘
```
（左侧标签：废弃药品分类、贮存及处置）

2. 废弃药物流失等意外的处理程序

```
┌─────────────────────────────────────────────────┐
│ 确定流失废弃药物的类别、数量、发生时间、影响范围及严重程度 │
└─────────────────────────────────────────────────┘
┌─────────────────────────────────────────────────┐
│ 发生需报损的麻醉药品、第一类精神药品流失后，所在科室立即 │
│ 逐级上报至护理部、保卫处、医务处和药剂科             │
└─────────────────────────────────────────────────┘
┌─────────────────────────────────────────────────┐
│ 保卫处立即向公安机关报案。医务处和药剂科根据《医疗机构麻 │
│ 醉药品、第一类精神药品管理规定》中要求，立即向医院所属区 │
│ 卫生局、医院所属药品监督管理局分局报告               │
└─────────────────────────────────────────────────┘
┌─────────────────────────────────────────────────┐
│ 处理工作结束后，对事件的起因进行调查，并采取有效的防范措 │
│ 施预防类似事件的发生                               │
└─────────────────────────────────────────────────┘
```
（左侧标签：废弃药物流失等意外的处理程序）

3 废弃物处理流程

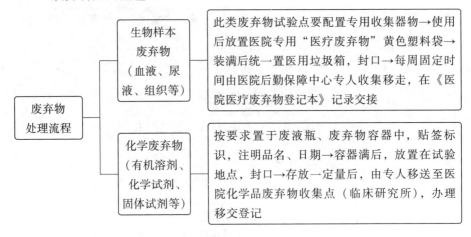

废弃物处理流程	生物样本废弃物（血液、尿液、组织等）	此类废弃物试验点要配置专用收集器物→使用后放置医院专用"医疗废弃物"黄色塑料袋→装满后统一置医用垃圾箱，封口→每周固定时间由医院后勤保障中心专人收集移走，在《医院医疗废弃物登记本》记录交接
	化学废弃物（有机溶剂、化学试剂、固体试剂等）	按要求置于废液瓶、废弃物容器中，贴签标识，注明品名、日期→容器满后，放置在试验地点，封口→存放一定量后，由专人移送至医院化学品废弃物收集点（临床研究所），办理移交登记

十七、废弃药品包装处置管理制度

废弃药品包装处置管理制度	废弃药品包装是指医院内废弃的药品内外包装盒、说明书、直接接触药品的包装材料和容器等
	各涉药部门负责本部门废弃药品包装处置管理，部门负责人为第一责任人
	医院组织废弃药品包装处置的培训工作，相关人员应积极参加培训，掌握废弃药品包装处置的正确方法
	麻醉药品和第一类精神药品废弃包装的处置管理严格按照《麻醉药品和精神药品管理条例》《医疗机构麻醉药品、第一类精神药品管理规定》要求，做好麻醉药品、第一类精神药品失效、破损的销毁以及废弃空安瓿、贴剂废贴的回收、核对、记录、销毁
	医疗废物的处理严格按照《医疗废物管理条例》《医疗卫生机构医疗废物管理办法》《关于明确医疗废物分类有关问题的通知》等有关规定进行规范处置
	医疗过程中产生的上述废弃药品包装以外的、按生活垃圾处理的其他废弃药品包装，特别是贵重药品废弃包装须进行毁形。不易毁形的要进行破坏性标记，并将此类废弃药品包装统一收集后集中处理

十八、滴定液管理制度

滴定液
管理制度
- 滴定液在化检室内配制并标定，配制人员严格按配制规程进行操作
- 滴定管、移液管、容量瓶需校正合格，清洁干燥后使用
- 标定室温度应为 10~30℃，条件不符合要求时不得进行标定和复标
- 标定与复标的份数均不得少于 3 份，自身相对偏差≤0.15%。两者的相对偏差≤0.2%，否则重新标定
- 及时填写滴定液配制标定记录
- 滴定液应按中国药典规定进行贮藏
- 在储存容器上及时粘贴标签，并填写品名、浓度、标定日期
- 使用滴定液前先检查有无絮状、沉淀、浑浊等异常情况，发现异常不得再用
- 滴定液一般 3 个月标定 1 次，用量较少的滴定液，可临用前现标或复标

十九、培养基管理制度

培养基
管理制度
- 培养基原料应贮藏在阴凉、干燥的房间内
- 配制培养基使用的工具应干燥、清洁
- 盛放培养基的平皿需灭菌并放凉
- 配制前检查培养基原料是否有颜色变化、吸潮、结块等现象，合格后按瓶签说明配制
- 培养基分装量不得超过容器的 2/3，包装时，塞紧塞子，防止造成染菌，用牛皮纸将管口扎严，灭菌备用

续流程

培养基管理制度
- 培养基配制后，应在 2 小时内按要求灭菌
- 无菌的培养基保存在冰箱冷藏室备用，放置时间不宜过长；已熔化的培养基应一次用完
- 制作平皿应在百级层流罩下操作
- 操作时，均应取相应溶剂和稀释剂同法操作，作为阴性对照

二十、试液、指示液、缓冲液、贮备液管理制度

试液、指示液、缓冲液、贮备液管理制度
- 盛装试液的容器用自来水洗净后，用蒸馏水淋洗 3 次以上至干燥后使用
- 配制试液、指示剂、缓冲液、贮备液必须用检测合格的蒸馏水
- 配制时，要合理选择试剂级别，严格按配制方法进行操作
- 配好的溶液盛装于试剂瓶内，立即贴上标签，注明溶液的浓度、名称、配制日期
- 及时填写配制记录，内容包括：试剂名称、称取量、配制量、配制日期、称配者
- 除另有规定，试液、指示液、缓冲液、贮备液使用期限均为 6 个月
- 试液、指示液、缓冲液、贮备液按试剂贮存条件贮存
- 易侵蚀或腐蚀玻璃的溶液不得贮存在玻璃瓶内，应用聚乙烯瓶贮存
- 易挥发、易分解的溶液必须置于深棕色瓶中，在阴暗处保存
- 超过使用期限后不得使用，应重新配制
- 使用前注意检查溶液的品名、外观、效期

续流程

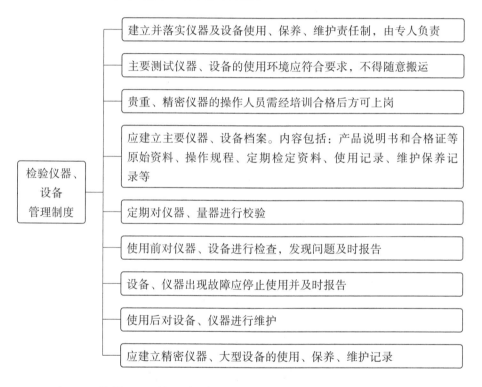

试液、指示液、缓冲液、贮备液管理制度	倾倒液体时，有标签的一侧应朝向上方，避免腐蚀标签
	取出的液体不得倒回原瓶，避免污染
	液体取出后，应立即盖上盖子

二十一、检验仪器、设备管理制度

检验仪器、设备管理制度	建立并落实仪器及设备使用、保养、维护责任制，由专人负责
	主要测试仪器、设备的使用环境应符合要求，不得随意搬运
	贵重、精密仪器的操作人员需经培训合格后方可上岗
	应建立主要仪器、设备档案。内容包括：产品说明书和合格证等原始资料、操作规程、定期检定资料、使用记录、维护保养记录等
	定期对仪器、量器进行校验
	使用前对仪器、设备进行检查，发现问题及时报告
	设备、仪器出现故障应停止使用并及时报告
	使用后对设备、仪器进行维护
	应建立精密仪器、大型设备的使用、保养、维护记录

二十二、药品召回管理制度

| 药品召回管理制度 | 接到上级部门的药品召回通知或国家通报的问题药品，药品供应科立即通知各调剂室和临床科室停止使用该药品，并将该药品从各病区和调剂室退回药库，等待处理 |
| | 积极协助药品生产企业或药品供应商履行药品召回义务，按照召回计划的要求及时传达、反馈药品召回信息，控制和召回存在安全隐患的药品 |

续流程

```
                    ┌─────────────────────────────────────────────────┐
                    │ 医院发现使用的药品存在安全隐患时，应立即停止使用该药品，│
                    │ 通知药品供应商，并向药品监督管理部门报告          │
                    └─────────────────────────────────────────────────┘
                    ┌─────────────────────────────────────────────────┐
                    │ 临床科室发现严重不良反应事件时应及时与药剂科联系  │
                    └─────────────────────────────────────────────────┘
                    ┌─────────────────────────────────────────────────┐
                    │ 药剂科药品质量与安全管理小组应及时安排人员查看情况，封存│
                    │ 该药品，做好记录，并在全院范围内暂停使用该药品，对药品不│
                    │ 良反应进行初步分析、评价                         │
  ┌────────┐       └─────────────────────────────────────────────────┘
  │药品召回│       ┌─────────────────────────────────────────────────┐
  │管理制度│───────│ 如确定为不良反应事件，及时上报药品不良反应监测中心│
  └────────┘       └─────────────────────────────────────────────────┘
                    ┌─────────────────────────────────────────────────┐
                    │ 如系药品质量问题引发的不良事件，药剂科药品质量与安全管理│
                    │ 小组通知库房采购人员与药品供应商联系退药事宜    │
                    └─────────────────────────────────────────────────┘
                    ┌─────────────────────────────────────────────────┐
                    │ 对需要召回的药品追踪检查，确保各病区和调剂室按照要求全部│
                    │ 退回药品                                         │
                    └─────────────────────────────────────────────────┘
                    ┌─────────────────────────────────────────────────┐
                    │ 做好登记、统计工作，并妥善保存                   │
                    └─────────────────────────────────────────────────┘
```

二十三、药品销毁报损管理制度

1. 报损药品范围及处理

```
                    ┌─────────────────────────────────────────────────┐
                    │ 各药房、药库在日常工作等业务流程中发现的非质量因素造成│
                    │ 不合格药品，且无法退换的如破损、过期药品，属于报损药品│
                    │ 范围                                             │
                    └─────────────────────────────────────────────────┘
                    ┌─────────────────────────────────────────────────┐
                    │ 配置静脉输液时，由于药品数量、剂量、计量错误或流程等原因│
                    │ 造成的报损                                       │
  ┌────────┐       └─────────────────────────────────────────────────┘
  │报损药品│       ┌─────────────────────────────────────────────────┐
  │范围及处理│─────│ 执行《门诊退药管理办法》，各门、急诊药房发出又退回的药品，│
  └────────┘       │ 属于报损药品范围                                 │
                    └─────────────────────────────────────────────────┘
                    ┌─────────────────────────────────────────────────┐
                    │ 丢失的药品属于报损药品范围                       │
                    └─────────────────────────────────────────────────┘
                    ┌─────────────────────────────────────────────────┐
                    │ 国家公布质量不合格的药品或明令禁止销售的药品、药品监督管│
                    │ 理部门抽检不合格的药品属于报损药品范围          │
                    └─────────────────────────────────────────────────┘
```

报损药品
范围及处理

药剂科实行药品报损和销毁制度。药品、化学试剂、制剂原辅料、药品包装材料的报损和销毁（以下简称为"药品"）遵从本制度

麻醉药品、第一类精神药品、医疗用毒性药品、放射性药品的报损和销毁按有关规定执行

药品的报损由各班组负责管理，销毁工作由药库统一负责管理

发现原包装药品有短缺、破损严重、发霉、变质等药品质量问题时，由各班组药品质量管理员登记填表，由药检室进行技术复核，由药库与有关单位联系退货

因责任心不强、管理不当等造成的药品失效过期、发霉变质、损坏、丢失药品等，由组长登记填表后组内讨论查找原因，提出处理意见并报药剂科。情节严重的，由药剂科核心小组讨论并酌情赔偿

未经审批同意擅自报损、销毁药品属责任事故，按违反规章制度处理。情节严重的，由药剂科核心小组决定处罚

2. 药品报损、销毁流程

药品报损、
销毁流程

药剂科各科室应每月统计本科室的药品报损情况，填写《药剂科药品报损审批表》并上报

审批表应包括以下项目：药品名称、规格、单位、批号、产地、有效期、数量、金额、报损原因、报损部门、日期等

因丢失而报损的药品必须详细陈述丢失经过和原因，能明确责任人的必须认定责任人

药检室应对审批表进行审查，有疑义或含糊的，应退回科室重新申请。审查无误的，签署意见后报药剂科主任审批

药剂科主任审批同意后，将审批表发回报损申请部门。申请部门凭《药剂科药品报损审批表》做退库申请，药库负责全药剂科的实物报损

药库回收待销毁药品，做退库、报损处理，并报规财处做账务调整

续流程

药品报损、销毁流程
- 药库根据各部门退回药品填报《药品销毁登记表》，一式三联，分别由药库组长或证明人、药检室组长和主任确认签字，获准报损后由药检室和规财处、审计办监督销毁，不得流失或丢弃
- 经批准报损的药品中对环境无污染的液体制剂（含注射剂粉针）压碎或打开安瓿稀释后从下水道冲走；固体制剂（片剂和胶囊）粉碎与水混合后置医疗垃圾袋（黄色）处理
- 销毁时应按规定着装或采取必要的劳动保护措施。易燃、易爆、毒性、麻醉、精神、放射类等管制药品报废，按照有关规定处理。不允许按常规方法销毁或需在特殊条件下销毁的药品（如抗肿瘤药），应通知供应商回收处置
- 相关记录保存 3 年

二十四、科室持续改进与差错预防管理制度

科室持续改进与差错预防管理制度
- 持续改进是药剂科的一项管理原则，本科室将根据质量方针、质量目标、数据分析等持续改进工作过程和质量方针、质量目标的符合性和有效性
- 确保患者用药安全是药剂科质量管理的首要目标，在工作中实施有效的预防措施可以消除潜在的危险因素，化解可能要发生的风险，避免因本科室给药差错或临床科室医嘱不当对患者造成的损害
- 药剂科无论在技术方面还是在管理体系方面都将主动寻找潜在的危险因素，分析原因，采取相应的预防措施，以减少类似风险发生的可能性，并以此改进提高本科室的质量工作
- 各组组长负责本组持续改进工作的策划。每月统计本组处方调配差错数据、患者投诉及相应处理信息、盘点结果信息、药品质量信息、麻醉药和精神药品管理信息以及新员工上岗培训信息
- 各组组长负责制定本组工作范围内改进措施和预防措施，并组织实施

续流程

科室持续 改进与 差错预防 管理制度	在策划和管理时应考虑改进项目的目标和总体要求；分析现有过程的状态，确定改进方案；实施改进并评价改进的结果
	药剂科主任负责监督各二级科室技术运作与管理方面的改进措施和预防措施的实施
	药剂科每季度召开一次质量管理会议，对各二级科质量管理工作进行总结与考评，重点考核质量目标的达成情况与改进和预防措施的实施情况，并对整个科室的管理与技术层面提出改进措施与预防措施

二十五、用药教育管理制度

1. 总体制度

总体制度	用药教育是医院药师的工作之一，是保证患者用药安全、促进合理用药的有效形式
	用药教育是指通过直接与患者或其家属以及公众等潜在用药人群交流，解答用药疑问，介绍药物和疾病相关知识，提供用药咨询服务以提高患者对药物治疗的依从性并减少药品相关不良事件的发生
	根据用药教育对象的不同，用药教育可分为患者用药教育和公众用药教育。患者用药教育的形式多样，可通过收集与患者用药相关的信息，直接为患者提供用药指导，如建立药历、门诊患者用药咨询和出院患者用药教育等
	药剂科在门诊西药房与中药房为取药患者分别设有药物咨询室或咨询台，由主管药师以上人员专职负责门诊患者用药咨询工作
	专科临床药师负责开展临床药师制试点病区患者药历的建立与用药教育工作
	中心药房为出院患者提供用药说明，标示药品的用法用量、注意事项和用药咨询电话，以方便患者正确使用药品

续流程

```
            ┌─ 中心药房主管药师以上人员定期带领下级药师到病区为重点患者
            │   进行出院用药指导工作
            │
            │   药剂科不定期组织药师在医院、社区等公共场所或通过广播、电
  总体制度 ─┤   视、网络等媒体提供用药相关知识讲座、用药教育资料（宣传页、
            │   联系卡、展板等），开展公众用药教育工作
            │
            │   作为用药教育服务的提供者，药师应待人热情，坚持科学、严谨
            └─ 的态度，具备较强的沟通交流能力
```

2. 患者用药教育

```
            ┌─ 了解患者的病史、药敏史和目前正使用的药品，避免不合理用药
            │   情况的发生
            │
            │   告知药品名称，避免重复用药或用错药
            │
            │   根据药动学参数确定用药剂量与间隔是否适宜，对于治疗窗窄的
            │   药物还应提醒患者及时进行治疗药物监测
            │
            │   告知患者药物的用法、用量与注意事项
  患者用药 ─┤
    教育      │   向患者解释所用药物的常见不良反应，如何避免或减轻不良反应
            │   以及出现不良反应后正确的处理方式
            │
            │   老人、儿童、孕期和哺乳期妇女以及肝肾功能异常者等特殊人群，
            │   应考虑其自身药动学特征，选用合适的药物、合适的剂型，调整
            │   到适宜的剂量与给药间隔
            │
            │   告知患者药品正确的贮存与保管方法以及如何识别、处理过期或
            │   变质药品
            │
            └─ 药师对患者的用药教育应据实做好相应的记录
```

二十六、药品质量管理监测网管理制度

1. 药品质量管理监督网组织结构及职责

药品质量管理监督网组织结构及职责

建立由药剂科主管药品质量的科主任为组长，药检室组长为副组长，各班组药品质量监查员（简称质量员）组成的药品质量监查网，承担药品质量管理业务及责任

药检室负责日常的药品质量管理组织和药品质量管理监督网工作

质量员应服从班组长的日常管理，同时承担本部门药品质量管理的责任

2. 药品质量监察员岗位职责

药品质量监察员岗位职责

各班组质量员负责本组内药品的名称、规格、有效期、生产批号、批准文号、包装与标识物、外观、色泽、装量等日常质量监察，对有质量问题或可疑质量问题的药品通过医院药品质量问题网络上报系统上报并通报药检室

各班组质量员负责对药品质量问题的响应及处理，包括本班组所对应的临床科室和患者提出的质量反馈或质疑

负责汇总、分析、调查及通报质量有关问题，并落实药品质量监察网的处理意见，完成药品质量监察网会议传达，承担本班组质量管理培训工作

药检室作为质量控制的核心部门，承担药品质量问题的汇总及分析、医院制剂检验、质量问题调查及上报等日常业务

科主任对全科药品及医院制剂的质量承担管理职责

3. 药品质量问题的处理原则

药品质量问题的处理原则

药品质量问题是指药品入库验收、贮存、调剂、使用过程中，药师、患者或临床医务人员在药品本身及包装、标识、说明书等方面发现的缺陷或可疑问题

以患者用药安全为宗旨，严格落实药品在医院流通各个环节的质量保证措施。加强对药品质量风险的监控，减少因质量问题而造成的危害

对不同的危险信号采取轻重缓急的策略，并第一时间上报。充分发挥质量监察网作用，加强与临床科室的沟通，及时处理质量问题

续流程

药品质量问题的处理原则	严重的质量问题及风险或由此引发的伤害，应向科主任及有关部门上报并采取应急措施
	药品质量监控应以预防为主，对已经发生的质量问题，应认真处理及分析、记录、上报、差错分享，及时制定有效的改进措施
	针对药品质量监察工作应开展内部和外部的质量控制，做到持续改进

4. 药品质量监控的工作内容

药品质量监控的工作内容	质量员对本室药品进行抽检，日常经常组织本室人员对药品质量情况进行检查并记录；及时关注临床使用过程中的反馈信息
	重点抽检贵重药品，抽检量不得低于贵重药品种的10%，抽检结果填写《药品自查质量记录表》，每月5日前签字后报药检室
	负责药品效期管理，严格控制药品在有效期内使用。验收药品时，对有效期等需要进行逐一核对
	近效期药品需要及时退库，药品的使用根据效期的远近，遵守"近期先出"的原则
	建立近效期药品记录表，将记录标示在明显的标牌上或是电脑上，便于随时警示、核查；随时通报近效期药品，提醒优先使用近效期药品
	质量员更换时，要第一时间上报药品质量监察网（药检室），新老质量员按照"药剂科岗位交接管理规定"完成交接，新任质量员须经培训、考核合格后方可担任
	药品按其保存条件如冷藏、避光等放置，及时发现影响本室药品质量的内外因素，及时解决，及时报告
	每月由中心药房药师检查病区药品、诊区急救车，并对临床科室提供辅导并履行监管职责。填写临床科室基数药检查表，汇总并报科里及护理部，组织落实整改措施

续流程

药品质量监控的工作内容

- 质量员发现本室的药品有质量问题时应及时与药检室联系，立即停止使用并向组长报告

- 药库对购入的中药饮片首先由库管人员进行入库质量验收，对质量有怀疑时，必须通知药检室，由药剂科组织有关人员集体进行鉴定，合格者入库，不合格者及时退货

- 药检室承担药品全面质量管理的组织和实施，以药品抽检、质量巡视、质量会议及培训等方式对药品进行全面质量管理

- 药检室对各工作间的药品实行抽检制度，药检室人员到各室检查时，该室质量员和组长要陪同检查，及时解决药品质量问题

- 药检室依据客观实际，对存在质量问题的药品可以做出暂时停用、待查、退库、损耗等处理，填写"药检室关于药品相关质量问题处理反馈表"。药检室和各室应将药品质量检查情况及时向主任汇报

- 每季度召开一次药品质量检查工作总结会议，通报讨论本科药品和制剂质量状况，传达医院下达的有关药品质量管理工作的方针、政策和法规，提出持续改进措施

- 药检室应根据质量问题的性质和特点，采取适宜方法进行核实和调查，期间应与供应商开展有效沟通，获取正确、完整的资料，并做出判断及提出处理意见

- 做好质量问题的记录及资料归档。质量员应有工作原始记录，药检室对突发或较特殊的质量问题应保存较完整的资料和记录，记录内容包括质量问题发生时间、质量问题描述、组别、药品名称、规格、包装、批准文号、生产批号、生产厂家（公司）等

- 每月汇总质量问题上报例数，按季度统计，评价分析持续改进情况

第二章

药剂科人员岗位职责

第一节　调剂科人员岗位职责

一、调剂科主任岗位职责

调剂科主任岗位职责

- 本岗位应由取得主管药师以上药学专业技术人员担任。熟悉国家有关药政法规和药品管理、调配业务，并能解决药品管理、调配等的技术问题

- 制定学科发展远期规划，组织修订本科室工作制度、工作流程、岗位职责

- 组织实施各项规章制度的落实，监督检查有关药品法规在本院的贯彻执行情况，向院领导总结汇报

- 负责监督药品采购计划及经济核算工作

- 组织人员深入医疗科室，了解需求，征求意见，保障供应。抢救危重患者时，组织人员积极参加，主动配合

- 组织科室人员进行业务学习，进行技术考核，提出升、调、奖、惩的意见

- 负责指导临床药学研究工作，促进个体化用药，提高临床合理用药水平

- 开展科研和技术革新，组织开展新剂型、新制剂研究和各项科研任务

续流程

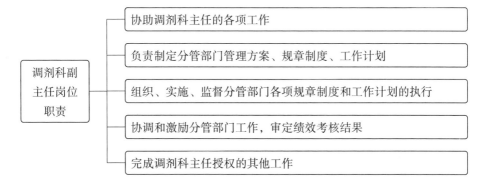

调剂科主任岗位职责：
- 组织研究生培养、院校学员授课与实习、药剂人员进修的教学工作
- 督促毒、麻、精神、贵重药品的使用管理，进行安全教育，严防差错事故
- 对科室人员进行医德医风的教育

二、调剂科副主任岗位职责

调剂科副主任岗位职责：
- 协助调剂科主任的各项工作
- 负责制定分管部门管理方案、规章制度、工作计划
- 组织、实施、监督分管部门各项规章制度和工作计划的执行
- 协调和激励分管部门工作，审定绩效考核结果
- 完成调剂科主任授权的其他工作

三、住院药房调剂岗位职责

1. 片剂摆药

片剂摆药：
- 负责病区长期及临时口服药品医嘱的摆药工作，严格执行操作规程
- 负责住院医嘱审核，及时与临床沟通问题医嘱
- 遵守岗位纪律，工作时间不得进行与工作无关事宜
- 负责自动摆药机的日常清洁、维护与消耗品的更换工作
- 及时补充自动摆药机内药品，定期检查药品有效期，确保无过期药品发出
- 负责管理范围内药品的盘点工作，协助住院片剂组长完成盘点工作
- 执行卫生值日安排，保持工作区内卫生整洁

2. 针剂摆药

针剂摆药	负责病区长期及临时针剂医嘱的调配工作，严格执行操作规程
	遵守岗位纪律，工作时间不得进行与工作无关事宜
	及时补充药品，定期检查药品有效期，确保无过期药品发出
	每日清点贵重药品，确保做到账物相符，如有不符及时查找、分析原因并上报组长
	负责管理范围内药品的盘点工作，协助住院针剂组长完成盘点工作
	执行卫生值日安排，保持工作区内卫生整洁

3. 输液发药

输液发药	负责病区大输液及公用药品的管理工作，严格执行操作规程，监督物流人员配送、回收各病区所需大输液
	遵守岗位纪律，工作时间不得进行与工作无关事宜
	负责住院药房大输液的请领工作，及时补充药品，保障药品供应
	承担住院药房大输液的有效期管理，定期检查药品有效期，确保无过期药品发出，有效期不足 6 个月的药品应及时与药库联系更换或退库
	负责住院药房大输液的盘点工作
	负责输液库的环境卫生与安全防火工作

4. 住院片剂二级库管理

住院片剂二级库管理	负责住院药房片剂的管理工作，严格执行操作规程
	负责住院医嘱审核，及时与临床沟通问题医嘱
	负责住院药房片剂的请领工作，经组长审核后发送药库，保障药品供应，防止药品积压

续流程

	负责住院药房片剂的有效期管理，有效期不足 6 个月的药品应及时与药库联系更换或退库
	每日清点贵重药品，确保做到账物相符，如有不符及时查找并分析原因，协助组长完成住院药房片剂的盘点工作
住院片剂二级库管理	负责病区出院患者的出院带药摆药及退药工作，根据处方调配药品，冷藏药品单独包装存放于冰箱
	执行卫生值日安排，保持工作区内卫生整洁
	协助组长做好住院药房信息系统的后台维护工作

5. 中成药发药

	负责住院药房中成药的管理工作，严格执行操作规程
	负责住院药房中成药的请领工作，经组长审核后发送药库，保障药品供应，防止药品积压
	负责住院药房中成药的有效期管理，有效期不足 6 个月的药品应及时与药库联系更换或退库
中成药发药	每日清点贵重药品，确保做到账物相符，如有不符及时查找并分析原因，完成住院药房中成药的盘点工作
	负责病区患者中成药医嘱审核、调配、发药及退药等工作
	负责保持住院中成药房环境卫生

6. 住院针剂二级库管理

	负责住院药房针剂的管理工作．严格执行操作规程
	负责住院药房针剂的请领工作，经组长审核后发送药库，保障药品供应，防止药品积压
住院针剂二级库管理	负责住院药房针剂的有效期管理，有效期不足 6 个月的药品应及时与药库联系更换或退库

住院针剂
二级库管理

- 每日清点贵重药品，确保做到账物相符，如有不符及时查找并分析原因，协助组长完成住院药房针剂的盘点工作
- 负责病区患者针剂医嘱审核、调配、发药及退药等工作
- 执行卫生值日安排，保持工作区内卫生整洁
- 协助组长做好住院药房信息系统的后台维护工作

四、24 小时药房组长岗位职责

24 小时
药房组长
岗位职责

- 在药学部主任的领导下，负责住院药房各项行政管理及业务技术工作
- 组织全组认真执行院、科各项规章制度，计划安排、执行组内的各项规章制度及应急预案
- 负责组内进修实习人员的教学安排
- 监督本组人员严格执行各项调剂规程，严防差错事故
- 负责住院药房药品请领计划的审查，防止药品积压，保证药品供应
- 定期督促质量员检查药品效期，保证药品质量，防止发出过期失效药品
- 协调住院药房与临床科室业务关系，为临床提供及时周到的服务
- 监督本组毒、麻、精神、贵重药品的管理工作，组织本组盘点工作，负责组织本组各项业务报表的上报工作
- 负责组内工作岗位的合理安排、调配，管理全组考勤，安排值班、休假
- 负责本组工作量的统计与绩效考评

续流程

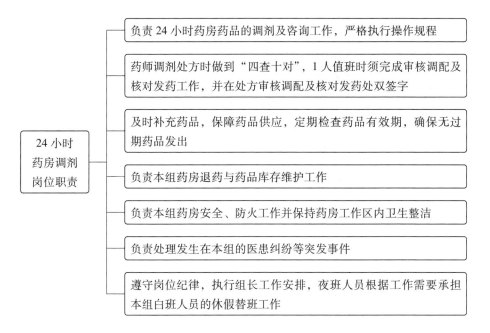

24 小时 药房组长 岗位职责	负责住院药房麻醉（含第一类精神药品）药品的请领与发放工作
	负责组内消耗品的请领、设备的保管工作
	负责住院药房信息系统的后台维护工作

五、24 小时药房调剂岗位职责

24 小时 药房调剂 岗位职责	负责 24 小时药房药品的调剂及咨询工作，严格执行操作规程
	药师调剂处方时做到"四查十对"，1 人值班时须完成审核调配及核对发药工作，并在处方审核调配及核对发药处双签字
	及时补充药品，保障药品供应，定期检查药品有效期，确保无过期药品发出
	负责本组药房退药与药品库存维护工作
	负责本组药房安全、防火工作并保持药房工作区内卫生整洁
	负责处理发生在本组的医患纠纷等突发事件
	遵守岗位纪律，执行组长工作安排，夜班人员根据工作需要承担本组白班人员的休假替班工作

六、药物咨询岗位职责

1. 门诊药房

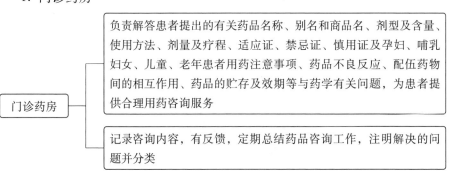

| 门诊药房 | 负责解答患者提出的有关药品名称、别名和商品名、剂型及含量、使用方法、剂量及疗程、适应证、禁忌证、慎用证及孕妇、哺乳妇女、儿童、老年患者用药注意事项、药品不良反应、配伍药物间的相互作用、药品的贮存及效期等与药学有关问题，为患者提供合理用药咨询服务 |
| | 记录咨询内容，有反馈，定期总结药品咨询工作，注明解决的问题并分类 |

续流程

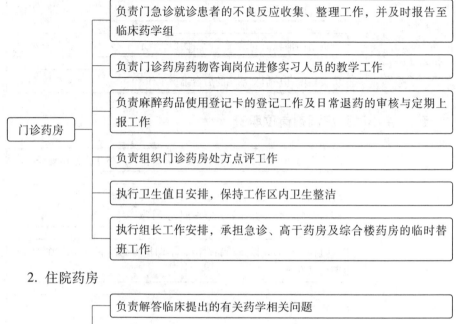

门诊药房	负责门急诊就诊患者的不良反应收集、整理工作，并及时报告至临床药学组
	负责门诊药房药物咨询岗位进修实习人员的教学工作
	负责麻醉药品使用登记卡的登记工作及日常退药的审核与定期上报工作
	负责组织门诊药房处方点评工作
	执行卫生值日安排，保持工作区内卫生整洁
	执行组长工作安排，承担急诊、高干药房及综合楼药房的临时替班工作

2. 住院药房

住院药房	负责解答临床提出的有关药学相关问题
	必要时赴临床科室处理药品相关问题
	记录咨询内容，注明解决的问题并分类
	及时收集、整理药物不良反应事件并及时报告
	负责住院医嘱审核，及时与临床沟通问题医嘱
	保持卫生责任区域的整洁
	完成由组长安排的其他工作

七、药品分装人员岗位职责

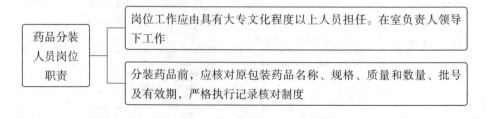

| 药品分装人员岗位职责 | 岗位工作应由具有大专文化程度以上人员担任。在室负责人领导下工作 |
| | 分装药品前，应核对原包装药品名称、规格、质量和数量、批号及有效期，严格执行记录核对制度 |

续流程

药品分装人员岗位职责

- 必须先将待分装药品逐项登记在"药品分装登记本"上，分装人及核对人需同时签字后方可分装
- 记录内容为分装日期、药品名称、规格、批号、生产厂家、包装规格、请领数量、分装规格、分装总量、分装损耗、分装人、核对人、负责人、备注等
- 分装药品时，同一品种不同规格、形状、颜色、批号、效期的药品不得混装。不同药品分装应做到清场，不得混放混分
- 分装药品顺序为：计划→请领→分装→核对→清场→完成记录
- 工作时着清洁工作衣帽，戴口罩。分装药品前先洗手，分装时严禁用手接触药品，分装药品都要及时封口
- 易潮、风化的药品，分装后应加塑料袋密封。用量少而易变质的药品，应少分装，勤分装，以保证药品质量
- 应按药理作用分类，定位放置药品分装储备柜，柜内保持清洁整齐
- 所分装的药品质量有疑问时应报告室负责人，经核对无疑后，方可进行分装
- 负责工作室内的卫生、勤务工作

八、调剂室值班人员岗位职责

调剂室值班人员岗位职责

- 由具有独立操作能力和值班资格的调剂人员承担本岗位工作，由部门主任安排值班日程
- 按时接班，严守工作岗位，不得擅离职守，违者必须追究责任
- 严格执行配方发药制度，不得违章发药

续流程

调剂室值班人员岗位职责

- 值班配方时，由本人自行核对，双签字后方可发出
- 交接班须认真清点值班专用麻醉药品、精神药品、急救药品及其他指定移交的物品
- 负责汇总统计当日处方，并检出不合格处方
- 认真填写值班日志，记录当班处理和传达有关工作内容，须交待事项、工作中发现的问题和意见等
- 值班室禁止娱乐活动，禁止会客闲谈
- 值班时遇到处理不了的事宜，及时汇报单位总值班或本部门负责人

九、调剂室人员岗位职责

调剂室人员岗位职责

- 本岗位的工作人员必须经过科室领导的药学知识和技术、职业道德的培训，经考核合格，胜任调剂部门的辅助工作
- 服从领导，遵守纪律，爱护公物
- 上班后做好室内清洁和整理工作，确保调剂部门环境整洁
- 担任分装工作，工作前需经在场药师检查、签字，工作后经核查、登记、签字
- 协助本部门药品请领工作，做好药品搬运、上架和放置工作
- 保养好本部门的称量器具和相关器械，使之处于正常状态
- 下班前完成室内的整洁工作
- 完成本部门行政、办公用品的请领工作及本部门的其他工作
- 不得调配和私自取用药品

第二节 门诊西药房工作人员岗位职责

一、门诊西药房组长岗位职责

门诊西药房组长岗位职责

- 在调剂科主任的领导下，负责各项行政管理及业务技术工作
- 负责全组人员工作任务的分配，并对每一名工作人员的工作质量和效益定期进行评估考核
- 及时将本周或本月工作情况在组内开展工作总结，进行相应的奖惩处理
- 负责监督、指导药品调配工作，严格执行麻醉药品、精神药品、医用毒性药品和抗菌药品的使用管理规定，把好药品质量关，确保药品安全、有效，账物相符
- 负责监管本室的药品请领、供应、保管、账目统计工作，发现问题及时处理，并酌情对领药计划做出适当的修改和限制
- 每月组织本室人员进行药品盘点，并及时将盘点结果上报给财务室，负责药品效期管理
- 负责对差错事故的管理，对差错采取有效的纠正或补救措施，加强本室人员对差错的重视
- 负责与各个临床科室的业务联系，及时纠正不合理用药现象，为临床提供用药咨询，做到更好地为患者服务
- 负责本室人员的考勤、值班、安全和卫生工作，按门诊患者流量规律及药师人员数量，合理排班，减少患者排队等候时间
- 负责做好药品不良反应上报工作，提供该类患者的退药服务，并做好退药登记工作，积极配合临床药师的临床药学服务工作
- 组织本室人员每周或每月进行专业素质培训和药学服务理念培训，开展业务学习和经验交流，讨论工作中遇到的各种问题，提出相应的解决措施和方案，充分发挥每个药师的职责，将发药窗口建成文明窗口

续流程

门诊西药房组长岗位职责 ─── 负责本室的进修生、实习生的带教工作安排

团结本室同志，努力完成药剂科主任安排的各项工作任务，保证工作的正常运转；改善服务意识、服务态度，提高工作质量

二、调剂人员岗位职责

1. 处方审核发药

处方审核发药 ─── 负责门诊西药房本窗口药品的发放工作，严格执行操作规程

根据"四查十对"要求审核处方后按处方发药；有问题处方和患者及时沟通，及时修改处方后再取药

发药时再次核对药品名称、剂型、规格、数量及有效期；交代用法用量和注意事项，加贴用药标签。需特殊条件保存的药品，向患者提出警示

遵守岗位纪律，工作时间不得进行与药品发放无关事宜

提升服务意识，为患者提供满意服务

负责本窗口药品的盘点工作，协助库管完成贵重药品的盘点工作

及时补充药品，定期检查药品有效期，确保无过期药品发出

执行卫生值日安排，保持工作区内卫生整洁

执行组长工作安排

负责本窗口的处方装订工作

2. 配方

配方 ─── 负责门诊西药房本窗口药品的调配工作，严格执行操作规程

遵守岗位纪律，工作时间不得进行与药品调配无关事宜

及时补充药品，定期检查药品有效期，确保无过期药品发出

续流程

```
                ┌─ 每日清点本窗口贵重药品，做到账物相符
                │
                ├─ 负责本窗口药品的盘点工作，协助库管完成贵重药品的盘点工作
    配方 ───────┤
                ├─ 执行卫生值日安排，保持工作区内卫生整洁
                │
                └─ 执行组长工作安排
```

三、二级库库管人员岗位职责

```
                    ┌─ 在西药房负责人的领导下，严格遵守、执行科室的各项规章制度
                    │
                    ├─ 根据药库管理制度，按照基数管理法的要求，每周定期向药库请
                    │  领所需药品和临时补充急需的药品，药品周转库存量不得超过 2
                    │  周用药量，确保临床用药需求
                    │
                    ├─ 做好药品入库与入账管理工作
                    │
                    ├─ 麻醉药品、第一类精神药品必须做到"五专"管理，即专人负
                    │  责、专柜双锁、专用账册、专用处方、专册登记。做到每日清点，
  二级库库管         │  确保账物相符
  人员岗位 ─────────┤
    职责            ├─ 药品入库时，库管员须根据入库单逐一验收核对药品名称、规格、
                    │  厂家、数量、效期、批号、储存条件等，确认无误后，再遵循
                    │  "先进先出、近效期先出"的原则，按规定地点摆放，并在入库
                    │  单上签字
                    │
                    ├─ 若发现药品名称、规格、数量与入库单不符，应及时与库房联系
                    │  解决。若发现有药品质量问题，应及时汇报并退回库房
                    │
                    ├─ 库管员应按药品的药理作用分类或按英文字母顺序合理摆放，必
                    │  要时可在每个货架上建立一张药品清单卡，内容包括药品的名称、
                    │  规格、厂家、价格，还可根据药品发放的快慢进行个别调整
                    │
                    └─ 每月在全组人员配合下，对库存药品进行一次盘点，盘点人员须
                       签名留存
```

续流程

二级库库管人员岗位职责

- 加强药品效期管理。每月对全部库存药品进行效期检查，近效期（3个月内）药品应及时与库房取得联系，防止药品过期失效

- 发药时需对调配好的药品进行复核，确认无误后才可发放给患者，并在处方上签名

- 儿科急诊药师值班由本人自行核对，确认无误后盖章、签名，方可发药

- 发药药师要耐心地交代患者用法用量及注意事项，如避光、冷藏等，路途遥远的患者还应提醒注意冷链的维持

- 工作人员对待患者应主动热情、细致耐心，要能体会和理解患者的病痛和急迫心理，不允许和患者发生争执或肢体冲突

- 禁止所有工作人员将药品销售信息透漏给医药代表，拒绝接受商业贿赂；工作人员更不得兼职参与药品营销等事宜；不允许私自取用药品，私自换药、送人情药等

- 工作人员每月配合库管员对全部库存药品进行一次盘点，并检查效期，负责在各自的盘点表及效期表上签名留底

- 工作时保持工作服整洁，佩戴胸牌，下班前做好药品的清点工作

- 认真做好交接班工作。麻醉药品、精神药品、医疗用毒性药品要当面点清。如遇到自己不能解决的问题应及时向药房负责人请示汇报

- 做好实习生、进修生的带教工作

- 积极参加科室组织的继续教育学习，不断提高自己的业务水平

四、药工人员岗位职责

药工人员岗位职责

- 在西药房负责人的领导下，严格遵守、执行科室的各项规章制度

- 协助药师进行药品搬运、放置等工作

续流程

在药师的指导下，按要求分装药品，分装时须将药品名称、规格、数量、药品批号、有效期标注在药品分装袋上，分装人员必须详细核对，并做好分装记录

及时补充所需药品，按规定必须核对药名、规格、厂家，准确无误后方可上架

药工人员岗位职责

在规定退药时间，协助药师完成患者退药处理

统计核算人员负责每日处方的分类、数量及金额的统计，应做到认真细致，数据准确，每月上报 1 次

做好每日的卫生清洁工作

第三节　门诊中药房工作人员岗位职责

一、门诊中药房调剂组长岗位职责

门诊中药房调剂组长岗位职责

本岗位应由具有扎实专业理论知识和实际操作能力并取得药师以上药学专业的技术人员担任

在科主任的直接领导下工作，负责本室领导组织、行政管理、药品调配及药品管理等业务工作

组织和参加处方的调配和药品管理工作，规范调配、发药工作程序，保证准确及时调配并发出药品，防止差错事故

合理人员分工，优化人力配置，确保各项工作及时、准确、有效进行

指定专人负责药品申领、库存管理和药品质量、效期管理，组织落实药品计划请领、清点核对、入账登记、库存管理工作，保持合理的库存量，保证发出药品的质量。对临床急需和特殊药品及时与库房联系解决

续流程

门诊中药房调剂组长岗位职责

- 定期了解临床科室药品使用管理情况，征求科室意见要求，妥善处理与临床科室的关系，做好药学服务工作，对科室和患者提出的要求和问题，做到首问负责，耐心解释，积极协商解决，不断改进工作
- 合理排班，减少排队，把发药窗口建成文明窗口
- 组织好本室药品的计划、请领、登记、统计和保管工作
- 组织本室人员的业务学习和临床用药的调查研究工作。按计划完成进修生、实习生的带教工作
- 指导工人的生产操作，培训有关专业知识及操作技能，检查工人的岗位责任落实情况
- 保持室内外清洁卫生，创建整洁的工作环境

二、住院药房组长岗位职责

住院药房组长岗位职责

- 在调剂科主任的领导下，负责中心药房各项行政管理及业务技术工作
- 组织全组认真执行院、科各项规章制度，计划安排、执行组内的各项规章制度及应急预案
- 负责组内进修实习人员的教学安排
- 监督本组人员严格执行各项调剂规程，严防差错事故
- 审查住院药房药品请领计划，防止药品积压，保证药品供应
- 定期督促质量员检查药品效期，保证药品质量，防止发出过期失效药品
- 协调住院药房与临床科室业务关系，为临床提供及时周到的服务
- 监督本组毒、麻、精神、贵重药品的管理工作，组织本组盘点工作，负责组织本组各项业务报表的上报工作

续流程

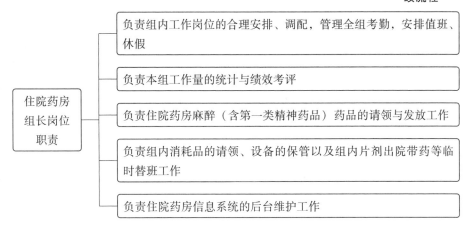

住院药房组长岗位职责

- 负责组内工作岗位的合理安排、调配，管理全组考勤，安排值班、休假
- 负责本组工作量的统计与绩效考评
- 负责住院药房麻醉（含第一类精神药品）药品的请领与发放工作
- 负责组内消耗品的请领、设备的保管以及组内片剂出院带药等临时替班工作
- 负责住院药房信息系统的后台维护工作

三、煎药室组长岗位职责

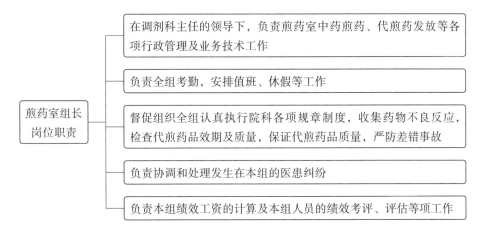

煎药室组长岗位职责

- 在调剂科主任的领导下，负责煎药室中药煎药、代煎药发放等各项行政管理及业务技术工作
- 负责全组考勤，安排值班、休假等工作
- 督促组织全组认真执行院科各项规章制度，收集药物不良反应，检查代煎药品效期及质量，保证代煎药品质量，严防差错事故
- 负责协调和处理发生在本组的医患纠纷
- 负责本组绩效工资的计算及本组人员的绩效考评、评估等项工作

四、煎药室工作人员岗位职责

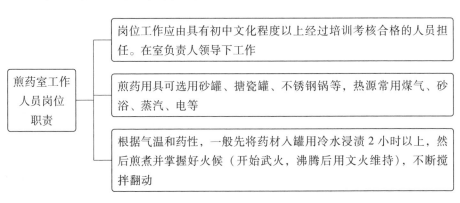

煎药室工作人员岗位职责

- 岗位工作应由具有初中文化程度以上经过培训考核合格的人员担任。在室负责人领导下工作
- 煎药用具可选用砂罐、搪瓷罐、不锈钢锅等，热源常用煤气、砂浴、蒸汽、电等
- 根据气温和药性，一般先将药材入罐用冷水浸渍 2 小时以上，然后煎煮并掌握好火候（开始武火，沸腾后用文火维持），不断搅拌翻动

续流程

煎药时间：一般药材 20~30 分钟；解表药及质轻的中药 15~20 分钟；滋补药及质重的中药 30~60 分钟

根据药性掌握好先煎、后下、包煎、烊化等方法，以保持药性。煎药次数一般 2 次，两次煎药量共 250ml 为宜，药液过多应蒸发浓缩

煎药采用二联单，药罐、药瓶标记一致，避免差错。盛药瓶每次用过后要清洗干净、消毒后再用。煎药罐内的药渣一般应留样 8 小时（待患者服药后）再倾倒

建立"煎药、送药登记"。登记内容包括科别、床号、患者姓名、服药起止日期、医师、配方药师、煎药人、送药人、签收护士等，每天做好煎药前后的登记核对工作。送往科内的药应由护士验收并签字，便于查对，防止差错。

煎药室保持清洁、卫生。每天煎药工作完毕后清除积水、擦拭台面、处理好药渣，检查水、电、气开关

煎药室工作人员岗位职责

五、药品调剂、药品核发岗位职责

接到处方后，仔细审核内容，对不符合规定或缺药的处方，请原处方医师更改、调换，医师签名后方可调配，不得擅自更改

调配处方时，严格执行"四查十对"，认真查对处方、药品、计算机显示内容是否相符，准确调配处方

发药时，查对药品规格、剂量、用法与处方内容是否相符，查对姓名、性别、年龄，正确书写药袋或粘贴好标签，注明用法、用量，向患者交付药品时，应按药品说明书或处方医嘱。向患者或家属进行相应的用药交代与指导，包括每种药品的用法、用量及注意事项

配方与核对者均应在处方上签名或盖章，以示负责

调剂人员应耐心回答患者及医护人员提出的有关药品方面的问题

药品调剂、药品核发岗位职责

续流程

药品调剂、药品核发岗位职责

- 急诊处方优先配发。对有疑问及字迹不清难以确认的处方，核对无误后，方可调配
- 热情接待患者，解决患者的与药品相关的问题，不得与患者发生争执
- 参加药品搬运、拆箱拆盒等摆药准备工作
- 每月检查一次药品效期，仔细检查每一支，每一盒药品，效期半年内的药品进行登记，与库房协调具体处理情况
- 出现破损药品时，及时进行归类整理，尽量减少损失
- 严禁无关人员随意进入二级库
- 平时做到防火、防潮。下班时检查水、电、门窗。保证药房安全，并做好记录

六、二级库管人员岗位职责

二级库管人员岗位职责

- 药品入库时，库管人员须按入库单认真核对验收，如发现药品名称、规格、数量与入库单不符，及时与药库联系解决
- 若发现批准文号、有效期、存在质量问题，及时退回库房
- 库管人员应按药品的用药系统或管理要求将药品分类储存。药品应按批号、效期顺序依次存放，发药时做到"先进先出、近效期先出"
- 遇到近效期药品时，应与库房联系退货，防止药品过期失效
- 特殊药品按有关规定管理，每日清点，严格做到账物相符。普通药品每月盘点
- 库管应在规定时间提交领药申请，保证门诊各科室用药

七、门诊中药房中成药调剂岗位职责

1. 中成药处方审核发药

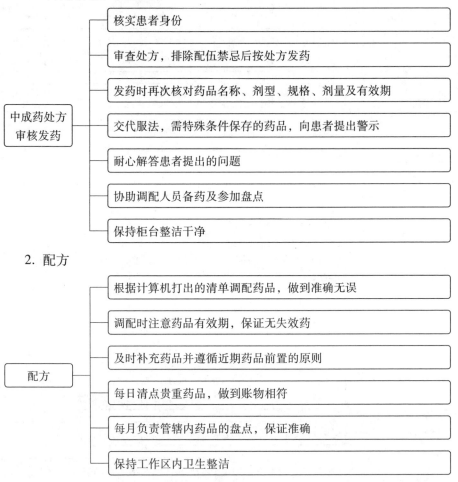

中成药处方审核发药

- 核实患者身份
- 审查处方，排除配伍禁忌后按处方发药
- 发药时再次核对药品名称、剂型、规格、剂量及有效期
- 交代服法，需特殊条件保存的药品，向患者提出警示
- 耐心解答患者提出的问题
- 协助调配人员备药及参加盘点
- 保持柜台整洁干净

2. 配方

配方

- 根据计算机打出的清单调配药品，做到准确无误
- 调配时注意药品有效期，保证无失效药
- 及时补充药品并遵循近期药品前置的原则
- 每日清点贵重药品，做到账物相符
- 每月负责管辖内药品的盘点，保证准确
- 保持工作区内卫生整洁

八、中药房中药饮片调剂岗位职责

1. 中药饮片收方审核发药

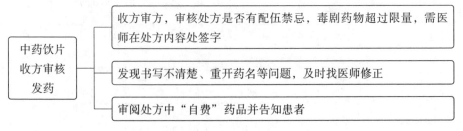

中药饮片收方审核发药

- 收方审方，审核处方是否有配伍禁忌，毒剧药物超过限量，需医师在处方内容处签字
- 发现书写不清楚、重开药名等问题，及时找医师修正
- 审阅处方中"自费"药品并告知患者

续流程

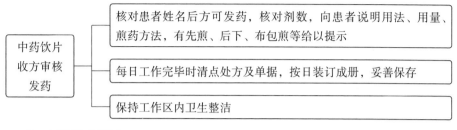

2. 中药饮片配方

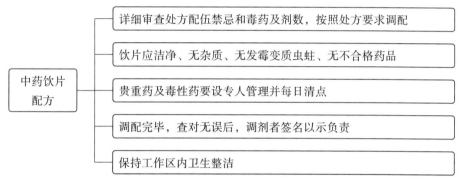

3. 中药饮片复核及包装

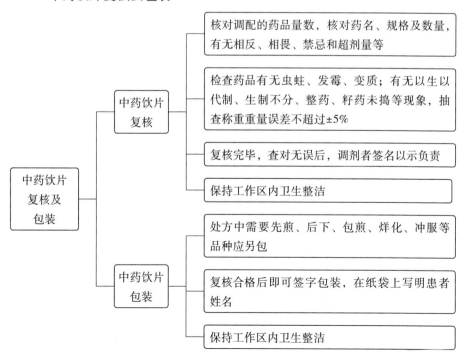

第四节　急诊药房工作人员岗位职责

一、调剂组长岗位职责

调剂组长
岗位职责

- 遵守、执行科室的各项规章制度，认真执行药政法规及各项规章制度，定期对执行情况进行总结、评价，并向科室汇报本室人员的工作情况

- 负责全组人员工作任务的分配，并对每一名工作人员的工作质量和绩效定期评估考核，在组内定期开展本周或本月的工作总结，进行相应的奖惩处理

- 负责指导药品调配工作，严格执行麻醉药品、精神药品、医用毒性药品和抗菌药物的使用管理规定，把好药品质量关，确保药品安全有效，账物相符

- 负责组织本室的药品请领、供应、保管、账目统计工作，发现问题及时处理。每月组织本室人员进行药品盘点，并及时上报给财务室

- 负责监督药品的效期管理工作

- 负责对差错事故的管理，对差错采取有效的纠正或补救措施，加强科室人员对差错的重视

- 负责与急诊科室的业务联系，定期了解急诊科药品使用管理情况，征求意见要求，妥善处理与急诊科室的关系

- 做好药学服务工作，对临床和患者提出的要求和问题，做到首问负责，耐心解释，积极协商解决，不断改进工作

- 及时纠正不合理用药现象，为临床提供用药咨询，做到更好地为患者服务

- 负责做好药品不良反应收集工作，提供退药服务，并做好登记工作，积极配合临床药师的工作

续流程

调剂组长岗位职责
- 负责本科室人员的考勤、值班、安全和卫生工作。按门诊患者流量规律及药师人员数量，合理排班，减少患者排队等候时间。充分发挥每个药师的职责，将发药窗口建成文明窗口
- 团结本室同志，努力完成药剂科主任安排的各项工作任务，保证工作的正常运转，改善服务意识、服务态度，提高工作质量
- 每周或每月负责对本科室工作人员进行专业素质的培训和药学服务理念的培训，组织本部门人员业务学习和经验交流，讨论工作中遇到的各种问题，提出解决措施
- 负责本室进修生、实习生的带教工作安排
- 保持室内外卫生清洁，创建整洁的工作环境

二、药品调剂、药品核发岗位职责

药品调剂、药品核发岗位职责
- 按照国家有关规定，工作人员需具有药学专业资格证，应届毕业生如在 2 年内通过学习、考核获得资格证书，允许在有资格的上级药师的指导下进行临床实习和工作
- 在急诊药房负责人的领导下，严格遵守、执行科室的各项规章制度
- 坚守岗位，不得擅离职守。必须离开时，应经负责人批准并安排人员代班。无特殊原因不得自行换班和无故缺勤，对违反者按有关规定处理
- 认真执行《中华人民共和国药品管理法》，严格执行麻醉药品、精神药品、医疗用毒性药品的管理制度以及处方管理制度
- 药师接到处方后，应仔细审核内容，不符合规定或缺药的处方，应请原处方医师更改、调换，医师签名后方可调配，不得擅自更改
- 药师调配处方时，严格执行"四查十对"。查处方，对科别、姓名、年龄；查药品，对药名、剂型、规格、数量；查配伍禁忌，对药品性状、用法用量；查用药合理性，对临床诊断；电脑信息必须和处方内容一致

续流程

药品调剂、药品核发岗位职责

- 调配过程中，应注意药品外包装的完整、清洁，如标签模糊、标识不清应及时更换

- 药师发药时，查对药品规格、剂量、用法与处方内容是否相符，查对姓名、性别、年龄，正确书写药袋或粘贴好标签，注明用法、用量

- 向患者交付药品时，应按药品说明书或处方医嘱，向患者或家属进行相应的用药交代与指导，包括每种药品的用法、用量、注意事项及禁忌

- 需特殊储存的如避光、冷藏、阴凉保存药品，配方与核对者均应在处方上签名或盖章，以示负责

- 前台核对发放药师必须使用自己的用户名进入微机操作系统，离开时应及时关闭

- 配方要求准确、迅速，尽量减少患者排队取药等候时间。遇特殊抢救时，值班医师可凭工作证或胸牌向急诊药房借取所需药品，抢救结束后，到药房补齐手续

- 窗口工作人员对待患者应主动热情，解答患者的询问必须细心、耐心、热心。换位思考，不允许和患者发生争执或肢体冲突

- 白班早上7:50接班，负责接清每日盘点药品（麻、精、贵重药品），白天窗口发药仔细认真，下午4:50下班之前清点每日盘点药品（麻、精、贵重），交于夜班值班人员

- 夜班值班由1人担任调配、发药，需仔细认真核对发药。认真填写交接班记录本，早上7:50交班之前清点每日盘点药物（麻、精、贵重药品），交接遗留问题

- 工作时保持工作服整洁，佩戴胸牌

- 积极参加科室组织的继续教育学习，不断提高自己的业务水平。做好实习生、进修生的带教工作

三、库管人员岗位职责

库管人员岗位职责

在急诊药房负责人的领导下，严格遵照执行科室的各项规章制度

按照药库管理制度、基数管理法的要求、临床药品需求量和药房药品日常消耗量，每周制订两次购药计划，请领药品和临时补充急需药品，确保不断药、不积压药品，储备药量不超过2周，以确保临床用药

做好药品入库与入账管理工作

药品入库时，库管员根据入库单逐一验收核对药品名称、厂家、规格、数量、效期、批号、储存条件等无误后，将药品遵循"先进先出、近效期先出"原则按规定地点摆放，并在入库单上签字

若药品名称、规格或数量与入库单不符，应及时与库房联系解决；若有药品质量问题，应及时汇报并退回库房

库管员应按药品的药理作用分类或英文字母顺序将药品合理摆放，必要时可在每个货架上建立一张药品清单卡，内容包括药品的名称、规格、厂家、价格，还可将药品根据其发放的快慢进行个别调整

严格执行《药品管理法》，实行麻醉药品、精神药品、医疗用毒性药品、贵重药品、效期药品、高警示药品及普通药品分级管理制度

每月末定期盘点药品库存（盘点表上盘点人员分别签名留底备查），核对账目，以确保账物相符，如出现较大盈亏，要及时查找原因，上报科室并采取针对性措施

加强药品效期管理，建立药品效期登记本。每月对全部库存药品进行效期检查，效期药品到期前3个月及时与库房联系，做退、换货处理；滞销药品（2个月未消耗的）及时退库，以免失效

续流程

库管人员岗位职责

- 毒麻醉药品、第一类精神药品必须做到"五专"管理，包括专人负责、专柜双锁、专用账册、专用处方、专册登记。做到每日清点，确保账物相符
- 负责库房药品的维护保养工作，定期检查，防止药品变质，做好防虫、防鼠、防盗工作。未经允许，无关人员不得随意进入二级库
- 库管员调动岗位时，需本着认真负责的态度，交接好各项工作细节
- 积极参加科室组织的继续教育和考核，不断提高自己的业务水平

四、药品调剂辅助岗位职责

药品调剂辅助岗位职责

- 在组长的指导下，做好药品搬运、上架、整理、卫生清洁工作
- 工作中积极主动、严肃认真，搬动、运输药品时应轻拿轻放，避免药品破损
- 拆封前应检查装运药品的外包装质量，保证药品数量准确
- 协助药品保管员将药品按性能、用途分类存放整齐，将需要冷藏的药品按规定要求进行贮存和发放。负责二级库库房卫生清洁工作
- 协助库房保管员将验收入库的药品上架，协助检查药品包装、外在质量，按要求摆放药品
- 若出现破损药品，应进行归类整理，及时告知组长，想办法尽量挽回损失
- 每月检查药品效期，仔细检查每一支、每一盒药品，半年内的药品进行登记，效期药品到期前3个月及时告知组长，组长与库房协调
- 平时做到防火、防潮、防盗，并做好记录

第五节　制剂科工作人员岗位职责

一、制剂科主任岗位职责

制剂科
主任岗位
职责

- 负责制剂科制剂室、药检及药品研发各班组的日常行政及业务管理和技术工作，定期制定生产、培训、新制剂研发计划并组织实施

- 认真落实各项药政法规，组织实施各项制剂配制质量管理规范，起到检查监督作用

- 负责制剂室、药检及新药（制剂）研发及各班组生产、质控、储运等的管理、控制和协调

- 了解用药信息，积极主动配合临床，开展新制剂的研发工作

- 重视药品质量，督促各组定期检查制剂及原辅料的质量、有效期等质控工作

- 制订员工培训计划，组织技能考核鉴定和培训实施，主持制剂科各组人员的任用、培训、绩效考评、评估等项工作

- 检查本科各种设备及机器等使用运转情况，如有故障及时通知人员及时排除

- 组织人员深入临床科室，征求意见。完成上级部门安排的各项工作

- 检查督促各组安防工作落实情况，增强职工的防火、防盗等防范意识

二、分管制剂副主任岗位职责

分管制剂
副主任
岗位职责

- 分管本科室的科研、日常教学工作

- 药剂科党支部副书记协助支部书记组织支部建设和管理工作

- 及时了解国内外临床药学和药学研究的动态及发展方向，及时推广应用新技术、新方法和先进经验，组织和监督科室工作人员完成各项科研课题以及各项科研任务

续流程

分管制剂
副主任
岗位职责

- 协助组织完成新药研发中心的新药研发任务
- 协助组织临床药学研究工作，促进个体化用药，提高临床合理用药水平
- 协助组织科室工作人员的业务学习及技术考核；协助组织和选派科室工作人员到国内外培训学习和进修；组织和指导进修、实习人员的业务技术训练与考核
- 组织本科室硕士点（博士点）建设，组织和指导研究生的培养和教学工作
- 组织临床药学和药事管理学教研室药学本科生的教学工作
- 完成校院和科主任交办的各项工作任务

三、制剂室组长岗位职责

制剂室组长
岗位职责

- 在制剂科主任的领导下，负责制剂室的各项行政管理及业务技术工作
- 组织全组执行各项药政法规，实施各项制剂配制质量管理规程，定期检查制剂及原辅料的质量、有效期，保证药品质量
- 根据制剂生产工艺流程和技术要求确定所需人员的资格条件、工作步骤、工作任务分配、设备配备、保养及工作进度安排
- 协调制订维修保养及改造生产设施和设备的工作制度和工作流程，提出改进生产设备、工艺流程、操作环境等方面的建议
- 制定生产制造、质量控制、设备维护及其他相关工作报告，发现问题及时解决
- 与科研开发等其他相关部门合作开展新产品开发、技术和工艺流程革新以及产品质量改进
- 负责对制剂人员和培训、绩效考评、评估等项工作

四、药检室组长岗位职责

药检室组长
岗位职责

- 在制剂科主任的领导下，负责药检、制剂研发室的各项行政管理及业务技术工作
- 根据国家药品标准、制剂规程的质量要求，负责对原辅料、半成品、成品、工艺用水及洁净区的检验及质量控制
- 决定原辅料、半成品是否可以投料，成品是否可以发放临床。杜绝不合格原料投料、不合格半成品进入下道工序、不合格成品发放临床
- 负责对医院制剂质量标准的修订、新添制剂品种的质量标准审核或制定
- 负责对各药房、库房及制剂成品库药品的抽检工作
- 指导各组质量员的工作，保证药品的质量，并进行质量查询
- 如药品出现质量问题，及时上报二级科主任。对临床反映的质量问题，要高度重视，做好登记，协同有关部门认真处理
- 指定专人保管标准品、标准液及检定菌
- 制定和修订制剂检验的规程，起草有关技术方面的文件
- 对制剂生产中出现的影响产品质量的关键问题及时提出合理的建议，并将处理意见上报制剂科主任
- 与科研开发等其他相关部门合作，负责新产品质量控制标准的制定及现有制剂的质量标准的改进
- 负责对本室人员的培训、考勤、绩效考评、评估等项工作

五、制剂科保管人员岗位职责

制剂科保管
人员岗位
职责

- 本岗位工作应由具有一定理论知识和实践操作能力的药学专业技术人员担任，在本室负责人的领导下工作并接受上一级技术人员的指导

对存储物料（原辅料、包装材料、标签、制剂成品）进行保存、维护管理

对出入库成品、原料及包装材料进行数量、质量和包装验收，核对入库凭证，发现问题，做出事故记录

安排货物的存放地点，登记保管账、卡和货位编号

定期盘点，清查库房，向相关部门反映并协调处理积压、呆滞、残损、变质的物料

制剂科保管人员岗位职责

根据出库单出库，并对出库制剂进行复核，不符合要求的制剂不予出库

配制制剂所用原料应为药用标准；原料药品应分类、定位、定量保管，防止变质、过期、失效；毒、麻、限剧、精神药品专人管理、专用账卡和设专柜

保证制剂在有效期内供应，每月盘点，账物相符

库内应保持整洁、通风、禁烟火，离开库房随手锁门。下班前安全检查，不得将钥匙随意转交他人

完成科室安排的其他工作

六、制剂人员岗位职责

执行各项药政法规、各项制剂配制质量管理规程

制剂人员岗位职责

严格执行卫生管理制度、保持个人卫生，工作时必须按净化要求穿相应工作服、戴帽子及口罩进出净化间；无菌室按无菌操作规程进行；严禁随意出入净化间

生产时执行制剂标准操作规程，填写制剂配制记录单，配制、灌封、分装、消毒、贴签、包装、清场等环节都要核对、签字；物料、中间品、成品应按规定送交药检室检验，合格后方可进行下一步工序及成品发放

续流程

制剂人员岗位职责

- 每次凭"制剂配制记录"投药，双人核对称量，双人配制，做到账物相符
- 安全使用并保管好各种机器设备，严格按设备操作规程进行操作，建立设备使用、维护、保养制度。专人负责保养，并有记录
- 工作间的一切用具应保持清洁，排列整齐，保证性能良好并有状态标识，用毕及时保养并放回原处
- 成品入库、出库需要登记，成品入库前核对制剂检验报告书、检查标签批号及效期是否正确清楚，符合要求方可入库
- 搞好安全保卫，下班后关好门窗，做好水、电、煤气等检查

七、药检与制剂研发人员岗位职责

1. 药品检验

药品检验

- 掌握《中华人民共和国药典》对药品的质量控制及检测方法，掌握药政管理法规对制剂的管理规范和要求
- 负责对制剂的原料、中间品及成品的化学、微生物及安全性等质量检验
- 负责对各药房、库房及制剂成品库药品的抽检工作
- 负责对医院制剂质量标准的修订、新添制剂品种的质量标准审核或制定
- 定期对药检室的标准液、试液、试药及培养基进行检查，以保证其在使用期限内使用
- 做好本室所使用的精密仪器和设备的维护和保养
- 每月对制剂室洁净区进行微生物数及尘粒数检查并有记录
- 每半年对制剂室的紫外线灯进行检测，以保证消毒效果

续流程

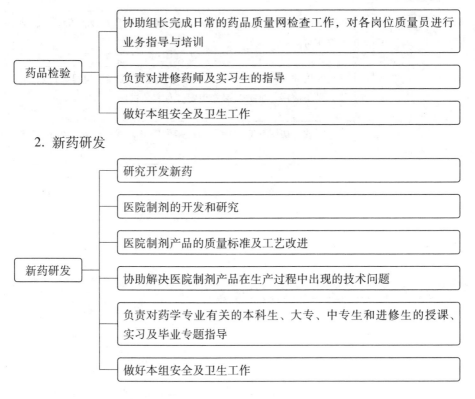

药品检验
- 协助组长完成日常的药品质量网检查工作，对各岗位质量员进行业务指导与培训
- 负责对进修药师及实习生的指导
- 做好本组安全及卫生工作

2. 新药研发

新药研发
- 研究开发新药
- 医院制剂的开发和研究
- 医院制剂产品的质量标准及工艺改进
- 协助解决医院制剂产品在生产过程中出现的技术问题
- 负责对药学专业有关的本科生、大专、中专生和进修生的授课、实习及毕业专题指导
- 做好本组安全及卫生工作

第六节　静脉用药调配中心（PIVAS）工作人员岗位职责

一、PIVAS 组长岗位职责

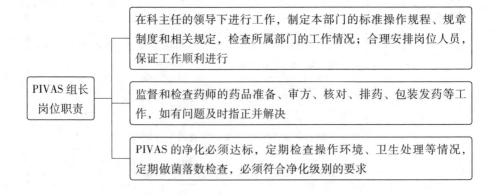

PIVAS 组长岗位职责
- 在科主任的领导下进行工作，制定本部门的标准操作规程、规章制度和相关规定，检查所属部门的工作情况；合理安排岗位人员，保证工作顺利进行
- 监督和检查药师的药品准备、审方、核对、排药、包装发药等工作，如有问题及时指正并解决
- PIVAS 的净化必须达标，定期检查操作环境、卫生处理等情况，定期做菌落数检查，必须符合净化级别的要求

续流程

PIVAS 组长
岗位职责

根据 PIVAS 的工作任务、要求和特点进行科学分工，合理安排和协调好本中心药师、护士和工勤人员的日常工作

加强自查，规范及完善各项工作，检查静脉药物调配过程中的各环节质量，严禁静脉药物调配差错的发生

协调本中心和各个临床科室之间的关系，确保本中心工作正常有序，良性运行

负责检查督促各类物品、器材设备的保管、保养、维修，确保本中心的工作正常运行

加强药品管理，定期检查贵重药品及其他药品的使用、工作管理情况，发现问题及时处理

了解用药情况，不断改进药品供应工作

定期考核调配中心人员的工作流程，组织讨论工作重点出现的问题并及时解决

负责本组绩效工资的计算及对本组人员的绩效考评、评估等项工作

制定本中心技术人员、进修生、实习生培训计划和要求，不断提高技术人员思想素质和业务水平

二、PIVAS 审方药师岗位职责

PIVAS
审方药师
岗位职责

审方人员核对医嘱姓名、病区、规格、药名、剂量、数量

认真严肃审核处方用药的安全性、合理性，核查药物相互作用、配伍禁忌、相容性、稳定性和用法用量等

不合理用药或医嘱（处方）及不符合管理制度规定的处方，应及时与医师沟通做相应修改，必要时要报告登记

按照病区提取医嘱、保存药品

续流程

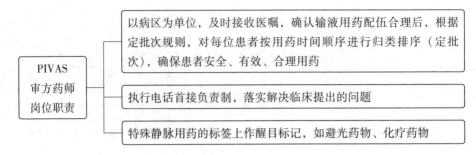

PIVAS
审方药师
岗位职责

以病区为单位，及时接收医嘱，确认输液用药配伍合理后，根据定批次规则，对每位患者按用药时间顺序进行归类排序（定批次），确保患者安全、有效、合理用药

执行电话首接负责制，落实解决临床提出的问题

特殊静脉用药的标签上作醒目标记，如避光药物、化疗药物

三、PIVAS 摆药人员岗位职责

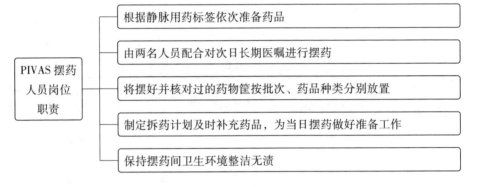

PIVAS 摆药
人员岗位
职责

根据静脉用药标签依次准备药品

由两名人员配合对次日长期医嘱进行摆药

将摆好并核对过的药物筐按批次、药品种类分别放置

制定拆药计划及时补充药品，为当日摆药做好准备工作

保持摆药间卫生环境整洁无渍

四、PIVAS 配制人员岗位职责

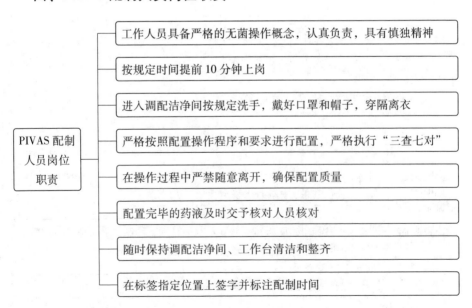

PIVAS 配制
人员岗位
职责

工作人员具备严格的无菌操作概念，认真负责，具有慎独精神

按规定时间提前 10 分钟上岗

进入调配洁净间按规定洗手，戴好口罩和帽子，穿隔离衣

严格按照配置操作程序和要求进行配置，严格执行"三查七对"

在操作过程中严禁随意离开，确保配置质量

配置完毕的药液及时交予核对人员核对

随时保持调配洁净间、工作台清洁和整齐

在标签指定位置上签字并标注配制时间

五、PIVAS 二级库库管人员岗位职责

PIVAS 二级库库管人员岗位职责

- 在本中心组长的领导下，严格执行科室的各项规章制度
- 管理人员依据药库管理制度，按基数管理法的要求，定期制定用药进货计划，既要保证临床用药，又要防止库存积压造成浪费
- 严格把好质量关，在药品入库验收时必须核对药品的品名、规格、数量、批号、效期、合格单、外观质量等，发现问题及时与药库联系
- 药品入库应堆放有序，摆放在规定位置。储存在通风、干燥、避光及20℃阴凉处，相对湿度保持在40%～65%，每天记录库房温湿度，及时发现问题并采取应对措施
- 负责药品的出库、入库及养护工作
- 建立调剂药品记录本，严禁外借药品
- 与临床科室联系，发现药品暂缺时尽快与其他部门联系调剂，通知药库及时进药，做好药品管理、供应工作
- 定期组织盘点工作，做到账物相符

六、PIVAS 工勤人员岗位职责

PIVAS 工勤人员岗位职责

- 需接受培训，考核合格后方可上岗
- 协助药师或护士将包装好的成品输液按病区装上运送车，加锁
- 严格遵守运送约定时间，将配置好的成品输液送至各病区，要求病区护士在送达记录本及药品发送清单上签字
- 每日清洁非洁净区的场地，冲洗、消毒调配塑料筐，下班前必须倾倒各区域的垃圾，做到垃圾不过夜
- 负责各种车辆的清洁保养及废品、垃圾的清理工作

第七节 药品科工作人员岗位职责

一、药品科主任岗位职责

药品科主任岗位职责

- 在药剂科主任的领导下，负责药品科的日常行政及业务管理和技术工作，定期制订工作计划和总结
- 认真落实各项药政法规，组织实施各项规程，起到检查监督作用
- 监督药品采购计划的执行，保证采购药品的质量，以保证库存合理，进货有序，确保药品供应及时充足
- 执行有关药品使用管理的相关规定及协调与临床科室的工作
- 组织特殊及抢救用药的供应工作
- 严格执行物价政策，调价时做到及时准确
- 协助药事管理与药物治疗学委员会规范进药渠道，监管用药环节，及时解决药品购销中所出现的问题
- 负责各班组质量考评、绩效考评及评估等项工作，监督检查各班组工作间卫生和环境，杜绝差错
- 负责药品科各班组的安全防火工作，检查督促各组安防工作落实情况，增强职工的防火、防盗等防范意识

二、药品科组长岗位职责

药品科组长岗位职责

- 在药品科主任的领导下，负责药库的各项行政管理及业务技术工作
- 督促组织全组认真执行院科各项规章制度
- 对药品采购计划及渠道进行审核，以保证库存合理，进货有序，确保药品供应及时充足

续流程

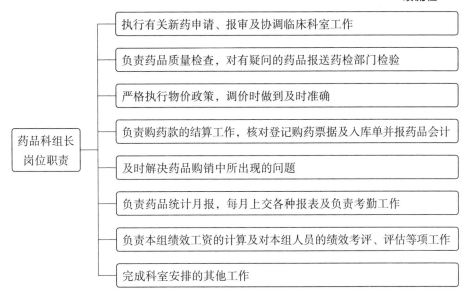

药品科组长岗位职责

- 执行有关新药申请、报审及协调临床科室工作
- 负责药品质量检查，对有疑问的药品报送药检部门检验
- 严格执行物价政策，调价时做到及时准确
- 负责购药款的结算工作，核对登记购药票据及入库单并报药品会计
- 及时解决药品购销中所出现的问题
- 负责药品统计月报，每月上交各种报表及负责考勤工作
- 负责本组绩效工资的计算及对本组人员的绩效考评、评估等项工作
- 完成科室安排的其他工作

三、药品采购员岗位职责

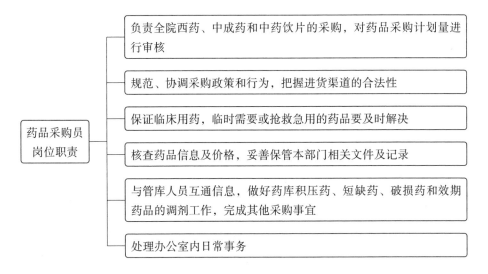

药品采购员岗位职责

- 负责全院西药、中成药和中药饮片的采购，对药品采购计划量进行审核
- 规范、协调采购政策和行为，把握进货渠道的合法性
- 保证临床用药，临时需要或抢救急用的药品要及时解决
- 核查药品信息及价格，妥善保管本部门相关文件及记录
- 与管库人员互通信息，做好药库积压药、短缺药、破损药和效期药品的调剂工作，完成其他采购事宜
- 处理办公室内日常事务

四、药库管理员岗位职责

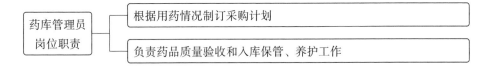

药库管理员岗位职责

- 根据用药情况制订采购计划
- 负责药品质量验收和入库保管、养护工作

续流程

药库管理员岗位职责

- 负责药品登记入账工作，做到账物相符
- 负责对各药房药品发放及对药品的有效期进行监督管理
- 负责对麻醉药品、各种疫苗及血液制品的申请购入、发放及管理工作
- 每周对药品进行清点，每月对管辖内的药品进行盘点，保证准确，做到库存合理
- 做好库房内卫生、安全、防盗、防火工作

五、药学网络信息管理员岗位职责

药学网络信息管理员岗位职责

- 按照机房设备维护计划定期维护计算机及其他设备，确保设备随时处于良好状态
- 负责医院药品字典信息、医保属性、物价和药库系统功能的维护，管理好药品价格，执行发改委药品价格，保证药品信息的准确性
- 承担中西药库、制剂库发票入库、药品出库、月结、对账、调价、报损、盘点等各种药品购销信息的上报工作及日常业务
- 协助库管人员管理药品账目，做到账物相符
- 为规财处提供各种财务报表，认真完成其他药品报表的整理、上报工作
- 负责与医院信息中心等相关部门沟通联络，保障医院药学信息化管理系统的正常运行和持续改进
- 定期向医师提供药品各种信息
- 完成上级交办的其他信息相关工作

第八节 办公室工作人员岗位职责

一、药剂科主任岗位职责

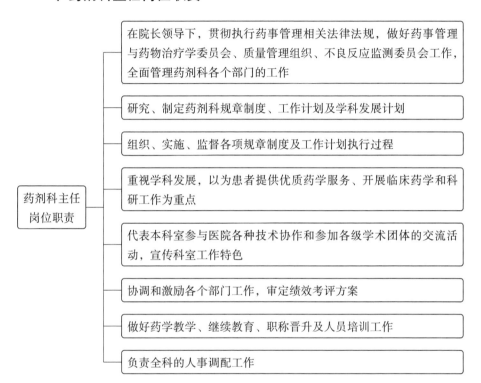

药剂科主任岗位职责

在院长领导下，贯彻执行药事管理相关法律法规，做好药事管理与药物治疗学委员会、质量管理组织、不良反应监测委员会工作，全面管理药剂科各个部门的工作

研究、制定药剂科规章制度、工作计划及学科发展计划

组织、实施、监督各项规章制度及工作计划执行过程

重视学科发展，以为患者提供优质药学服务、开展临床药学和科研工作为重点

代表本科室参与医院各种技术协作和参加各级学术团体的交流活动，宣传科室工作特色

协调和激励各个部门工作，审定绩效考评方案

做好药学教学、继续教育、职称晋升及人员培训工作

负责全科的人事调配工作

二、药剂科副主任岗位职责

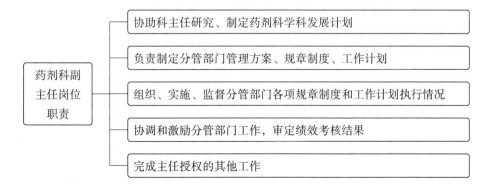

药剂科副主任岗位职责

协助科主任研究、制定药剂科学科发展计划

负责制定分管部门管理方案、规章制度、工作计划

组织、实施、监督分管部门各项规章制度和工作计划执行情况

协调和激励分管部门工作，审定绩效考核结果

完成主任授权的其他工作

三、药物信息室组长岗位职责

药物信息室组长岗位职责	在药剂科主任的领导下，负责药物信息室的日常管理，组织开展技术工作，定期召开工作会议并制定工作计划、组织实施
	适应医院药学发展的新形势，对医院药学信息化管理系统发展规划提出合理建议
	组织全科临床药师深入了解其他部门和临床科室对医院药学信息化管理系统的意见、建议
	负责与医院信息中心、信息系统供货商等相关部门沟通联络，推进医院药物管理信息系统的持续改进
	组织人员定期编写发行《合理用药信息》《药讯》《医院基本药物处方集》《医院基本药物处方集目录》及临床用药参考等药物信息
	合理调配信息资源和科室药学人员技术力量，收集、整理本院药学相关的各项数据，为科室管理和医院管理提供相关分析报表
	组织业务学习，更新专业知识，提高专业水平，负责实习和进修人员的带教工作

四、药物信息室人员岗位职责

药物信息室人员岗位职责	收集、整理、编撰和发布药物信息，按时发行《药讯》和《合理用药信息》
	编写和更新《合理用药信息》、《药讯》、《医院基本药物处方集》、《医院基本药物处方集目录》及临床用药参考等药物信息，为本科室药学人员和临床医疗护理等相关人员提供药学信息服务
	根据工作需求制作用药手册、用药教育宣传单等合理用药教育材料，为来院就诊患者提供药学信息服务，提高患者用药依从性，普及合理用药知识

续流程

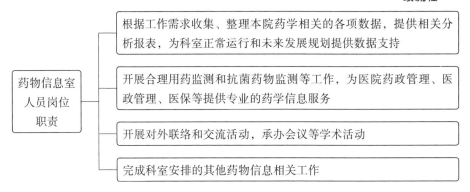

药物信息室人员岗位职责
- 根据工作需求收集、整理本院药学相关的各项数据，提供相关分析报表，为科室正常运行和未来发展规划提供数据支持
- 开展合理用药监测和抗菌药物监测等工作，为医院药政管理、医政管理、医保等提供专业的药学信息服务
- 开展对外联络和交流活动，承办会议等学术活动
- 完成科室安排的其他药物信息相关工作

五、办公室行政秘书岗位职责

1. 行政事务

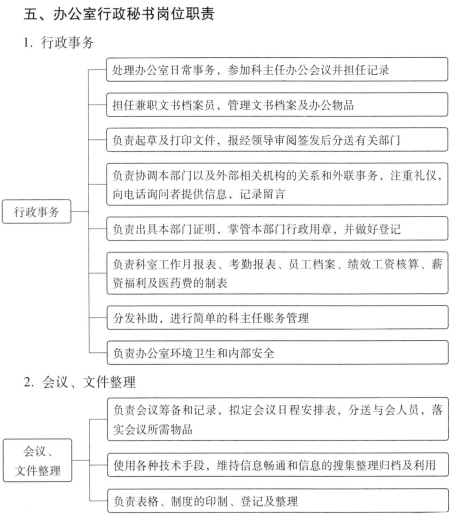

行政事务
- 处理办公室日常事务，参加科主任办公会议并担任记录
- 担任兼职文书档案员，管理文书档案及办公物品
- 负责起草及打印文件，报经领导审阅签发后分送有关部门
- 负责协调本部门以及外部相关机构的关系和外联事务，注重礼仪，向电话询问者提供信息，记录留言
- 负责出具本部门证明，掌管本部门行政用章，并做好登记
- 负责科室工作月报表、考勤报表、员工档案、绩效工资核算、薪资福利及医药费的制表
- 分发补助，进行简单的科主任账务管理
- 负责办公室环境卫生和内部安全

2. 会议、文件整理

会议、文件整理
- 负责会议筹备和记录，拟定会议日程安排表，分送与会人员，落实会议所需物品
- 使用各种技术手段，维持信息畅通和信息的搜集整理归档及利用
- 负责表格、制度的印制、登记及整理

续流程

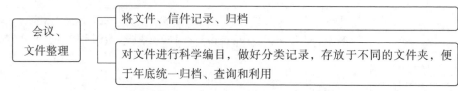

3．人事档案与后勤工作

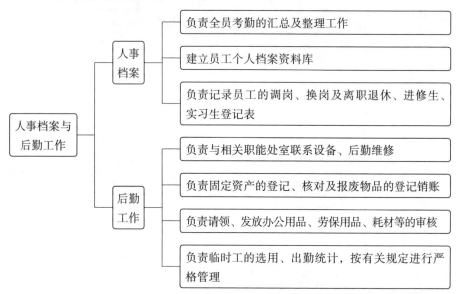

七、安全员岗位职责

负责所属班组日常防火宣传及监督工作

每月对所属部门检查登记 1 次，检查灭火器是否安全有效，发现隐患立即向科主任汇报并提出改进意见

工作室内严禁吸烟，无关人员未经允许不得入内

安全员岗位职责

煎药室、制剂室工作人员严格执行天然气使用操作规程，每日工作完毕后检查所有炉具及火源，确定关闭登记签名；所有工作室关好门、窗、水、电，注意防火防盗，安全员监督执行

监督关于麻醉药品、医疗用毒性药品、精神药品的管理制度的执行情况

第九节 办公室兼职人员岗位职责

一、药品质量监督员（兼职）岗位职责

药品质量监督员（兼职）岗位职责

- 每月对本室药品和制剂进行抽检，内容包括商标、生产厂家、批准文号、生产批号、有效期、规格等，观察药品内外包装是否完好，药品外观是否有变色、受潮、沉淀、糖衣脱落、碎片、发霉、变质、虫咬等
- 抽检量不得低于本室所有品种的1%，抽检结果填《药品质量抽检记录》报给药检室
- 组织本室人员对药品质量情况进行检查
- 严格控制药品在有效期内使用，遇有效期药品提前6个月向组长报告
- 药品按法定保存条件如：冷藏、冷冻、避光、阴凉等放置
- 及时发现影响本室药品的内外因素，并及时解决，及时报告
- 药检室到各室检查时，该室检查员要陪同进行并与本室组长联系，负责及时解决药品质量问题
- 发现本室的药品有质量问题时及时与药检室联系，并立即停止使用并向组长报告
- 药品质量检查情况应有详细记录

二、设备质量与安全管理员（兼职）岗位职责

设备质量与安全管理员（兼职）岗位职责

- 认真学习计量知识，执行计量法律、法规及有关计量检定规程
- 建立对仪器设备计量检定台账，掌握设备运行情况，编制仪器设备检定计划，并按周期组织实施计量检定工作

续流程

负责仪器设备技术档案的建立，负责对仪器设备的"合格"、"准用"、"停用"的标识管理

经常检查仪器设备、计量器具的校准情况，有权制止使用未检或检定不合格的仪器设备和超过检定周期的仪器设备、计量器具

监督检查班组内仪器设备相关制度执行情况，协助班组长做好科室内设备质量与安全工作，认真做好设备质量管理记录

在相应授权下，对科室设备使用人员的安全使用情况进行检查、督促，组织设备使用人员自我检查、定期评价，做好检查及评价记录

负责编制仪器设备的维修计划，办理报废设备的鉴定、申报工作，做好备用设备的防潮防尘等保管工作

设备质量与安全管理员（兼职）岗位职责

督促检查在用仪器设备的日常维护、保养、使用和管理，发现问题及时解决

负责组织仪器设备的维修工作，填写维修工作记录，保证维修质量

协助班组长制定仪器设备年购计划，包括申请购买、验收、调试、建账、计量检定，制定设备标准操作规程（SOP），建立使用登记本，登记项目包括日常保养、维修申请、验收、降级和报废

协助班组长建立仪器使用档案（放置仪器旁边），包括SOP、《仪器设备使用记录表》《仪器设备保养、维修记录》《仪器设备调试、验收记录》、仪器检定（校准）证书（复印件）、核查记录表

协助班组长在仪器设备更新后或投入使用前对仪器使用人员进行新设备所涉及的专业知识、校准知识、质量控制与监督管理知识、计量理论知识、误差理论、数据处理、法律法规、职业道德规范、有关化学安全和防护、救护等方面应知应会的培训，有培训及会议工作记录

三、教学秘书（兼职）岗位职责

教学秘书（兼职）岗位职责

- 协助药剂科主管教学主任做好医院药师培训基地的教学管理、协调和组织工作
- 负责培训学员的轮转安排、考勤考评统计
- 制定教学计划、组织教学及出科考试工作
- 实施教学督察，保证教学工作持续改进
- 协助药剂科主管教学主任做好卫生部临床药师带教基地的教学管理、协调和组织工作，保证培训工作顺利进行
- 协助药剂科主管教学主任做好中药学住院药师教学管理、协调和组织工作
- 负责培训中药学住院药师的轮转安排、考勤考评统计
- 实施中药学教学督察，保证教学工作持续改进
- 协助药剂科完成继续教育等教学工作；协助药剂科国家级、省级、市级继续教育项目的管理、协调和组织工作
- 协助药剂科完成对口支援工作的管理、协调和组织工作
- 负责药学专业硕士生、本科生、大中专等专题实习和专业进修管理和协调工作

四、科研秘书（兼职）岗位职责

科研秘书（兼职）岗位职责

- 落实科研处等部门下发的各类通知、文件
- 负责科室部门各类科研项目的通知、申报、审核及协调项目实施
- 负责项目申报与结题、学科建设、课题开发等资料整理工作；负责科研资料的建档、归档工作

续流程

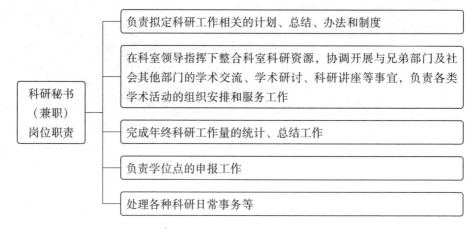

科研秘书（兼职）岗位职责
- 负责拟定科研工作相关的计划、总结、办法和制度
- 在科室领导指挥下整合科室科研资源，协调开展与兄弟部门及社会其他部门的学术交流、学术研讨、科研讲座等事宜，负责各类学术活动的组织安排和服务工作
- 完成年终科研工作量的统计、总结工作
- 负责学位点的申报工作
- 处理各种科研日常事务等

五、住院药师教学管理（兼职）岗位职责

1. 培训基地负责人的职责

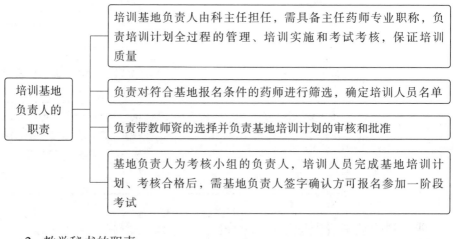

培训基地负责人的职责
- 培训基地负责人由科主任担任，需具备主任药师专业职称，负责培训计划全过程的管理、培训实施和考试考核，保证培训质量
- 负责对符合基地报名条件的药师进行筛选，确定培训人员名单
- 负责带教师资的选择并负责基地培训计划的审核和批准
- 基地负责人为考核小组的负责人，培训人员完成基地培训计划、考核合格后，需基地负责人签字确认方可报名参加一阶段考试

2. 教学秘书的职责

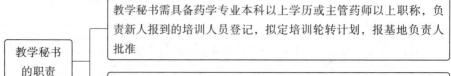

教学秘书的职责
- 教学秘书需具备药学专业本科以上学历或主管药师以上职称，负责新人报到的培训人员登记，拟定培训轮转计划，报基地负责人批准
- 根据《培训细则》制定科室培训计划，报基地负责人批准后，组织实施

续流程

教学秘书的职责	负责科室培训计划的实施和监督
	负责培训人员的考勤考评管理
	负责培训人员出科考试的组织实施，负责考试命题的整理备案并报基地负责人审核
	负责科室培训资料的整理和存档
	上级主管部门所需各类文书由教学秘书准备报基地负责人批准

3. 带教教师的职责

带教教师的职责	带教教师需具备主管药师以上职称，负责各部门学员的带教和管理，保证学员培训质量，保障培训正常有序进行
	负责各部门培训计划的具体实施，应根据培训计划在培训期间完成培训大纲的要求，并保留相关培训记录
	年底负责上报各部门下一年度的科室讲课计划，及时准备课件及考卷，认真完成教学计划

六、物价员（兼职）岗位职责

物价员（兼职）岗位职责	在规财处物价部门的领导下，督促本科室严格按照物价政策及医政、药政各项制度执行收费工作
	随时监控药品价格执行情况，发生价格及收费方面的问题，与药物信息室联系，无 HIS 系统可与住院处或门诊收费处及时联系、沟通，纠正错收、重收、漏收等行为
	将本科室及其他科室医疗服务价格方面的问题及时反馈到价格管理部门，争取有关部门协调、配合，使问题及时得到解决
	定时检查药品价格的正确性，有问题及时记录和汇报，有条件的单位可以通过 HIS 系统控制

七、医保专管员（兼职）岗位职责

医保专管员（兼职）岗位职责

- 协助科主任做好本科室相关的医保管理工作，熟练掌握、贯彻落实医疗保险、工伤保险、新型农村合作医疗等有关药品管理的相关政策与规定

- 维护药品医保属性，及时将科室医保工作中存在的问题向科主任汇报，制订整改措施，有记录备查

- 定期参加医院组织的医保专管员培训，及时了解最新的医保政策

- 搞好与其他科室相互之间协作，完成医保其他综合性工作任务

第三章

药剂科安全管理

第一节　应急预案与处理流程

一、门急诊药房网络系统故障及断电应急预案

1. 门诊西药房、门诊中成药房

（1）网络系统故障应急预案

网络系统故障应急预案

- 单台机器发生网络故障，关闭该窗口，及时与信息中心联系排除故障。同时，由带班人员做好患者解释工作，并将发生故障窗口的工作人员调动至其他窗口，保证正常窗口的正常发药

- 药房所有系统发生网络故障，时间超过5分钟。张贴"系统故障暂停发药，谢谢您的理解"紧急告示牌，同时做好故障升级（超过30分钟），启动"收方发药"模式的准备

- 药房所有系统发生网络故障，且时间较长，超过30分钟。接到医务处通知后，即刻启动"收方发药"模式，由相应人员引导患者"交方取药"

- 无论电子处方还是纸质处方，药房药师凭借盖有收费处专用收费章的处方调配发药

- 所有在网络系统故障期间收到的处方单独存放，待网络系统恢复后统一出库

（2）断电应急预案

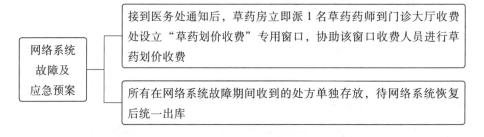

断电应急预案	接到医务处通知后即刻启动手工划价模式，将现有发药窗口的三分之二改为手工划价窗口，并在相应的窗口上张贴"因停电请手工划价，谢谢您的理解"的紧急告示牌
	划价药师依据《医院基本药物处方集目录》为患者处方划价。同时工作人员引导患者到相应窗口手工划价后回收费处缴费
	其他三分之一窗口改为"收方发药"模式，药房药师凭借盖有收费处专用收费章的处方调配发药
	所有在停电期间收到的处方单独存放，待电路恢复后统一出库

2. 中草药药房

（1）网络系统故障及应急预案

网络系统故障及应急预案	接到医务处通知后，草药房立即派 1 名草药药师到门诊大厅收费处设立"草药划价收费"专用窗口，协助该窗口收费人员进行草药划价收费
	所有在网络系统故障期间收到的处方单独存放，待网络系统恢复后统一出库

（2）断电应急预案

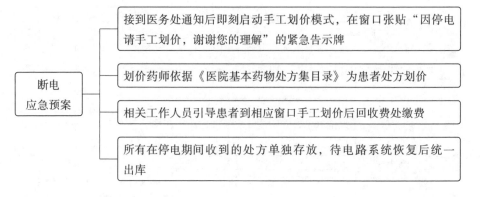

断电应急预案	接到医务处通知后即刻启动手工划价模式，在窗口张贴"因停电请手工划价，谢谢您的理解"的紧急告示牌
	划价药师依据《医院基本药物处方集目录》为患者处方划价
	相关工作人员引导患者到相应窗口手工划价后回收费处缴费
	所有在停电期间收到的处方单独存放，待电路系统恢复后统一出库

3. 急诊、儿科药房断电

急诊、
儿科药房
断电

接到医务处通知后即刻启动手工划价模式，对急诊抢救室和急诊观察室暂时不出院的患者，要求患者在收费处预缴足够当日费用的押金

收费处在患者处方上加盖"记账"或"预缴押金"章，急诊药房药师凭借盖有上述章的处方为患者调配发药

当日结账的患者，急诊、儿科药房在窗口张贴"因停电请手工划价，谢谢您的理解"的紧急告示牌

划价药师依据《医院基本药物处方集目录》为患者处方划价

相关工作人员引导患者到相应窗口手工划价后回收费处缴费

所有在断电期间收到的处方单独存放，待电路恢复后统一出库

4. 肠道、国际医疗部及高干药房断电

肠道、国际
医疗部及
高干药房
断电

接到医务处通知后即刻启动手工划价模式，在窗口张贴"因停电请手工划价，谢谢您的理解"的紧急告示牌

划价药师依据《医院基本药物处方集目录》为患者处方划价

相关工作人员引导患者到相应窗口手工划价后回收费处缴费

所有在断电期间收到的处方单独存放，待电路系统恢复后统一出库

5. 其他事项

其他事项

故障发生后，各个药房坚持统一领导原则，第一时间向信息中心、属地化管理部门和主管领导汇报

以上应急预案是结合本科室实际工作情况及上游单位收费处的应急预案制定，具体实施服从院里统一安排

采取手工划价模式可能会导致划价与实际物价不符，造成患者或医院损失

在应急预案实施过程中，需要人员引导患者并向患者做好解释工作，此项内容需要医务处门诊部协调解决

二、医疗安全应急预案与事故报告

1. 总则、机构及职责

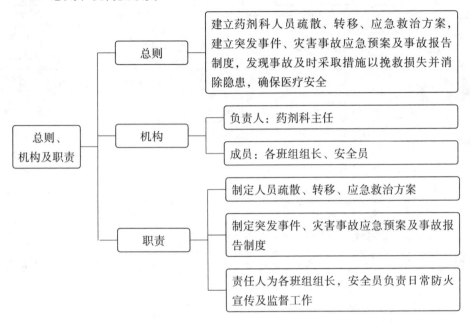

总则、机构及职责

- 总则：建立药剂科人员疏散、转移、应急救治方案，建立突发事件、灾害事故应急预案及事故报告制度，发现事故及时采取措施以挽救损失并消除隐患，确保医疗安全
- 机构
  - 负责人：药剂科主任
  - 成员：各班组组长、安全员
- 职责
  - 制定人员疏散、转移、应急救治方案
  - 制定突发事件、灾害事故应急预案及事故报告制度
  - 责任人为各班组组长，安全员负责日常防火宣传及监督工作

2. 突发事件、灾害事故应急预案

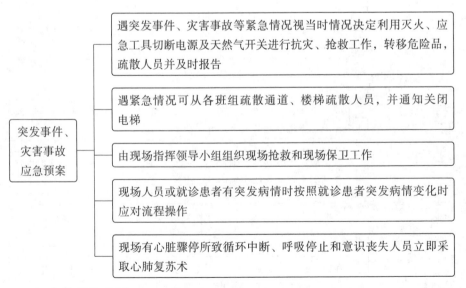

突发事件、灾害事故应急预案

- 遇突发事件、灾害事故等紧急情况视当时情况决定利用灭火、应急工具切断电源及天然气开关进行抗灾、抢救工作，转移危险品，疏散人员并及时报告
- 遇紧急情况可从各班组疏散通道、楼梯疏散人员，并通知关闭电梯
- 由现场指挥领导小组组织现场抢救和现场保卫工作
- 现场人员或就诊患者有突发病情时按照就诊患者突发病情变化时应对流程操作
- 现场有心脏骤停所致循环中断、呼吸停止和意识丧失人员立即采取心肺复苏术

3. 事故报告范围

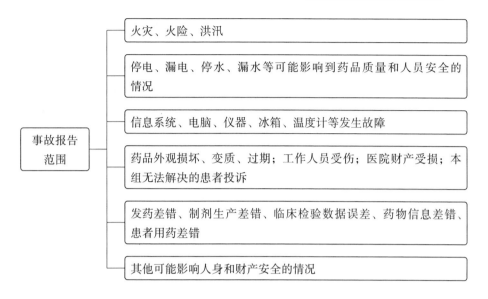

4. 报告程序及报告内容

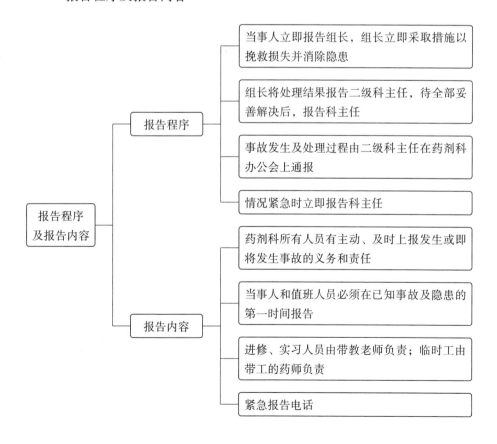

三、静脉用药调配与使用突发事件应急预案

1. 停电应急预案

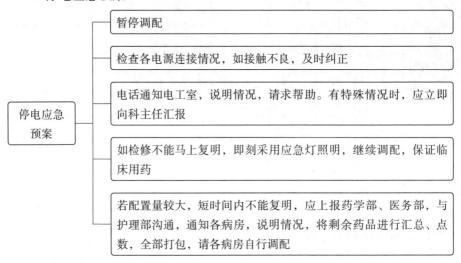

2. 配置人员外伤应急预案

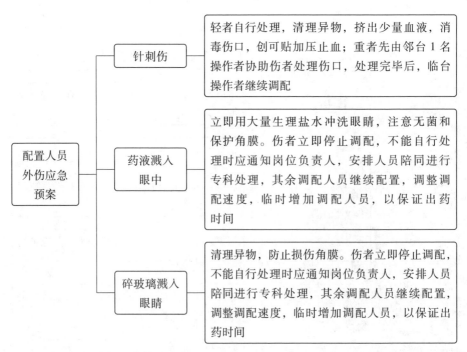

3. 调配错误应急预案

调配错误应急预案	立即停止调配
	查找原因，与药师共同核对后调换药品，再行调配
	若已造成药品损失，且无法补救，立即与舱外药师沟通，按处方重新排药、核对、盖章后进行重新调配
	错配药品单独存放于相应区域，通知组长后再行处理
	待全部药品调配完毕再进行错误分析，全体在岗人员共享后由当事人和药师做记录并签字

4. 细胞毒药物溢出的处理

（1）小量溢出的处理

小量溢出的处理	小量溢出指在生物安全柜以外溢出体积≤5ml 或剂量≤5mg 的溢出，首先正确评估溢出物的量，如调配者的衣服或皮肤直接接触到了药物，立即用肥皂水清洗被污染的皮肤，然后再清除溢出的小量药物
	穿好一次性防护服，带上两层无粉灭菌手套，戴上两层口罩
	如果溢出物发生汽化，需带上防护面罩
	用吸附性的织物布块吸干液体并擦去，固体用湿的吸附性织物布块擦去
	用小铲将玻璃碎片拾起并放入利器盒内
	污染物品全部丢入专门放置细胞毒药物的垃圾袋中
	药物溢出的地方用清洁剂反复清洗 3 遍，再用清水洗干净
	反复使用的物品应当由受训人员在穿戴好个人防护用品的条件下用清洁剂清洗 2 遍，再用清水洗净、消毒
	放有细胞毒药物污染物的垃圾袋应封口，再放入另一个细胞毒废物的垃圾袋中，所有参加清除溢出物员工的防护服应丢置在外层的垃圾袋中封口并放置于细胞毒废物专用一次性利器盒中
	记录药品名称、大概溢出量、溢出发生情况、处理过程、暴露溢出环境人员情况等信息，并通知相关人员，防止药物再次溢出

（2）大量溢出的处理

大量溢出
的处理

大量溢出指在生物安全柜以外溢出体积>5ml 或剂量>5mg 的溢出。首先正确评估溢出物的量，人员处理同小量溢出的处理。溢出地点应被隔离出来，并作出明确标记，提醒该处有药物溢出

必须穿戴好个人防护用品，包括里层的乳胶手套、鞋套、外层操作手套、眼罩或者防溅眼镜

如果是可能产生气雾或汽化的细胞毒药物溢出，必须佩戴防护面罩

将吸附药物的织物布覆盖在溢出物上

将湿的吸附性垫子或毛巾盖在粉末药物上，防止药物进入空气中，然后用湿垫子或毛巾将药物去除

将所有的被污染物品放入溢出包中备有的密封的细胞毒废物垃圾袋中

药物被完全除去以后，被污染的地方先用清水冲洗，再用清洁剂清洗 3 遍，清洗范围应由小到大的进行，清洁剂必须彻底用清水冲洗干净

所有用来清洁药物的用品必须放置在一次性密封细胞毒废物垃圾袋中

放有细胞毒药物污染物的垃圾袋应封口，再放入另一个放置细胞毒废物的垃圾袋中，所有参加清除溢出物员工的防护服应丢置在外层的垃圾袋中封口。并放置于细胞毒废物专用的一次性利器盒中

记录药品名称、大概溢出量、溢出发生情况、处理过程、暴露溢出环境人员情况等信息，通知相关人员，防止药物再次溢出

（3）生物安全柜内溢出的处理

生物安全柜内溢出的处理

使用小铲将碎玻璃放入位于生物安全柜内的利器盒中

生物安全柜的内表面包括各种凹槽，都必须用清洁剂彻底清洗

续流程

生物安全柜内溢出的处理
- 溢出的药物不在一个小范围或凹槽中时，适当采用其他方法如用特殊 pH 的肥皂
- 如果溢出药物污染了高效过滤器，整个生物安全柜都要封存，直到高效过滤器被更换
- 所有细胞毒废弃物必须放置在合适的袋中并封口，保证不发生泄漏，其容器必须有标识，以表示细胞毒废物的存在

5. 调配过程中被细胞毒药物污染及器械伤害的防范

调配过程中被细胞毒药物污染及器械伤害的防范
- 所有操作均应在生物安全柜内侧 15cm 处进行
- 操作前穿好防护衣帽、乳胶手套、口罩等，必要时带好防护目镜
- 加药前检查输液袋是否完整，加药后检查是否有渗漏和衣物脱落等。调配前，用 75% 酒精消毒输液袋、安瓿、西林瓶等加药口
- 对西林瓶进行穿刺时，切忌猛力注入稀释剂。当向粉末药品注入稀释剂时，应抽取等量的空气以防瓶内压过大，防止针头抽药时药液渗出
- 抽取安瓿中药液时，针筒中的药液不得超过针筒容积的 3/4，防止针栓意外脱落导致药液流出污染工作台面
- 打开安瓿时不能对着高效过滤器出风口，避免药液喷入高效过滤器。应快速、均匀用力折断安瓿颈，并避免不慎割伤手指等意外发生
- 调配操作完成，应将调配细胞毒药物所用空安瓿、针筒等物品按要求分别放入专用废弃桶中，以防污染
- 加外包装袋防止污染
- 按规定定期保养器械和净化设备，以确保安全运行

6. 静脉用药调配岗位安全操作应急预案

静脉用药调配岗位安全操作应急预案

- 在调配过程中，做到职责分明，条埋清楚。每道工序都应有严格的核对程序
- 在调配过程中，若发现药品变色、浑浊、沉淀、结晶等现象应立即停止调配，查明原因，纠正后再调配
- 在加药前，应严格核对药品名称、规格、用法和有效期是否正确，确认无误后再进行调配
- 在调配过程中，应严格遵守无菌操作规程，避免污染。在加药过程中如药品受到污染，应立即弃去不用
- 在调配过程中，应严格遵守一种药品用一个针筒的原则，如发现针筒与其他药品混用，应立即停止调配，已调配的应弃去，重新配制
- 调配细胞毒药物时，发生品种错误、剂量错误会对患者造成较大伤害，因此应仔细核对药品名称、规格、剂量、使用频率等
- 如果有超剂量使用等情况，应立即与病房医师取得联系得到确认
- 为避免差错发生，实行双人核对制度，并在调配前对二级库的药品进行清点，若发现库存数量不符应立即通知加药者注意核对，避免差错发生
- 在调配高警示药品如氯化钾、全部化疗药时，由于此类药物一般非整支使用，审方药师需在标签上明确标注，调配加药时需小心谨慎，准确抽取规定剂量，双人核对，在标签上签章并注明配制时间
- 药品调配完成，核对人员应严格核对空安瓿数量与标签是否相符，非整支使用药品是否标注等，如发现有差错与加药者沟通，了解情况，酌情处理
- 不得将已调配好的输液和未调配输液混淆
- 避免将输液送错病区，造成严重后果。当实际打包数量与理论统计数量不符时，不得将输液送出调配中心，待查明原因，确保准确

7. 成品质量问题药品召回处置流程应急预案

内部发现成品质量问题：若发现成品输液出现沉淀、浑浊、变色、分层、有异物等情况，应立即将该药品封存并停止使用，重新调配，以免耽误患者用药。及时通知相关人员，并上报科室负责人，尽快处理解决

外部发现成品质量问题：接到质量问题的反应，立即上报负责人，于医患双方均在场的情况下将实物进行封存，并在封口处标明发生时间、加盖科室用章及医护和家属双签字

按医疗管理部门规定进行药检，并做好相关记录，检验报告不可直接交予患者或家属

患者尚未用药时：当静脉用药调配中心接到临床护士反应出现贴错标签、无标签或标签不清晰、输液袋有破损漏液、药品有质量问题或送错科室时，应立即上报负责人，并派专人到临床查看，确认差错后，将发生差错的药品带回静脉用药调配中心，重新调配，再送回临床

患者已用药时：当静脉用药调配中心接到临床护士反应出现贴错标签、错配药品、药品有质量问题或送错科室并且患者已经用药时，应记录发生问题的详细信息，立即上报药学部领导，听从领导具体安排及时处理，同时派专人到临床查看确认差错

发生重大差错或事故时，各相关责任人应暂停工作，积极配合领导调查，处理问题

各责任人必须如实反映差错发生的情况，交代清楚工作过程的每一个细节，以便差错的排查

在查清差错发生的原因前，不可妄下论断

差错调查过程中，工作人员不可存在私心、侥幸心理或任何不端正的想法，拖延问题处理时机而导致差错影响进一步扩大

组织组内人员开展讨论，分析差错原因，吸取教训，避免再次发生

对输液出现的质量问题向药品质量管理监测网报告，对临床出现的输液质量问题及时上报，并进行原因分析、总结，提出改进措施

成品质量问题药品召回处置流程应急预案

8. 输液反应应急预案

输液反应应急预案

- 接到病房出现输液反应报告后，建议临床立即停止使用，向临床药学科药品不良反应监测员报告，并与临床药学科药师一起到病房查明情况

- 在医患双方均在场的情况下将实物进行封存，并在封口处标明输液反应发生时间，加盖科室用章及医护和家属双签字。按医疗管理部门规定进行药检，并做好相关记录

- 组织组内人员开展讨论，分析原因，鉴别属于药品质量问题、配制问题、临床使用问题或患者自身问题，吸取经验教训

- 记录发生问题的详细信息（问题发生的原因、当事人、处理结果等），及时查找原因，并作出相应处理。填写分析报告，对预防类似情况发生的建议，制定整改措施

- 及时上报临床出现的输液质量问题和患者输液后的严重不良反应，并进行原因分析、总结，提出改进措施

第二节　安全管理

一、科室质量与安全团队管理

1. 团队工作职责

团队工作职责

- 科室质量与安全管理团队由科室正副主任、科室核心组成员、科室质量管理员等组成

- 制定并实施科室质量与安全管理工作计划，落实科室质量与安全工作制度，建立科室质量与安全管理的各项工作记录，定期进行质量与安全管理培训与教育

- 建立科室各项规章制度、岗位职责和相关技术规范、操作规程、诊疗规范

- 履行科室质量与安全管理团队职责，定期自查、评估、分析、整改

2. 团队科主任工作职责

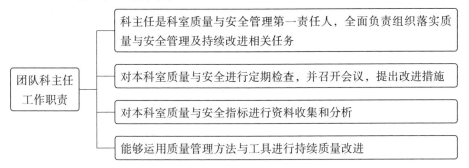

团队科主任工作职责
- 科主任是科室质量与安全管理第一责任人，全面负责组织落实质量与安全管理及持续改进相关任务
- 对本科室质量与安全进行定期检查，并召开会议，提出改进措施
- 对本科室质量与安全指标进行资料收集和分析
- 能够运用质量管理方法与工具进行持续质量改进

3. 团队成员及质管员工作职责

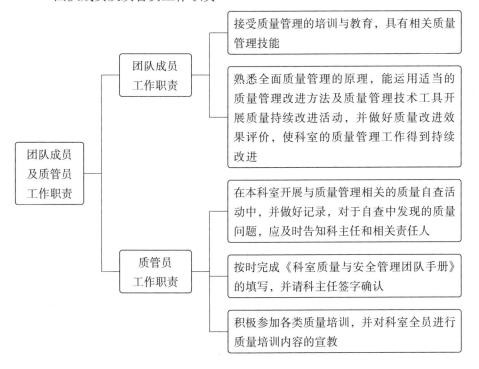

团队成员及质管员工作职责
- 团队成员工作职责
  - 接受质量管理的培训与教育，具有相关质量管理技能
  - 熟悉全面质量管理的原理，能运用适当的质量管理改进方法及质量管理技术工具开展质量持续改进活动，并做好质量改进效果评价，使科室的质量管理工作得到持续改进
- 质管员工作职责
  - 在本科室开展与质量管理相关的质量自查活动中，并做好记录，对于自查中发现的质量问题，应及时告知科主任和相关责任人
  - 按时完成《科室质量与安全管理团队手册》的填写，并请科主任签字确认
  - 积极参加各类质量培训，并对科室全员进行质量培训内容的宣教

4. 科室质量与安全管理例会制度

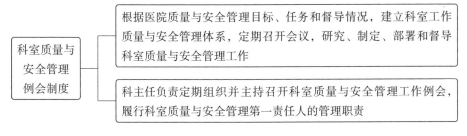

科室质量与安全管理例会制度
- 根据医院质量与安全管理目标、任务和督导情况，建立科室工作质量与安全管理体系，定期召开会议，研究、制定、部署和督导科室质量与安全管理工作
- 科主任负责定期组织并主持召开科室质量与安全管理工作例会，履行科室质量与安全管理第一责任人的管理职责

续流程

科室质量与安全管理例会制度

- 科室核心小组例行会议是科室质量与安全管理例会的组成部分，正常情况下每月召开 1 次，常态化安排、处理科室质量与安全及其他事宜

- 每季度召开 1 次科室质量与安全管理会议，参加者包括科室质量与安全管理小组成员，必要时扩大参加人员，系统分析、讨论及总结科室工作重要事项，发现与解决问题

- 会议记录由科室秘书组织安排，每次由书记员进行会议记录，纸制或电子记录及时归科室档案保存，3 日内整理出会议纪要文件，会议主持人签字后留档、转发、上报

- 参会人员签名报到，准时参加会议，不能参会者要向科室秘书请假并说明原因。与会者应积极进行相应内容资料收集准备和分析，针对科室质量与安全指标提出评价和建议

- 采取有效措施，对员工进行医疗质量与安全教育，提高医疗风险防范意识，实现"患者安全目标"

- 向全科不定期发布科室质量与安全公告，起到警示作用

二、科室安全管理

1. 通则

通则

- 按行政组每组设安全员 1 名，负责日常防火宣传及监督工作，每月对所属部门检查登记 1 次，检查灭火器是否安全有效，发现隐患立即向科主任汇报并提出改进意见

- 工作室内严禁吸烟，无关人员未经允许不得入内

- 每日工作完毕后检查煎药室、制剂室所有炉具，确定关闭后登记签名，安全员监督执行

- 严格执行国家关于麻醉药品、医疗用毒性药品、精神药品的管理制度

续流程

通则	由药品科及调剂科主任负责每半年一次对各药房管理情况及临床使用情况进行检查，并将结果分别上报药剂科
	检查内容包括账物符合情况、逐日登记表等

2. 钥匙的管理

钥匙的管理	下班后制剂楼内的各工作间钥匙封存放在制剂楼指定地点
	下班后其他工作间钥匙封存放在急诊药房
	若钥匙已封存，因工作急需要打开工作间时，当事人签字，并注明事情原因、时间以保安全
	急诊药房值班人员需要到其他药房取药时，必须有院总值班或保安人员陪同作证，钥匙用毕重新封存登记

3. 药库

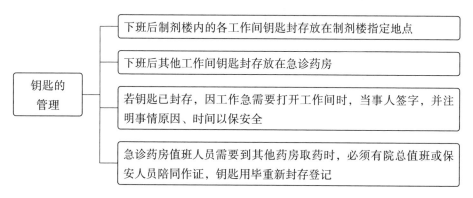

药库	中药库若存放大量中草药，要定期翻垛散热，以防自燃
	除普通库外，还应设置毒麻药品库、危险品库、冷藏库、阴凉库，并设专人负责，建立账卡
	一般药品与易燃易爆药品不得混放，易燃易爆药品应贮藏于危险品库
	危险品要贮藏在规定容器内，包装要牢固，封口要严密，严禁将乙醚、丙酮、苯等低闪点易燃品存放冰箱内
	对危险品库的药品建立严格的采购、领取、使用审批手续。入库前必须检验，核对品名、规格重量、容器包装等
	由安保部固定专门的管理人员，进行科学管理，确保安全。严禁任何人在库区动用明火，在库外指定地点配置一定数量的灭火器并保持良好状态

4. 药房及煎药室

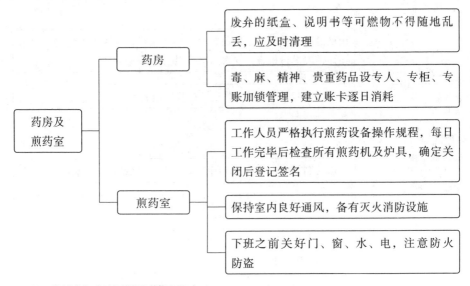

5. 制剂室和静脉用药调配中心

```
制剂室和       ┌─ 安全员定期对室内进行安全检查和安全监督；检查保管灭火器材；
静脉用药      │   保证剧毒品、危险品及设备的安全使用；保证水、电、燃气、蒸
调配中心      │   汽的安全使用
            │
            ├─ 重点加强防火、防触电、防机器损伤、防爆工作。发现隐患，及
            │   时与有关部门联系
            │
            ├─ 依照危险品管理规定，对易燃、易爆、有毒、强腐蚀性等危险品
            │   的申购、存放、使用设专人管理，并有醒目标识，由保卫处专库
            │   管理，制剂室应随用随领，勿大量存放
            │
            ├─ 中药制剂室在生产流浸膏、回收乙醇时，宜用蒸汽加热浓缩，室
            │   内应使用防爆电气设备。多余乙醇放置酒精专用库房
            │
            ├─ 室内保持良好通风，电炉等电气设备不得随意挪动
            │
            ├─ 必须遵守设备安全操作规程与国家劳动保护的有关规定，遵守强
            │   电、弱电、微电仪器的操作规程，并有使用记录
            │
            ├─ 工作区及生活区内禁止吸烟，易燃品区域严禁动用明火，使用燃
            │   气要有人看管
            │
            └─ 工作人员下班前必须检查关好门窗、水、电、灯、燃气以及所用设备
```

6. 实验室

实验室

- 应定期检查各类电器设备，防止漏电、短路、超负荷等不正常使用

- 使用一级试剂或产生有毒有害气体的实验必须在不燃材料的通风橱内进行，严禁靠近火源、高温及电源处，以免发生危险。需加热物品尽量使用水浴加热

- 每次使用剧毒品后，应立即放入毒品柜内保存，不得随意在实验台上存放，并及时登记用途及数量

- 乙醇、甲醇、丙酮等易燃液体总存放量不宜超过 5kg，应放在试剂柜底层阴凉处

- 氧化剂、易燃有机物必须隔离贮存，不应混放，剩余量应放入危险品库，冰箱内不准存放有机试剂

- 化学试剂应由专人保管，保管人员须经常检查在库试剂情况，发现渗漏及时处理，搬运化学物品时严禁流动、撞击

- 试剂标签脱落，应立即取出确认，以免混淆发生异常反应而引起危险

- 保持室内良好通风，以使操作时溢出的有毒、易燃物品能及时排出

- 注意防爆、防腐蚀、防灼伤等，必要时戴口罩、帽子、手套和防护眼镜

- 实验室内严禁吸烟，要求工作人员会使用灭火器械，灭火器、消防设施应放在实验室便于取用处

- 必须遵守设备安全操作规程与国家劳动保护的有关规定，遵守强电、弱电、微电仪器的操作规程

- 每天工作完毕，应检查门、窗、水、电等，锁门后离开

7. 制剂楼门卫

制剂楼门卫

- 非药剂科工作人员不得随意入内，外来人员出入需登记

- 制剂楼内严禁吸烟，不得私自带外人进入制剂楼及夜间留宿，值班期间不得擅自离岗

续流程

制剂楼门卫

- 每晚定时清楼，检查全楼的门、窗、水、电，注意防火防盗
- 制剂楼内的各工作间钥匙下班后封存于传达室，如有需要，让当事人签字，并写清事情原因、日期、开封时间，以保证安全
- 不得与外人进行私下买卖制剂楼内物品，收购废品人员严禁进入楼内

三、科室信息安全管理

1. 信息员制度

信息员制度

- 药剂科设置信息员 3 名，负责药品信息维护及药剂科与医院信息中心的协调与处置
- 信息员负责联络医院信息中心等部门的相关人员，及时反映药剂科信息方面的相关需求并将相关科室的处理办法或结果及时反馈给科内相关人员
- 药剂科全体员工在医院 HIS 系统中的权限维护、药剂科相关 HIS 系统信息维护、程序改进等的相关工作必须由信息员依照药剂科相关决定和要求，与院内相关部门沟通处理，药剂科其他人员不应越权处理
- 药库岗位信息员负责录入新药基本信息，其主要项目包括系统代码、药品名称、规格、分类、剂型、通用名、用法、基本单位、基本数量、等效单位、等效数量、医保类别、管制分类、产地、医保名称、入库单位、库存分类、盘点分类、别名、零售价、招标价等药学项、医嘱项及库存项信息
- 确保药品审批信息、批号追踪信息、有效期和贮存管理信息与验收实物相符
- 药库岗位信息员负责医保、公疗、物价等信息的管理，执行国家医保政策和管理要求，准确标注医保药品管理类别；执行国家药品价格政策，按要求及时、准确调整系统药价；执行药品招标管理规定，执行药品中标采购价格和零售价格

2. 信息的记录、保存与安全

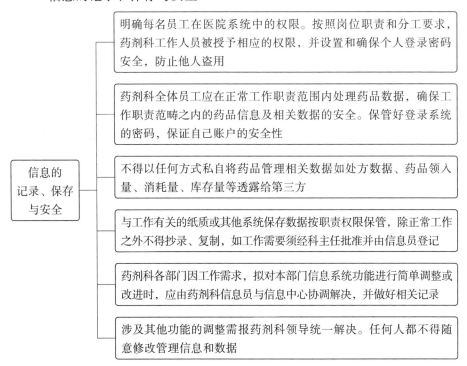

信息的
记录、保存
与安全

- 明确每名员工在医院系统中的权限。按照岗位职责和分工要求，药剂科工作人员被授予相应的权限，并设置和确保个人登录密码安全，防止他人盗用

- 药剂科全体员工应在正常工作职责范围内处理药品数据，确保工作职责范畴之内的药品信息及相关数据的安全。保管好登录系统的密码，保证自己账户的安全性

- 不得以任何方式私自将药品管理相关数据如处方数据、药品领入量、消耗量、库存量等透露给第三方

- 与工作有关的纸质或其他系统保存数据按职责权限保管，除正常工作之外不得抄录、复制，如工作需要须经科主任批准并由信息员登记

- 药剂科各部门因工作需求，拟对本部门信息系统功能进行简单调整或改进时，应由药剂科信息员与信息中心协调解决，并做好相关记录

- 涉及其他功能的调整需报药剂科领导统一解决。任何人都不得随意修改管理信息和数据

四、差错事故管理

1. 差错的定义与构成因素

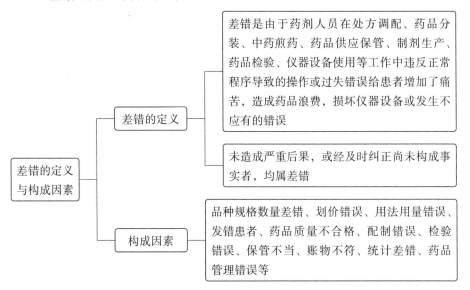

差错的定义
与构成因素

差错的定义

- 差错是由于药剂人员在处方调配、药品分装、中药煎药、药品供应保管、制剂生产、药品检验、仪器设备使用等工作中违反正常程序导致的操作或过失错误给患者增加了痛苦，造成药品浪费，损坏仪器设备或发生不应有的错误

- 未造成严重后果，或经及时纠正尚未构成事实者，均属差错

构成因素

- 品种规格数量差错、划价错误、用法用量错误、发错患者、药品质量不合格、配制错误、检验错误、保管不当、账物不符、统计差错、药品管理错误等

2. 差错的分类

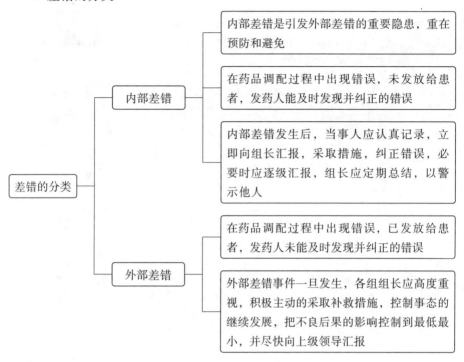

3. 差错的管理

差错的管理

差错事件发生后应组织相关人员进行事故分析，分析发生原因，认定责任，及时总结反思，吸取教训，并提出相应的预防和避免复发的改进措施，警示他人以避免重犯

各组差错事故登记由组长监督执行，组长应按照规定程序进行差错事件登记，登记内容包括差错事件的时间、地点、患者姓名、病案号、差错摘要、事件的后果以及处理措施，记录后由当事人签名，组长核实，由组长确定差错事件的性质和处理意见，组长签字并每月汇集上报科室备案

药剂科设专人负责汇集差错、事故，对发生差错事故的原因、情节及后果要进行具体分析，定期组织讨论、分析，找出发生差错事故的原因和性质，从中吸取教训，制定预防措施，如引导药剂人员继续教育，修改不合理操作规程，提醒执行正确操作规程等

续流程

进修人员和实习人员的差错由带教老师直接负责

由于违反医疗卫生管理法律、行政法规、部门规章、过失造成患者人身损害的为医疗事故

应最大限度地减少医疗事故的发生，及时采取补救措施，并积极组织抢救，妥善处理，及时汇报科院领导。对医疗事故的处理按院医疗事故处理条例的相关规定执行

差错的管理

对于差错事故的管理，应以预防为主，发现隐患及时提出，提高药剂人员的重视程度。提高业务熟练程度，降低失误率。发药人员应严格遵守发药规程，严格做到"四查十对"，及时纠正可能出现的差错

药师的工作应以"为患者提供人性化的药学服务"为理念，以患者为中心，建立高标准的药学服务流程，严把质量关，以高素质的执业药师为主力，依托现代化的管理，确保患者用药安全

五、制剂安全管理

设立安全员负责制剂安全工作，定期进行内部安全检查和监督，保证消防设备及器材合格、到位，发现隐患及时报告

加强防火、防触电、防机器损伤、防爆工作

对毒、麻药品设专人、专柜保管并有醒目标识；严格执行领料、消耗制度，严防丢失，做到账物相符

制剂安全管理

对易燃、易爆、有毒、强腐蚀性危险品应随用随领，勿大量存放，设专人管理，并有醒目标识。使用以上药品时必须严格遵守操作规程，不得擅离岗位，出现意外情况及时处理并向负责人汇报

严格执行各种电器设备的操作规程，严禁私设线路、私用电炉、烘箱等设备

未经科主任同意不得私自带外来人员进入制剂场所

续流程

制剂安全
管理
- 下班前检查门、窗、水、电、煤气及所有设备是否关闭
- 库房与危险品附近严禁烟火，制剂场所严禁吸烟
- 按要求配置防火器具和物品，消防器材不得随便移动使用，工作人员应掌握使用方法
- 对因玩忽职守，造成不良后果者，按有关规定处理

六、PIVAS 安全管理

PIVAS
安全管理
- 组长、安全员定期依据一级质量监控对所属区域及其各类设备进行安全检查，发现问题及时处理
- 各班工作人员应认真履行本班的工作职责，遵守操作规范，严格执行查对制度，防止差错及交叉感染的发生
- 按药品、液体储存条件规范放置，并按药品效期管理制度执行，保证无积压、无变质、无混放
- 特殊贵重药品专柜放置、专人保管、及时上锁，钥匙随身携带
- 药品定期清点并记录，做到账物相符
- 产生有害气体的操作应在生物安全柜中进行
- 对细胞毒性药物应按操作规程配置，配置和使用时应采取防护措施
- 做好个人防护，防止锐器伤的发生
- 正确选择与药物特性相符的运送工具，与科室清点交接成品数量并双方签字
- 使用电器设备前检查有无漏电情况，确认正常后方可使用
- 定期检查消防设施，发现问题及时汇报、修理，库房内不准吸烟，严禁把火种带入库房。组织所属人员学习消防知识，使之掌握消防设备的使用方法

续流程

PIVAS
安全管理

对水、电开关除清场时检查外，应有专人再次负责检查。所有工作结束离开工作场所时，应检查确认门窗是否关严、锁好。如发生意外情况，应立即向院有关部门及科室领导汇报

经常了解所属人员的思想情况，发现问题及时解决并及时向上级领导报告

第四章

调剂科工作操作常规

第一节 门急诊药房工作操作常规

一、门诊西药房前台审核发药操作常规

门诊西药房前台审核发药操作常规

- 启动电脑，进入系统，输入本人工号及密码，进入发药程序，接收后台传送处方信息
- 前台药师接收药品后，核实患者身份
- 收取患者处方（加盖收费专用章）后，核对患者处方与系统记录处方的一致性
- 依据《处方管理办法》审核处方完整性、合法性及用药适宜性，按照"四查十对"原则核对发药，并在每种药品上粘贴用法标签
- 前台药师应对患者进行用法用量与注意事项、特殊药品保存条件等用药指导；耐心解释或解答患者的询问与要求；如无法详细答复患者，应告知患者前往咨询窗口获取帮助
- 交付药品前应再次确认患者身份，并将药品清单交付患者，请其按照药品清单当面核对药品种类与数量
- 发药结束后，前台药师应在处方上签字或盖章且在发药程序中确认，并向患者说明全部药品已交付
- 前台发药过程中若发现后台调配有误，应将药品退回给后台配方人员，并及时更正

续流程

| 门诊西药房前台审核发药操作常规 | 如果处方合法性、完整性或适宜性存在问题，药师有权拒绝调剂，并开具临床联系单告知处方医师，请其确认或重新开具处方 |
| | 每日工作完毕时清点处方，按日装订成册 |

二、门诊西药房后台调剂操作常规

门诊西药房后台调剂操作常规	启动电脑，进入 HIS 系统，输入本人工号及密码，进入配方程序，接收处方信息，打印药品清单
	按照药品清单调配药品，检查调配药品的有效期及外观是否正常；将调配的药品放入专用盒内，如调配冰箱保存的药品，还应在药品外包装上粘贴冰箱保存提示贴
	调配完毕，应再次核对药品种类、数量与规格，检查调配药品是否正确
	检查完毕，将药品清单放回该专用盒内，送至前台药师处，并在后台电脑上确认，上传处方信息至前台发药药师电脑
	调配贵重药品应在贵重药品货位处贵重药品账卡上登记，填写用药患者姓名、用药数量并签名确认。登记字迹应清晰，以备查找
	调配药品应保证每名患者使用单独的调配专用盒，严禁将不同患者的药品和清单混放在同一专用盒内

三、门诊西药房药品盘点操作常规

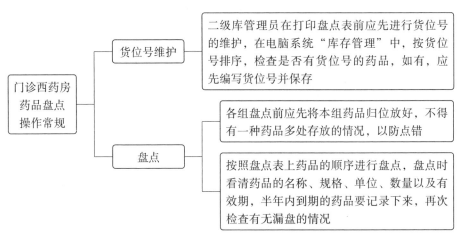

门诊西药房药品盘点操作常规	货位号维护	二级库管理员在打印盘点表前应先进行货位号的维护，在电脑系统"库存管理"中，按货位号排序，检查是否有货位号的药品，如有，应先编写货位号并保存
	盘点	各组盘点前应先将本组药品归位放好，不得有一种药品多处存放的情况，以防点错
		按照盘点表上药品的顺序进行盘点，盘点时看清药品的名称、规格、单位、数量以及有效期，半年内到期的药品要记录下来，再次检查有无漏盘的情况

续流程

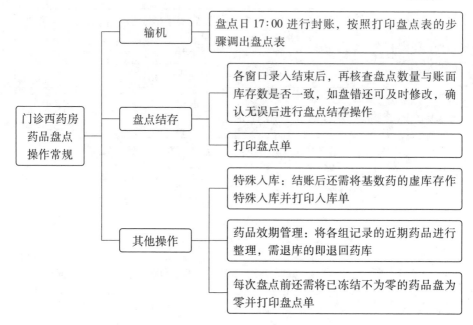

四、门诊西药房二级库管理操作常规

1. 药品出库

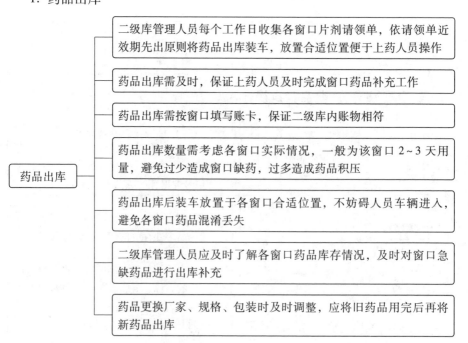

2. 药品入库

药品入库

二级库管理人员每周向库房发出入库申请单，并接受请领的药品入库入账、核对、签收领药单并在系统中进行入库操作

药品请领单应及时发出，保证药库订货周期

药品请领应在保障供应的前提下压缩库存量，根据 HIS 系统中"日消耗"计算领药量，节假日领药量可与组长协调

二级库管理人员在 HIS 中生成药品请领单后应由组长审核后再发送至药库采购

接收药品前应对二级库现有药品进行核对、结存，做到账物相符

接收药品时核对名称、数量、规格，将药品适当拆分上架入账、结存

接收药品时核对药品效期、批号，做到近效期先出，避免药品失效

接收药品时准确核对领药单，核对无误后签收并及时在系统中进行入库操作，操作完毕后将领药单交与组长留存

接收药品后，二级库管理人员对已请领但未到货药品和缺货未请领药品应及时联系药库保管员。及时向组长汇报缺货情况，有责任向窗口药师说明情况。在未到货期间应及时跟踪药库采购情况，保障药品及时供应

3. 药品盘点

药品盘点

每月末进行药品盘点

盘点前，组长应督促二级库管理人员提前逐一查看药品效期，将近效期药品登记后，打印效期预警，提示窗口人员重点检查

二级库管理人员负责药品的效期管理，发现效期近至 6 个月药品应及时与药库联系沟通，进行调整更换

盘点前提前查看、修订药品货位号，做到药品与货位号一一对应。货位号无误后，打印盘点表

药品盘点	盘点后未封账前，如果药品有入库、出库情况及时增减，封账后盘点前如果药品有出库、入库情况及时增减
	盘点日 17：00 进行封账操作
	将各输机电脑进入输机界面，输机核对后单击增量保存
	各窗口输机结束后，单击盘点单据号，单击保存，打印盘点单

4. 大输液药品管理

大输液药品管理	二级库管理人员及时了解大输液使用情况，每周定期请领门诊西药房所需大输液
	各大输液品种应定期进行旧批号药品清库工作，保证各大输液品种旧批号使用完毕后再使用新批号药品
	二级库管理人员应及时整理货位，保证大输液药品在规定货位码放整齐有序
	二级库管理人员应在盘点前到门诊治疗室回收输液条，汇总各大输液品种实际使用数量与领液单进行核对，核对完毕后将输液条销毁
	二级库管理人员应与门诊治疗室负责人就输液请领、使用情况及时沟通、调整，保证大输液药品供应
	节假日期间大输液药品的领取需与输液中心沟通

5. 二级库环境卫生管理

二级库环境卫生管理	库管人员必须严格遵守医院各项管理制度，养成良好的卫生习惯，定期清扫二级库环境，二级库内不得进行与药品养护无关的工作
	二级库内药品包装保持清洁，无灰尘、无污物，摆放整齐有序，不得直接码放在地面上
	大输液药品储存处整齐有序，及时处理废弃纸箱、输液贴、编织袋等杂物

续流程

严防啮齿动物、昆虫、鸟类等危害性动物进入药库，避免对药品造成损坏和污染。如发现危害性动物出现在药库，应及时采取有效措施进行除灭，消除隐患

二级库环境
卫生管理

定期检查在库药品的储存条件，做好二级库温、湿度的检测和管理工作。每日定时对库内温、湿度进行记录。如库内温、湿度超出规定范围，应及时采取调控措施，并予以记录

凡在药品包装上明确要求，需冷藏（一般为 2～10℃）保存的均称为冷链药品，冷链药品应在收货后立即验收，并将药品存放入冰箱内

五、门诊西药房药品分装操作常规

门诊西药房
药品分装
操作常规

从二级库领出需分装的药品

双人核对药品的名称、规格、剂量、有效期

在药品分装登记本上登记药品名称、规格、剂量、生产厂家、生产批号、批准文号、有效期，并双签字

在分装袋上依次注明药品名称、规格剂量、分装数量、药品批号、药品有效期、分装日期

分装药品前，再次双人核对包装袋上的内容与药品是否一致，并核对分装药品的规格、数量

将药品拆开包装倒入分装容器，用分装铲将药品装入分装袋内

将分装袋折叠好摆放在专用盒中

将废弃包装清理干净，并将分装容器与分装铲清洁干净以备下次再用

六、24 小时工作制药房调剂操作常规

24 小时
工作制药
房调剂
操作常规

急诊等药房实行 24 小时工作制

当班药师应在工作开始前登陆 HIS 系统，输入本人工号及密码，进入直接发药程序，接收处方信息

续流程

```
                                    收取患者处方，依据患者姓名、年龄核对患者身份，并与 HIS 系
                                    统记录处方内容进行核对，核对无误后进行调剂

                                    如果处方合法性、完整性或适宜性存在问题，药师有权拒绝
                                    调剂，并开具临床联系单告知处方医师，请其确认或重新开
                                    具处方

                                    按照处方调配药品，检查调配药品的有效期、外观是否正常，
                                    如调配冰箱保存药品，还应在药品外包装上粘贴冰箱保存提
                                    示贴

                                    调配完毕后，应再次核对药品种类、数量与规格并签字确认

     24 小时                        调配贵重药品应在贵重药品货位处贵重药品账卡上登记，填写
     工作制药                        用药患者姓名、用药数量并签名确认。登记字迹应清晰，以备
     房调剂                         查找
     操作常规
                                    调配麻醉药品与第一类精神药品应确认处方上患者病案号、身份
                                    证号、代办人身份证号等特殊登记信息的完整性，并核对患者及
                                    其代办人的身份证明文件后，方可调配药品

                                    依据《处方管理办法》审核处方完整性、合法性及用药适宜性，
                                    按照"四查十对"原则核对发药，并在药品上粘贴用法标签，指
                                    导患者用药。药品发放完毕后处方上再次签字确定

                                    药师审核发放麻醉药品与第一类精神药品应在处方上登记药品批
                                    号，并对处方按年、月、日逐日编制顺序号，发放完毕并签名后
                                    放回麻醉药品专用保险箱内，使用后的空安瓿由治疗室护士送回
                                    药房统一保存、销毁

                                    每日工作完毕时清点处方，按日装订成册。白班、夜班人员工作
                                    应有交接并在交班记录本中登记各类处方数量及药品使用与库存
                                    情况等须登记事宜
```

七、门急诊药房退药操作常规

1. 退药原则

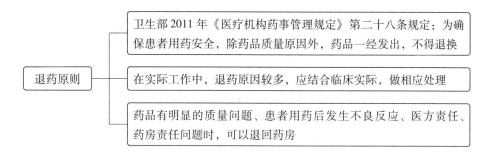

退药原则

- 卫生部 2011 年《医疗机构药事管理规定》第二十八条规定：为确保患者用药安全，除药品质量原因外，药品一经发出，不得退换
- 在实际工作中，退药原因较多，应结合临床实际，做相应处理
- 药品有明显的质量问题、患者用药后发生不良反应、医方责任、药房责任问题时，可以退回药房

2. 接待与核查

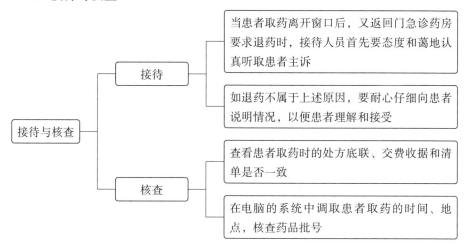

接待与核查

- 接待
  - 当患者取药离开窗口后，又返回门急诊药房要求退药时，接待人员首先要态度和蔼地认真听取患者主诉
  - 如退药不属于上述原因，要耐心仔细向患者说明情况，以便患者理解和接受
- 核查
  - 查看患者取药时的处方底联、交费收据和清单是否一致
  - 在电脑的系统中调取患者取药的时间、地点，核查药品批号

3. 评估与处理

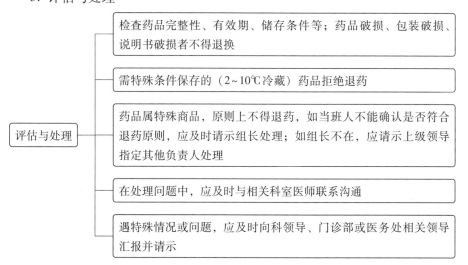

评估与处理

- 检查药品完整性、有效期、储存条件等；药品破损、包装破损、说明书破损者不得退换
- 需特殊条件保存的（2~10℃冷藏）药品拒绝退药
- 药品属特殊商品，原则上不得退药，如当班人不能确认是否符合退药原则，应及时请示组长处理；如组长不在，应请示上级领导指定其他负责人处理
- 在处理问题中，应及时与相关科室医师联系沟通
- 遇特殊情况或问题，应及时向科领导、门诊部或医务处相关领导汇报并请示

4. 操作

操作
- 当班人经以上核查确认后，由医师或药师做退药处理
- 当班人员打印退药单，签字后上联交患者到收款处办理退款，下联由药房保存
- 系统操作：在查询条件中根据患者姓名、处方号、取药时间等信息调出患者的发药记录，核对药品批号、退药数量，输入退药原因，点击"打印并过账"

八、门急诊药房处方审核调配发药操作常规

1. 审核处方

（1）电子处方

电子处方
- 检查处方中科别与患者姓名、性别、年龄、科别与诊断是否合常理
- 检查药品禁忌证、皮试结果、妊娠及哺乳期用药、诊断与用药是否合理，是否存在药品相互作用
- 检查药品剂型是否与患者年龄相符，如婴儿与常规口服片剂等
- 检查药品用法用量是否与诊断、年龄（体重）相符，检查是否医保超量
- 检查是否符合特殊药品规定
- 如发现问题，及时与患者、医师沟通，必要时填写《药师与医师联系单》，待处方修改正确后方可调配发药

（2）手写处方

手写处方
- 手写处方审核遵循电子处方项下所有内容
- 检查处方书写是否完整（患者姓名、年龄、性别、科别、病历号、医师签字、盖章）、有无诊断
- 检查处方中药品是否是用通用名开具

续流程

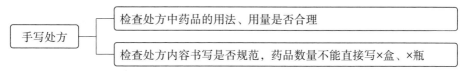

手写处方 ── 检查处方中药品的用法、用量是否合理

手写处方 ── 检查处方内容书写是否规范，药品数量不能直接写×盒、×瓶

2. 沟通与更正处方

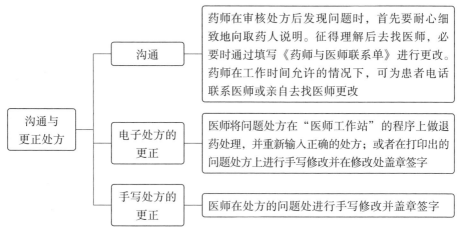

沟通与更正处方

沟通 ── 药师在审核处方后发现问题时，首先要耐心细致地向取药人说明。征得理解后去找医师，必要时通过填写《药师与医师联系单》进行更改。药师在工作时间允许的情况下，可为患者电话联系医师或亲自去找医师更改

电子处方的更正 ── 医师将问题处方在"医师工作站"的程序上做退药处理，并重新输入正确的处方；或者在打印出的问题处方上进行手写修改并在修改处盖章签字

手写处方的更正 ── 医师在处方的问题处进行手写修改并盖章签字

3. 调配处方及注意事项

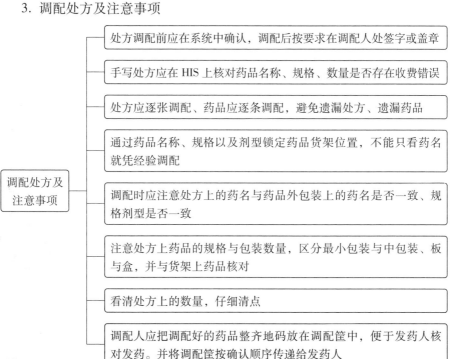

调配处方及注意事项

处方调配前应在系统中确认，调配后按要求在调配人处签字或盖章

手写处方应在 HIS 上核对药品名称、规格、数量是否存在收费错误

处方应逐张调配、药品应逐条调配，避免遗漏处方、遗漏药品

通过药品名称、规格以及剂型锁定药品货架位置，不能只看药名就凭经验调配

调配时应注意处方上的药名与药品外包装上的药名是否一致、规格剂型是否一致

注意处方上药品的规格与包装数量，区分最小包装与中包装、板与盒，并与货架上药品核对

看清处方上的数量，仔细清点

调配人应把调配好的药品整齐地码放在调配筐中，便于发药人核对发药。并将调配筐按确认顺序传递给发药人

4. 发药及注意事项

发药及注意事项

- 发药人按照医院的要求规范着装，应整齐、大方、得体
- 发药人在发一名患者的处方前应检查桌面是否遗漏前一名患者的处方中药品，系统是否已做发药操作
- 门诊药房做发药操作
- 打开扩音器，用普通话以中速语音呼唤患者姓名，注意处方上的年龄，对老年人、耳鼻喉科患者应适当放大音量减慢语速
- 使用礼貌用语请患者出示就诊卡或手写处方的底联，以便核对患者
- 读取就诊卡中的数据并与处方比对。先核对患者姓名、再核对药品。避免患者误听或有同名患者，确保把药品发给正确的患者
- 逐张、逐条由上至下发药，避免遗漏
- 发药同时做好患者教育，告知患者药品名称、用法用量、注意事项、不良反应等。口服药外包装需贴用法标签
- 在患者长期使用该药品并熟知用法情况下可简单告知，提高发药速度
- 发药结束后，在处方发药人一栏按规定盖章或签字，检查并清理桌面，避免遗漏药品。使用文明用语告知患者药已发齐并等待患者装好药品
- 发过的处方分类码放整齐

5. 欠药与退药流程

欠药与退药流程

- 欠药由调配药师发起，需电话联系何地取药，并在欠药单上方注明欠药地点或直接告诉发药人欠药地点
- 退药处方要经过调配、发药后才能进行退药，退药需由医师发起，由调配药师收回药物并打印退药单
- 撤销已确认处方并退药

6. 药品配发差错的处理

药品配发
差错的处理

- 处方应逐张在系统上做发药操作，避免遗漏

- 发药人发现调配人调配错误时，应及时告知并让其立即更换，减少患者等候时间

- 发药人没有核对出调配人的错误而发错药时，应主动联系患者，尽可能减少患者错误用药。如患者发现后返回发药窗口，发药人应在核实情况后向患者坦诚地承认错误，绝大多数患者都会原谅

- 发生纠纷时，勇于承认错误并尝试自己解决，如解决不了及时通知组长、带教药师或高年资药师解决。尽量不让患者提出态度问题，避免事态恶化

九、门急诊药房麻药、第一类精神药品调配发药操作常规

1. 审方

审方

- 检查红色专用处方是否填写完整，内容包括患者姓名、性别、年龄、身份证号、病历号、科别、诊断及药品通用名、商品名、规格、数量、用法用量、签字盖章等，如需他人代领，还应填写代领人姓名、身份证号

- 检查医师签字留样是否与医务处备案一致

- 检查手写处方内容是否与电子处方一致

- 检查手写处方的药品规格数量是否与系统一致

- 按照《处方管理办法》的要求，根据诊断及药品剂型判断带药天数上限，计算处方实际带药天数，即以总用量除以每日用量，所得数值应小于或等于处方管理办法规定上限

- 根据麻醉药账卡上的患者上次取药记录，查看是否到达再取药时间。如果账卡上记录上一次取药量为15天，而上次取药时间距本次取药不满14天，则不能发药

2. 调配

按处方逐条调配药品，仔细核对药名、规格、数量

在账卡上记录取药日期、患者姓名、带药天数、带药数量、剩余库存，并在账卡上签字

在处方上记录药品的批号并在调配人处签字

针剂、贴剂应收回空安瓿、废贴并做好记录

为门急诊患者开具的麻醉药品注射剂每张处方为一次常用量；控缓释制剂每张处方不得超过 7 日常用量；其他剂型每张处方不得超过 3 日常用量

调配

第一类精神药品注射剂每张处方为一次常用量；控缓释制剂每张处方不得超过 7 日常用量；其他剂型每张处方不得超过 3 日常用量。哌醋甲酯用于治疗儿童多动症时，每张处方不得超过 15 日常用量

为门急诊癌症疼痛患者和中、重度慢性疼痛患者开具的麻醉药品、第一类精神药品注射剂每张处方不得超过 3 日常用量；控缓释制剂每张处方不得超过 15 日常用量；其他剂型每张处方不得超过 7 日常用量。盐酸哌替啶处方为一次常用量，药品仅限于医疗机构内使用

急诊药房设有麻醉药品注射剂空安瓿回收登记本，以确保在门诊药房所发的麻醉药品注射剂没有外流。记录内容有日期、患者姓名、麻醉药品名称、规格及数量、发药人、空安瓿回收并签字

3. 发药

发药操作可参考"门急诊药房处方审核调配发药操作常规"

发药时应再次核对处方的完整性及患者带药是否超量

发药

检查调配人是否签字、是否将批号写在处方上

发药时提示患者下次取药时间，提醒首次使用贴剂的患者保留旧贴，在下次取药时交回药房

发药结束后，将麻醉药处方单独存放于麻醉药柜中

十、门急诊药房 A 型肉毒素调配发药操作常规

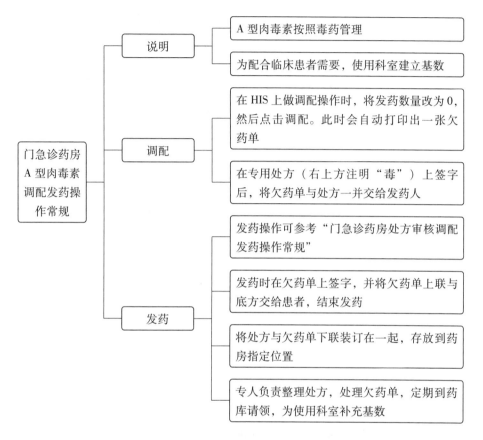

十一、门急诊药房腹膜透析液调配发药操作常规

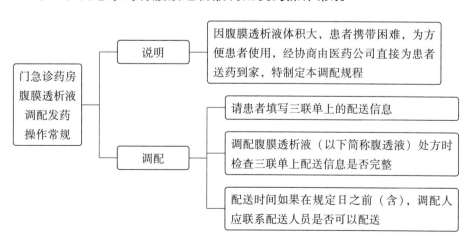

续流程

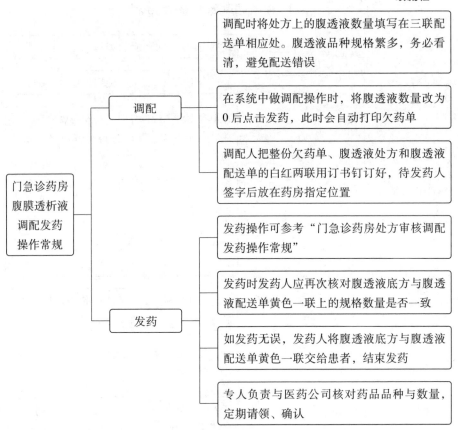

门急诊药房腹膜透析液调配发药操作常规

调配
- 调配时将处方上的腹透液数量填写在三联配送单相应处。腹透液品种规格繁多，务必看清，避免配送错误
- 在系统中做调配操作时，将腹透液数量改为0后点击发药，此时会自动打印欠药单
- 调配人把整份欠药单、腹透液处方和腹透液配送单的白红两联用订书钉订好，待发药人签字后放在药房指定位置

发药
- 发药操作可参考"门急诊药房处方审核调配发药操作常规"
- 发药时发药人应再次核对腹透液底方与腹透液配送单黄色一联上的规格数量是否一致
- 如发药无误，发药人将腹透液底方与腹透液配送单黄色一联交给患者，结束发药
- 专人负责与医药公司核对药品品种与数量，定期请领、确认

十二、门诊中成药岗位操作常规

1. 收方及配方

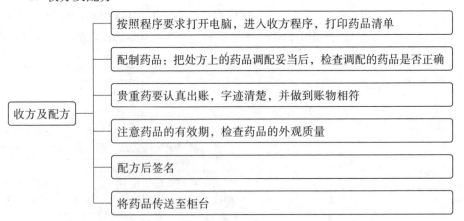

收方及配方
- 按照程序要求打开电脑，进入收方程序，打印药品清单
- 配制药品：把处方上的药品调配妥当后，检查调配的药品是否正确
- 贵重药要认真出账，字迹清楚，并做到账物相符
- 注意药品的有效期，检查药品的外观质量
- 配方后签名
- 将药品传送至柜台

2. 发药及检查

发药及检查

- 柜台药师收到药品后，在发药程序中确认患者身份
- 收取患者处方后，核对患者处方与系统记录处方的一致性
- 依据《处方管理办法》审核处方完整性、合法性及用药适宜性；按照"四查十对"原则核对发药
- 若发现调配有误，应将药品退回给配方人并及时更正
- 确保所用药物剂量和服药次数符合患者的病情、年龄，无配伍禁忌和不合理用药现象，如果处方上的药品名称不清楚或对所用剂量有疑问，应该向开处方的医师询问或与其他药剂师商讨和确认
- 药剂师要向取药的患者逐一地解释药品包装上的内容，贴上药签，标明用药次数及用药单次剂量，以确保患者知道药品的名称、正确使用药品及用药注意事项，对患者的询问要耐心
- 确保按照处方正确地发药给患者，然后在处方上签字
- 每日工作完毕时清点处方，按日装订成册

3. 二级库

二级库

- 负责中成药的发放工作，每天核对二级库内所有药品的数量，做到账物相符，定期检查库内药品的有效期
- 负责每周药库来药的上药工作，上药时要认真清点药品的数量是否正确，近期药品先用，远效期的药品后用

十三、门诊中药饮片调配岗位操作常规

1. 审方

审方

- 审阅处方上科别、姓名、性别、年龄、地址或工作单位、病历号或门诊号、处方药味、剂量、用法、剂数、医师签名、日期等。超过3日的处方，在未征得原处方医师的同意和重新签名的情况下，拒绝调剂
- 审阅处方时如发现有字迹不清、错字、重复药味、未注明剂量、配伍禁忌、妊娠禁忌药、超过规定剂量等问题，应与该处方医师联系，在该处方医师改正并重新签名后方可调剂

续流程

审方	审阅处方中所列药味，有"脚注"者应遵医嘱调剂；医嘱要求自备"药引"时，应向取药者说明
	出现处方应付药味短缺时，应及时联系该处方医师对该药味进行更换，调剂人员不得擅自更换
	处方中药味需要特殊保存或使用方法特殊时，应向取药者说明
	调剂人员不得擅自涂改处方

2. 计价

计价	计算药价必须认真执行国家物价政策和规定，执行物价主管部门核定或认可的价格
	每味药的价钱尾数每10克可以保留到厘，计价完毕，每张处方的药价可四舍五入保留到分
	贵重细料药应在处方药味顶部注明单价。如属于自费药品，应告知患者
	药价计算完毕，计价人须签名

3. 调配

调配	调配人员在接到已收费处方后，应先对处方各项内容进行再次审核，然后再进行调配
	调剂前，应先核准所用戥秤的定盘星。持戥方法为左手握住戥杆，右手取药，提起戥毫至眉齐，检视戥星指数与所取药味剂量相符
	秤取药味应按处方所列顺序间隔平摆，不得混放一堆
	体积松泡的药味应先秤取，以免因覆盖其他药味而造成复核困难；黏度大的药味可稍后秤取置于松泡药味之上，以防止其黏附包装纸；鲜药则应另包，以免因干湿相混而致发霉变质，从而影响疗效

续流程

注明需临方炮制的药味，应按炮制要求进行调剂

严格按照本规程调剂处方中所列的所有药味

处方中要求先煎、后下、包煎、烊化、另煎、冲服等特殊煎法的药味，应进行单包并注明用法

需要临时捣碎的药味应使用铜缸捣碎。铜缸用后立即擦拭干净，不得残留粉末。可预先捣碎的药味，可用机械加工粉碎后备用

调配

一方多剂同时调剂时，应按递减分戥法操作，并开药应分别称取。处方中的贵重细料药应分别单包。每剂药总重量的误差率不得超过±5%

处方注明要求临方加工成其他剂型的，处方中所列的挥发油含量高、脂肪油多、糖分多、含树脂、黏性大、纤维性强、质地松软和动物类药等药味以及贵重细料药均应单取、单包，以利加工时分别处理

外用药须明显标注并向取药者说明

调剂处方完毕后调剂人员应检查核对，核对无误后再签名

4. 复核及包装

处方药味和剂数是否正确，秤取剂量是否准确，有无多配、漏配、错配或掺混异物等

是否违反配伍禁忌、妊娠禁忌；有毒中药是否超剂量

有无虫蛀、发霉、变质、生制不分、应捣碎未捣碎的药味

复核及包装

是否已将先煎、后下、包煎、烊化、另煎、冲服等特殊要求的药味单包并注明用法

是否已将贵重细料药单包

核对完成确认合格后再签名

5. 发药

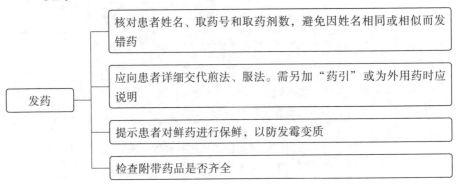

发药	核对患者姓名、取药号和取药剂数，避免因姓名相同或相似而发错药
	应向患者详细交代煎法、服法。需另加"药引"或为外用药时应说明
	提示患者对鲜药进行保鲜，以防发霉变质
	检查附带药品是否齐全

第二节 住院药房工作操作常规

一、中药饮片岗位操作常规

1. 住院处方

（1）收方、审方

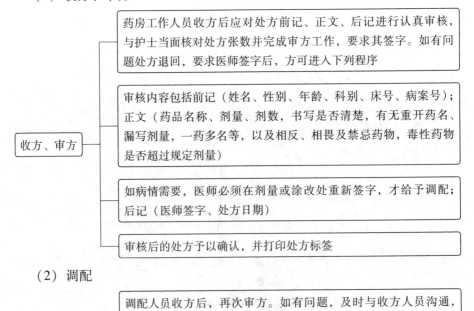

收方、审方	药房工作人员收方后应对处方前记、正文、后记进行认真审核，与护士当面核对处方张数并完成审方工作，要求其签字。如有问题处方退回，要求医师签字后，方可进入下列程序
	审核内容包括前记（姓名、性别、年龄、科别、床号、病案号）；正文（药品名称、剂量、剂数，书写是否清楚，有无重开药名、漏写剂量，一药多名等，以及相反、相畏及禁忌药物，毒性药物是否超过规定剂量）
	如病情需要，医师必须在剂量或涂改处重新签字，才给予调配；后记（医师签字、处方日期）
	审核后的处方予以确认，并打印处方标签

（2）调配

| 调配 | 调配人员收方后，再次审方。如有问题，及时与收方人员沟通，确认无误后，方可调配 |
| | 调配时，首先校对戥子，以确保称量准确 |

续流程

调配

- 按处方依次调配，顺序间隔平放，不可混为一堆。可先称体积松泡药品，最后称量黏性大的药品
- 调配的各种饮片应保证洁净，没有杂质，无发霉变质虫蛀，无不合格药品
- 处方如需要先煎、后下、包煎、烊化、另煎、冲服，应严格按照规定进行操作
- 处方中矿物药、动物贝壳类、果实、种子等坚硬药品，须经过"打碎"、"捣碎"、"劈"等脚注说明方可入药
- 如有自煎处方，分戥时，三戥一平，处方中并开药品应分别称量。细料药品或毒性药品可用递减分戥法，每味药应逐剂进行复戥并按剂分包
- 称量检查时，每剂误差不得超过±5%
- 调配完毕，详细查对无误后，调剂者签名以示负责

（3）复核及包装

复核及包装

- 首先核对调配的药品是否符合处方所开的药味和剂数，有无多配、漏配、错配或掺混异物的现象
- 有无相反、相畏、禁忌和超剂量等
- 药品有无虫蛀、发霉、变质，有无以生代制、生制不分、整药、籽药未捣等现象
- 是否已将先煎、后下、布包煎、烊化、另煎、冲服、兑服和特殊要求以及同服的成药等进行另包并注明用法
- 处方药味量与实际分量是否相等
- 复核合格后即可签字包装
- 包装时，应将先煎、后下、布包煎等药品放在上面，以便提醒按规定煎药和服用，在标签上注明患者姓名防止差错
- 每日工作完毕，清点处方及单据，按日装订成册，妥善保存

2. 门诊代煎处方

门诊代煎
处方

- 门诊代煎处方，按时收取。严格审方，如有问题，及时与收方人员沟通，确认无误后，方可取回，进入下一个环节
- 处方取回后，及时打印标签
- 工作人员核对标签后，在标签左上角写上取药号，并与处方一起装订，进入下一环节
- 调配，具体见下方"调配"
- 复核及包装，具体见下方"复核及包装"
- 是否已将先煎、后下、布包煎、烊化、另煎、冲服、兑服和特殊要求以及同服的成药等进行另包并注明用法
- 处方药味量与实际分量是否相等
- 复核合格后即可签字包装
- 包装时，应将先煎、后下、布包煎等药品放在上面，以便提醒按规定煎药和服用
- 每日工作完毕，清点处方及单据，按日装订成册，妥善保存
- 质量抽查，具体见下方"质量抽查"

（1）调配

调配

- 调配人员收方后，再次审方。如有问题，及时与收方人员沟通，确认无误后，方可调配
- 调配时，首先核对戥子，并确保称量准确
- 按处方药味程序调配，顺序间隔平放，不可混为一堆，可先称体积松泡药品，最后称量黏性大的药品
- 调配的各种饮片应保证洁净，没有杂质，无发霉变质虫蛀，无不合格药品

续流程

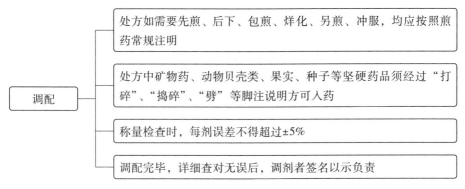

处方如需要先煎、后下、包煎、烊化、另煎、冲服，均应按照煎药常规注明

处方中矿物药、动物贝壳类、果实、种子等坚硬药品须经过"打碎"、"捣碎"、"劈"等脚注说明方可入药

称量检查时，每剂误差不得超过±5%

调配完毕，详细查对无误后，调剂者签名以示负责

（2）复核及包装

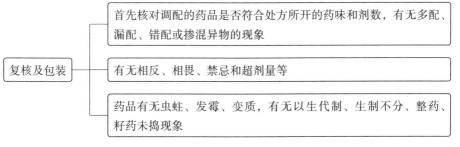

首先核对调配的药品是否符合处方所开的药味和剂数，有无多配、漏配、错配或掺混异物的现象

有无相反、相畏、禁忌和超剂量等

药品有无虫蛀、发霉、变质，有无以生代制、生制不分、整药、籽药未捣现象

（3）质量抽查

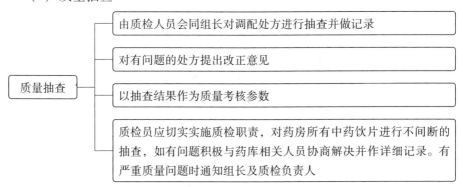

由质检人员会同组长对调配处方进行抽查并做记录

对有问题的处方提出改正意见

以抽查结果作为质量考核参数

质检员应切实实施质检职责，对药房所有中药饮片进行不间断的抽查，如有问题积极与药库相关人员协商解决并作详细记录。有严重质量问题时通知组长及质检负责人

二、住院中成药岗位操作常规

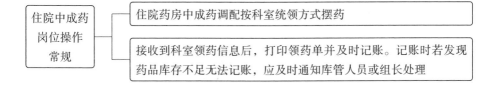

住院药房中成药调配按科室统领方式摆药

接收到科室领药信息后，打印领药单并及时记账。记账时若发现药品库存不足无法记账，应及时通知库管人员或组长处理

续流程

除注射剂外，住院药房中成药按整盒摆药

接收领药单后应审核领药单，发现领药数量与最小发药单位不符的领药单后立即联系临床科室护士，要求对方做退药处理并通知临床医师重新开具医嘱，也可通知医师补足相应数量至整盒，保障临床及时用药

接收医嘱并记账完毕后，凭领药单进行摆药

摆药前应核对科室领药筐无误，科室领药筐不足，需要使用其他药筐时，应在药筐上醒目位置标记清楚领药科室

摆药时应仔细核对药品名称、规格、数量，注意形似、音似品种

检查调配药品的有效期、外观是否正常，将调配的药品放入该科室领药筐内，调配完一种药品后，应再次核对药品种类、数量与规格并在汇总领药单上划钩确认

如调配贵重药品，还应准确出账，在账册上标记清出账日期、科室、出入数量、经手人

发放药品应合理码放在该科室领药筐中，零支针剂应放于小药盒中并放置于领药筐内上层，防止药品在运送中破损，便于核对检查

整张单据调配完毕后在单据上加盖调配人签章，发药完毕后在摆药单上加盖经手人签章

如临床科室急需药品，应按摆药单优先调配，如科室尚未发送领药单，可预先发放药品，但要求临床科室开具借条，由经手人签字确认并督促临床科室尽快发送医嘱以确保及时记账

若为药梯配送科室还应及时通知药梯配送人员及时配送至该科室

如发现药品发放有误，当事人应及时联系药班护士更换并通知组长，防止差错事件继续扩大

住院中成药岗位操作常规

三、住院药房毒、麻、第一类精神药品调配操作常规

住院药房毒、麻、第一类精神药品调配操作常规

根据《处方管理办法》规定，医师开具麻醉药品一律使用临时医嘱

临床科室在领取麻醉药品、第一类精神药品时，应由具备麻醉药品、第一类精神药品处方权的医师逐日开具临时医嘱，同时还须逐日、逐品种开具对应麻醉药品、第一类精神药品处方，处方应由医师本人签名、盖章

临床科室护士还应在处方上登记使用药品的批号。处方开具还应符合《处方管理办法》中麻醉药品、第一类精神药品处方相关规定

毒麻药品的领药单由各科室护士站负责打印，汇同对应的处方及已使用药品的空安瓿或废贴（芬太尼）放于毒麻药品专用领药箱内，交住院药房办理领药业务

接收到科室领药箱后，审核领药医嘱用法、剂量是否适宜，并审查对应的处方开具是否符合要求，清点空安瓿或废贴（芬太尼）数量是否与领药品种及数量一致，确认无误后记账、发放药品并在领药单及处方上签字确认

发放药品后的处方放在毒麻药品专用保险柜的对应货位上，记账后的领药医嘱放在专用摆药台上的盒内，回收的空安瓿或废贴（芬太尼）弃置在专用医疗利器盒内

审核发药过程中若发现单据、处方不符合规定以及空安瓿或废贴（芬太尼）数量不足等问题，不予发药，应及时通知科室更正后再办理领药。由各病区药班护士核对并签字

住院患者的麻醉处方逐日开具，每张处方为1日常用量。盐酸哌替啶处方为1次常用量，仅限医疗机构内使用

发放麻醉药基数，应审核领药单据是否由领药科室护士长签字盖章并在《病区、诊区基数药品清单》中查找该科室领取的药品是否已备案

续流程

	未备案的或领取数量超过备案数量的药品不得发药，应通知临床科室备案或更正领药数量，待手续完备后经组长签字批准，方可出账发药
	每日调配工作结束后，应清点毒麻药品处方，在手工账册上统一出账并清点药品是否账、物相符。结账完毕后，登录系统，进入"住院毒麻药查询"，查询当日毒麻药发药明细并打印成册
住院药房毒、麻、第一类精神药品调配操作常规	除本规程特殊规定外，住院药房毒性药品、麻醉药品及第一类精神药品的调配操作与普通药品相同
	如有破损，经麻醉药管理人员查实后填写麻醉药品破损情况登记本，由当事人及见证人签字，破损药品的废物应放入利器盒，避免人员损伤
	由组长填写报损申请，批复后进入系统进行药品报损操作，凭报损单再向药库请领补充基数
	各用药科室在操作过程中造成麻醉药品、第一类精神药品破损的，应第一时间通知相关领导及住院药房
	情况核实后填写临床意外损毁药品登记表，持科室白支票到住院药房办理补领手续，同时填写麻醉药品破损情况登记本
	药房工作人员进入系统做科室领药操作，同时打印发货单，双方签字确认

四、住院药房药品盘点操作常规

1. 盘点前准备

	组长带领组员在打印盘点表前先进行货位号的维护，在电脑系统"库存管理"中，按货位号排序，检查有无货位号的药品，如有，应先编写货位号并保存
盘点前准备	打印盘点用表格
	盘点前应先整理药品货位，将药品码放整齐便于盘点，不得出现漏盘情况
	将盘点表上的特殊单位标记出来，以防点错

2. 盘点

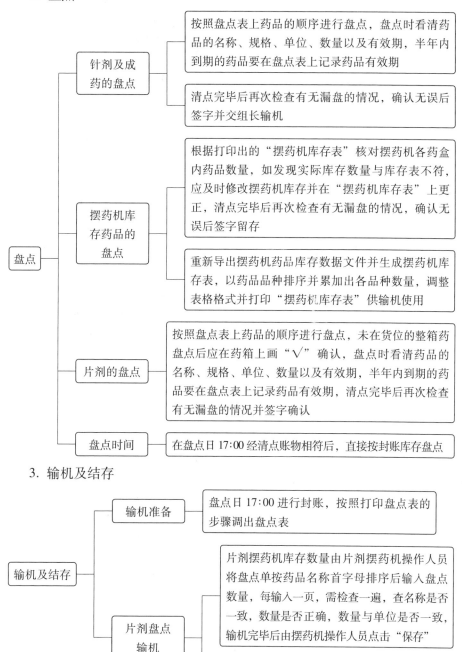

3. 输机及结存

续流程

```
输机及结存 ── 结存 ┬─ 输机结束后，再核查盘点数量与账面库存数
                │   是否一致，如盘错须及时修改
                │
                ├─ 确认无误后进行盘点结存操作，打印盘点单
                │
                ├─ 如有特殊入库药品，须在盘点开始前进行，
                │   并打印入库单
                │
                └─ 药品效期管理：将各组记录的近期药品进行整
                    理，需退库的退回药库。注意：每次盘点前还
                    需将已冻结不为零的药品盘为零并打印盘点单
```

五、住院病房退药操作常规

```
住院病房 ┬─ 住院患者因停医嘱、撤销医嘱、出院等原因造成的针剂（包括贵
退药       │   重药）及中成药退药，应先与退药病房的统领单进行抵消，尽量
操作常规   │   避免实物退还，无法抵消者，检查退还药品的包装、效期、数量，
          │   无误后确认退药单
          │
          ├─ 所有口服药品原则上禁止退药，如因医方责任给患者造成多记账，
          │   应请医师或护士写明相关情况，允许病房打印退药单
          │
          ├─ 无实物退还的口服药退药程序：病房打印退药单→药房工作人员
          │   在 HIS 中核对相关情况→核对无误后确认退药单→病房打印正确
          │   的领药单记账
          │
          ├─ 有实物退还的口服药退药程序：①有完整包装、能确认批号或有
          │   效期合格品，收取退药并确认退药单；②没有完整包装、不能确
          │   认批号或有效期的药品：确认退药单→拒收药品→退药病房用科
          │   室支票领取需退还的药品，按相关流程办理
          │
          └─ 出院带药原则上不允许退药，确因发生药物不良反应应办理退药
              手续，程序是请医师填写不良反应报告单→告知组长、查资料或
              请教相关人员进一步确定→收取患者手中药品并认真检查药品包
              装、有效期、储存条件等→核对无误后通知病房打印退药单并送
              至药房→住院药房确认退药单→患者直接到住院处办理退费手续
```

续流程

病房发现药品出现质量问题，需请当事人写明情况，护士长签字后，拿到药房。如药品尚未开封，药房收回药品，上交药库。给病房更换新的药品

有内外两层包装的药品，外包装完好而内包装破损的，可在药房更换新的药品，病房取药人员离开药房后发现药品外包装破损，不予退药

病房所退药品有效期在 6 个月之内（特殊短效期或发出时效期小于 6 个月者除外），不予退药

住院病房退药操作常规

药品包装不完整（已开封、字迹不清、药瓶被涂抹不清等），不予退药

需特殊条件（2~10℃冷藏、冷冻等）保存的药品，不予退药

出院患者因所带药品超量、医保无法报销而要求退药（由处方医师承担责任并负责解决），不予退药

药品已配制，若因护士操作有误造成质量问题，由病房承担损失；若由未知原因造成，上报药库，由药库与药厂联系进行相关处理

六、住院药房二级库管理操作常规

1. 药品库存管理

组长应及时了解药品库存情况，及时对临床急缺药品进行补充

组长应在保障临床药品供应的前提下压缩库存量，降低药品库占比。根据系统中"日消耗"计算领药量，保证住院药房药品库存为 7~14 天，节假日领药量可与药库协调

药品库存管理

组长在系统中生成药品请领单，经审核后再发送至药库采购

接收药品时核对药品效期、批号，做到近效期先出，避免药品失效

续流程

药品库存管理

接收药品后，组长对已请领但未到货药品和缺货未请领药品应及时联系药库采购

及时向药库汇报缺货情况，并有责任向调配药师说明情况。未到货期间应及时跟踪药库采购情况，保障药品及时供应

药品更换厂家、规格、包装时及时调整，将旧药品用完后再将新药品出库

组长负责药品的效期管理，发现效期近至6个月药品应及时与药库联系，进行调整更换

2. 药品养护

药品养护

药品养护的原则是安全储存、科学养护、保证质量、降低损耗

从事药品养护工作的人员应熟悉在库储存药品的性质与储存养护要求，以便对在库药品进行合理储存保管

破损、变色、发霉、虫蛀、过期失效等质量不合格药品，一律按报废药品退回药库

原包装、标签破损的药品，应及时凭残损包装向药库调换

3. 卫生管理

卫生管理

定期检查在库药品的储存条件，做好二级库温、湿度的检测和管理工作。每日定时对库内温、湿度进行记录。如库内温、湿度超出规定范围，应及时采取调控措施并予以记录

需低温环境（一般为2~10℃）保存的药称为冷链药品。冷链药品应在收货后30分钟内验收完毕，并将药品存放在冰箱内

药库内、外环境要保持无粉尘及污染源

药库地面、墙壁、顶棚应光洁、平整，门窗结构严密

药品包装保持清洁，摆放整齐，无灰尘、无污物

续流程

卫生管理	严防啮齿动物、昆虫、鸟类等危害性动物进入药库，避免对药品造成损坏和污染。如发现危害性动物出现在药库，应及时采取有效措施，消除隐患
	库管人员必须严格遵守医院各项管理制度，养成良好的卫生习惯，做好打扫清洁工作，二级库内不得进行与药品养护无关的工作
	每日上岗时应穿统一工作服，工作服应定期清洗，保持清洁、干净，不得混穿
	保持个人卫生清洁，常洗澡、换衣服，勤剪指甲、理发、剃须
	每年定期体检，患有传染病、隐性传染病者不准从事直接接触药品的工作。因传染性疾病离岗的人员，返岗前应持有健康检查证明

七、住院药房片剂调剂操作常规

1. 准备工作

准备工作	全自动摆药机的维护：摆药机的使用环境温度不超过 25℃，相对湿度不超过 70%，设备管理员应密切监控，使用空调调节环境温湿度
	摆药机应由厂家工程师定期清洗、升级、维护，每日摆药前由操作人员进行清扫
	故障的处理：摆药过程中，如遇机器故障，操作人员按仪器使用说明书处理。如故障无法自行处理，严禁擅自拆修，应通知设备管理员处理，视故障严重程度向厂家报修并报告组长采取应急措施，保障临床用药
	故障处理完毕应由操作人员填写《住院药房片剂自动摆药机故障处理记录》
	向全自动摆药机内补充药品：摆药工作开始前应向摆药机内合理补充药品。补充药品应由双人核对药品的名称、规格、数量、有效期、生产批号及生产厂家并填写《自动摆药机药品添加记录》

续流程

准备工作	使用量大的整片药品和外摆操作使用的非整片药品，可预先拆包装或切分后放入储药架上对应的药盒中或摆药车上的磨口瓶中
	拆包装或切分药品操作应由双人核对药品的名称、规格、数量、有效期、生产批号及生产厂家并填写《自动摆药机药品添加记录》
	药品拆包作业除急需药品外，应尽量安排在下午时段进行，不应影响正常摆药及核对工作
	中成药片剂（含片剂、胶囊）均按整盒调配发放

2. 调配药品

调配药品	住院药房接收病区医嘱信息并打印医嘱单
	审核片剂医嘱信息，重点关注超剂量医嘱，发现问题医嘱后立即填写《住院药房医嘱审核问题登记表》并联系临床医师，确认医嘱信息后，决定医嘱是否退回护士站
	审核后的医嘱应及时记账，长期医嘱和临时医嘱按科室调配，长期医嘱当日调配次日医嘱，临时医嘱调配当时患者口服药品
	滴丸、软胶囊等不适合自动摆药机摆药的药品应从片剂库单独出账，手工调配，非整盒药品应放入白色药袋中，并在药袋上注明患者姓名、科室、病案号、药品名称、规格、数量、有效期与批号
	医嘱单中非整片药品的调剂需进行外摆操作（DTA）。外摆操作应由双人执行，药师 A 根据 DTA 单向药师 B 宣读外摆药品名称、规格，药师 B 根据药师 A 指令从摆药车上取所需药品，药品经药师 A 核对无误后，准备进行外摆加药操作
	药师 A 向药师 B 宣读外摆药品的加药位置与数量，药师 B 根据药师 A 指令，用药匙或镊子从磨口瓶中取药并将规定数量的药品放入指定的加药位置
	加药完毕后，由药师 A 根据 DTA 单进行核对，核对无误后完成 DTA 操作并填写《住院药房全自动摆药机 DTA 操作记录》

3. 药品核对发放

```
            ┌─ 依据医嘱单逐一核对药包内的药品，核对信息包括患者科室、患
            │  者姓名、服药时间、药品品种、规格、数量，着重检查包装中药
            │  品是否串包，是否缺失、重复以及非整片药品加入
            │
            ├─ 发现摆药机出现摆药差错应及时纠正并填写《住院药房片剂自动
药品核对     │  摆药机故障处理记录》
  发放      │
            ├─ 将核对无误的单剂量包装药品汇同该科室手工调配药品放入相应
            │  科室药盒内并将药盒放入正确的位置
            │
            └─ 经药梯配送科室药品由药梯物流人员统一配送到病房护士站，非
               药梯配送科室药品则将药盒放在指定位置，待该科室护士自行
               领取
```

八、住院药房针剂调剂操作常规

```
                  ┌─ 住院药房针剂调剂按科室汇总方式摆药
                  │
                  ├─ 接收到科室领药信息后，打印领药单并及时记账
                  │
                  ├─ 记账时若发现药品库存不足无法记账，应及时通知库管人员或组
                  │  长处理
                  │
                  ├─ 审核领药单，关注领药数量与最小发药单位不符的领药单，发现
住院药房          │  后立即联系临床科室护士，要求对方做退药处理并通知临床医师
针剂调剂          │  重新开具医嘱，保障临床及时用药
操作常规          │
                  ├─ 接收医嘱并记账完毕后，按科室、按时间段汇总领药数量并打印
                  │  汇总单，汇总前应核实该科室领药单已记账完毕
                  │
                  ├─ 摆药前应核对科室领药筐无误，科室领药筐不足，需要使用其他
                  │  药箱时，应在药箱上醒目位置标记清楚领药科室
                  │
                  └─ 按照汇总领药单调配药品，应仔细核对药品名称、规格、数量，
                     注意"一品双规"及不同厂家品种
```

续流程

检查调配药品的有效期及外观是否正常，将调配的药品放入该科室领药筐内，调配完一种药品后，应再次核对药品种类、数量与规格并在汇总领药单上划钩确认

如调配贵重药品，还应准确出账，在账册上标记出账日期、科室、出入数量、经手人

发放药品应合理码放在该科室领药筐中，零支针剂应放于小药盒中并放置于领药筐内上层，防止药品在运送中破损，便于核对检查

住院药房针剂调剂操作常规

整张单据调配完毕后在单据上加盖调配人签章，发药完毕后在摆药单上加盖经手人签章

科室急需药品应按照科室领药单及时调配，但是在下次汇总领药单中扣除本次调配药品，若为药梯配送科室还应通知药梯配送人员及时配送至该科室

如发现药品发放有误，当事人应及时联系药班护士更换，防止差错事件继续扩大

科室摆药进行汇总时请仔细检查

九、住院药房输液库调剂操作常规

输液库管理的药品按病区进行汇总发药，领药单与退药单直接进行确认，不打印单据。其他操作同住院药房其他组

住院药房输液库调剂操作常规

每周一、周三、周五中午 12:00 对各病区申领药品进行发药汇总统计

打印汇总单：进入查询统计模块；选择"住院药房摆药查询"，设定时间范围为前两个工作日的 12:00 至当日 12:00

续流程

依次选择摆药药房为住院药房输液库、最小单位、模糊状态、摆药类型为全部摆药单、全部和累加状态→在"按病区汇总查询"中可选择全部病区或单独选择某个病区→点击查询并打印出各病区当日大输液汇总单

在各病区当日大输液汇总单上手工标注各病区楼层号

手工减去各病区以前未退回或欠输液库的药品数量

以前未退回或欠输液库的药品当日未领取，将该信息抄写到当日的发药单下边

处理好的汇总发药单待次日早晨安排配送人员配送

住院药房输液库调剂操作常规

十、住院药房药品效期管理操作常规

每月初由负责药品效期管理的人员打印药品效期检查表，包括药品品种、货架编码、有效期限（距离有效期6个月之内）等相关信息，然后分发到每个工作人员手中

药品效期检查人员认真检查手工排查管辖范围内的所有药品效期。对近效期药品要登记药品名称、规格、数量、到期日等，在检查表上签字确认

药品效期管理人员将所有检查表收齐后，认真进行登记整理。并从系统调出近效期药品信息与手工排查结果进行比对。如果发现问题需逐一查找药品，进一步核实情况

对比及核查工作完毕后，将本月近效期药品信息汇总打印，由负责请领药品的人员填写处理意见。必要时应将检查结果副本提交药库做参考

每个月的药品效期检查记录及处理意见表应装订成册存档

负责药品请领的人员应根据近效期药品的具体使用情况认真分析并签署处理意见，处理办法参照药学部印发的《近效期药品管理办法》执行

住院药房药品效期管理操作常规

续流程

| 住院药房药品效期管理操作常规 | 确实无法在效期内使用完毕且无法向其他调剂室周转及退库的药品，应在失效期之前进行报损销毁处理，具体流程参照药学部印发的《药品报损、销毁制度》 |
| | 药品效期管理人员应全程监控近效期药品的处理情况，必要时向组长及科主任汇报 |

第三节　调剂室其他工作操作常规

一、药品调配差错事故预防操作常规

1. 药品摆放和贮存

药品摆放和贮存	各药房的药品存放必须有固定的货位。根据实际情况，在条件许可时，尽可能合理摆放，以利于调配
	同品种药品或音似形似的药品应尽可能分别置于距离相对较远的位置存放，同时在货位上放置提醒标签
	非科内人员不得进行药品的上架补充工作，经常对参与上架补充药品的专业人员进行相关培训

2. 药品调配

药品调配	处方应逐张调配，不可因强调速度而忽视调配的准确性
	调配人调剂完毕，应核对后交给发药人，并在处方上签字或盖章
	发药人应仔细检查调配好的药品，核对无误，在处方上签字或盖章后再发给患者，不可相互推诿，麻痹大意。如果处方调配错误，应将药品退回调配人，以示提醒
	发药时必须严格遵守"四查十对"的原则。查处方，对科别、姓名、年龄；查药品，对药名、规格、数量、剂型；查配伍禁忌，对药品性状、用法用量；查用药合理性，对临床诊断

3. 药房管理

各药房根据本组实际情况，合理安排窗口值班工作，负有管理责任的员工应将管理性工作尽可能安排在非工作高峰期

调剂室组长应经常组织本组人员学习规章制度并监督落实情况，不断提醒工作人员在调剂过程中的注意事项和工作要点，将调配和发药岗位的工作流程及关键操作步骤张贴出来

药房管理

保证值班人员的数量，减少因疲劳而导致的配方差错

使用辅助标签对高警示药品的储存、调剂和使用进行规范化管理，时刻警示医务人员，防范用药风险

4. 差错事故的处理和报告

严格按照"药剂科差错事故管理制度"进行处理和报告

发生差错事故后，组长应调查差错事故的经过和原因，重点关注差错是如何发现的；差错发生的过程细节；导致差错发生的原因；事后对患者的安排处理；对杜绝再次发生该类差错的建议

差错事故的处理和报告

对发生的严重差错事故，科内应建立相应档案并将处方复印件存档，以便进行回顾性分析，给以后调配工作以借鉴

为防范类似差错事故的再发生，各组应如实填写差错事故记录。不及时登记或有意隐瞒者，一经发现，视情节轻重予以严肃处理

5. 药房建设

差错分析小组按相应制度定期整理各工作间的记录，进行回顾性分析总结，组织科内分享教训，避免再发生

药房建设

科质控组定期组织科内自查，各组加强自我检查，以便随时发现错误、随时纠正

定期召开科务会，发布信息并接受工作人员对标准操作规程的建议，定期修订和完善调配药品工作的工作流程

续流程

| 药房建设 |—| 组织药房工作人员培训，及时掌握新药信息和知识 |

加强科室内涵建设，提高专业人员的思想素质、业务素质，以科学的态度、严谨的工作作风保证医疗质量和患者的用药安全

二、贵重药品管理操作常规

| 贵重药品管理操作常规 |—| 药库药品信息员负责在药品主数据库上添加贵重药标记 |

各调剂室对符合上述条件的药品设专人进行管理，保证每种药品的数量与账卡数量、电脑系统中的数量完全相符，来源去处清楚可查

每日清点，发现账物不符时及时报告，及时处理

定期检查有效期，拆零的药品需要保留原包装，以便于效期管理

三、输液站药品配送操作常规

1. 病房配送

| 病房配送 |—| 进入系统，在大输液处理界面内选择日期范围，选择病房名称后进行汇总。系统将根据该病房的领退药情况做出汇总报表，并打印一式两份 |

根据打印出来的大输液配送单进行备货，备货应符合先进先出原则

运送前应仔细检查装运药品的品种数量及包装质量，针对药品的包装条件及道路状况，采取相应措施，防止药品破损和混淆，保证药品安全运输到各个病房

将药品运送到病房后应将药品码放到指定位置，并与病房接收人共同清点药品品种及数量，核对无误后双方在大输液配送单相应位置签字，正单由大输液配送人员保管，底单交病房留存

续流程

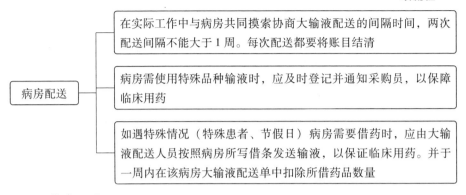

病房配送

- 在实际工作中与病房共同摸索协商大输液配送的间隔时间，两次配送间隔不能大于1周。每次配送都要将账目结清
- 病房需使用特殊品种输液时，应及时登记并通知采购员，以保障临床用药
- 如遇特殊情况（特殊患者、节假日）病房需要借药时，应由大输液配送人员按照病房所写借条发送输液，以保证临床用药。并于一周内在该病房大输液配送单中扣除所借药品数量

2. 药房配送

药房配送

- 门诊药房、急诊药房等大输液库存不足时，直接向输液库请领药品
- 药房请领大输液时，输液库人员应及时记录并在系统内做请领操作：输入请领药房的代码，逐条输入所请领的药品名称、数量并打印二级库的请领单，随后根据请领单备货，由指定人员送至药房
- 配送单一式两份，双方签字后，正单由输液库房工作人员保管，底单交请领药房留存

3. 输液站日常管理

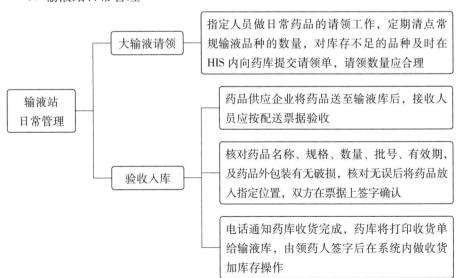

输液站日常管理

- **大输液请领**
  - 指定人员做日常药品的请领工作，定期清点常规输液品种的数量，对库存不足的品种及时在HIS内向药库提交请领单，请领数量应合理
- **验收入库**
  - 药品供应企业将药品送至输液库后，接收人员应按配送票据验收
  - 核对药品名称、规格、数量、批号、有效期，及药品外包装有无破损，核对无误后将药品放入指定位置，双方在票据上签字确认
  - 电话通知药库收货完成，药库将打印收货单给输液库，由领药人签字后在系统内做收货加库存操作

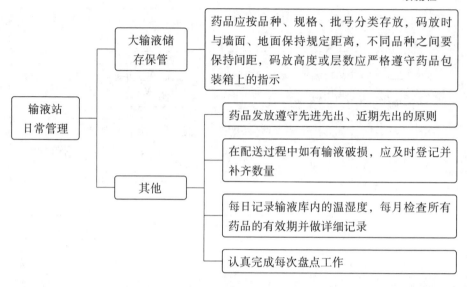

右上角：**续流程**

- 输液站日常管理
  - 大输液储存保管
    - 药品应按品种、规格、批号分类存放，码放时与墙面、地面保持规定距离，不同品种之间要保持间距，码放高度或层数应严格遵守药品包装箱上的指示
  - 其他
    - 药品发放遵守先进先出、近期先出的原则
    - 在配送过程中如有输液破损，应及时登记并补齐数量
    - 每日记录输液库内的温湿度，每月检查所有药品的有效期并做详细记录
    - 认真完成每次盘点工作

四、手术室药品发放标准操作常规

1. 总体

- 总体
  - 常规药品一般每周请领 1 次，麻醉药品每个正常工作日请领 1 次
  - 手术患者在手术期间使用的所有药品的记账由手术室计费系统处理完成
  - 手术室领药人员负责从手术室计费系统调取并打印领药单，其中麻醉药品领药单需单独打印并与处方及使用明细表装订在一起
  - 手术室请领药品的流程参照住院药房科室领药标准操作规程执行
  - 手术室应在当月打印上个月的药品请领月报表提交住院药房

2. 麻醉药品请领

- 麻醉药品请领
  - 由手术室领药人员持领药单、处方、使用明细表、空安瓿到住院药房办理领药手续
  - 住院药房人员收到麻醉药品领药单后需认真核对所附处方及使用明细表的品种及数量是否一致，核对请领药品数量与空安瓿数量是否一致，检查每张处方书写是否规范

续流程

| 麻醉药品请领 | 确认无误后发放麻醉药品并记录发放药品批号，双方在领药单上签字确认 |
| | 药房人员发药后进入系统做卫星药房药品请领及发药操作，在卫星药房药品请领界面输入领用部门代码、发药部门代码、药品名称、规格、数量，生成系统请领单，然后进入卫星药房发药界面完成发药并打印记账 |

3. 常规药品请领

| 常规药品请领 | 手术室领药人员每周提交 1 份请领单，住院药房根据请领单准备相关药品，与手术室领药人员当面核对药品，双方在领药单上签字确认 |
| | 药房人员发药后进入系统做卫星药房药品请领及发药操作，在卫星药房药品请领界面输入领用部门代码、发药部门代码、药品名称、规格、数量，生成系统请领单，然后进入卫星药房发药界面完成发药并打印记账 |

第五章

制剂科工作操作常规

一、制剂配制操作常规

1. 称重操作规程

称重操作规程

- 天平远离震动源，防止气流干扰。天平放置台面应为水平，有合适的高度与宽度。电子天平电源要求相对稳定，电压变化要小或配备稳压电源
- 根据称取物质的量和称量精度的要求，选择适宜级别的天平
- 使用天平前要检查天平是否处于正常可用状态
- 毒、麻、精神药品应选用感量小的天平
- 称量药品前，将天平放在平稳的台上，调整零点
- 用托盘天平称量药品时，砝码放在右盘，药品放在左盘，药品与砝码均应放置于盘的中心，以避免误差
- 称重操作有减重法和增重法两种，一般需称取准确重量药品时，常采用增重法
- 药物称量时须在盘上垫张称量纸，称量吸湿性、挥发性、腐蚀性或液体药品时，应将其置于表面皿或烧杯中，切勿将药品直接放于天平托盘上，以免损坏天平
- 称量完毕，将所称物品及时拿离天平，砝码立即放回砝码盒内。如是机械天平将天平处于休止状态，以保护刀口；如是电子天平则及时关闭开关
- 天平应按计量部门规定定期校验，注意保存校验记录

2. 液体量取操作规程

液体量取操作规程
- 用量杯或量筒量取液体时，应左手持量器和瓶盖. 右手取药瓶，并将瓶签朝上，以免瓶口药液下流浸污瓶签
- 操作中要尽量做到瓶盖不离手，取用后立即盖回原瓶
- 量取时，应按所需液量，选用适当量器，一般以不少于量器总量的 1/3 为准
- 量取时应使量器垂直并使液面与视线成水平，读数时透明液体以凹面取低处为准；不透明的液体或暗褐色液体以表面为准
- 药液注入量器时，应将瓶口紧靠量器边缘，沿其内壁缓缓注入，以防药液溅溢至量器外。如注入过量，多余药液不得倒回原瓶
- 温度变化较大可能引起偏差，应避免量取过热的液体，以免玻璃器皿受热不均而破裂
- 量取黏稠性液体时，不论在注入或倾出时，均须给以充分时间使其按刻度流尽，以保证准确度
- 自制量器及配药桶刻度须经校验后方能使用

3. 过筛操作规程

过筛操作规程
- 根据药物的性质、颗粒的大小选择不同种类、不同目数的筛网
- 过筛前，将筛网、台面擦（或洗）净备用
- 戴好帽子、口罩、手套，必要时穿隔离衣
- 药筛内的药粉不宜太多，必须留有余地，粉层太薄又会影响过筛的效率，以药筛容积的 1/2 装量为宜
- 特殊性质的药粉过筛前应做一定的预处理，如烘干等
- 过筛分离完成后洗净筛网，晾干后放回原位，清场

4. 过滤操作规程

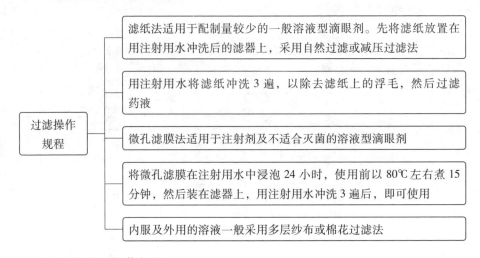

过滤操作
规程

- 滤纸法适用于配制量较少的一般溶液型滴眼剂。先将滤纸放置在用注射用水冲洗后的滤器上，采用自然过滤或减压过滤法
- 用注射用水将滤纸冲洗 3 遍，以除去滤纸上的浮毛，然后过滤药液
- 微孔滤膜法适用于注射剂及不适合灭菌的溶液型滴眼剂
- 将微孔滤膜在注射用水中浸泡 24 小时，使用前以 80℃ 左右煮 15 分钟，然后装在滤器上，用注射用水冲洗 3 遍后，即可使用
- 内服及外用的溶液一般采用多层纱布或棉花过滤法

5. 安瓿处理操作规程

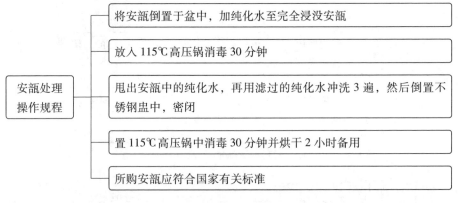

安瓿处理
操作规程

- 将安瓿倒置于盆中，加纯化水至完全浸没安瓿
- 放入 115℃ 高压锅消毒 30 分钟
- 甩出安瓿中的纯化水，再用滤过的纯化水冲洗 3 遍，然后倒置不锈钢盅中，密闭
- 置 115℃ 高压锅中消毒 30 分钟并烘干 2 小时备用
- 所购安瓿应符合国家有关标准

6. 玻璃、搪瓷器皿的处理

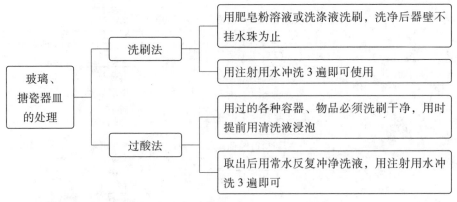

玻璃、
搪瓷器皿
的处理

- 洗刷法
  - 用肥皂粉溶液或洗涤液洗刷，洗净后器壁不挂水珠为止
  - 用注射用水冲洗 3 遍即可使用
- 过酸法
  - 用过的各种容器、物品必须洗刷干净，用时提前用清洗液浸泡
  - 取出后用常水反复冲净洗液，用注射用水冲洗 3 遍即可

7. 微孔滤膜处理操作规程

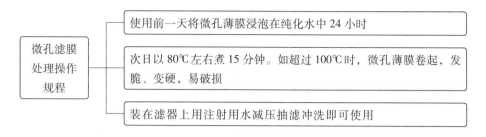

微孔滤膜处理操作规程
- 使用前一天将微孔薄膜浸泡在纯化水中 24 小时
- 次日以 80℃ 左右煮 15 分钟。如超过 100℃ 时，微孔薄膜卷起，发脆、变硬，易破损
- 装在滤器上用注射用水减压抽滤冲洗即可使用

8. 新不锈钢配料桶处理操作规程

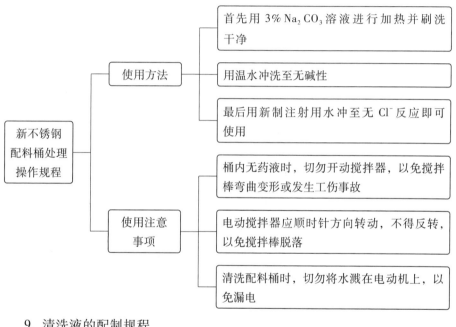

新不锈钢配料桶处理操作规程

使用方法
- 首先用 3% Na_2CO_3 溶液进行加热并刷洗干净
- 用温水冲洗至无碱性
- 最后用新制注射用水冲至无 Cl^- 反应即可使用

使用注意事项
- 桶内无药液时，切勿开动搅拌器，以免搅拌棒弯曲变形或发生工伤事故
- 电动搅拌器应顺时针方向转动，不得反转，以免搅拌棒脱落
- 清洗配料桶时，切勿将水溅在电动机上，以免漏电

9. 清洗液的配制规程

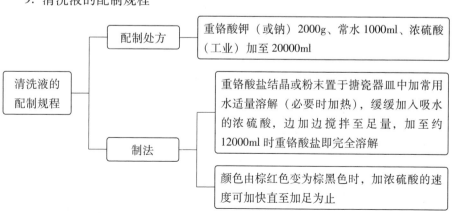

清洗液的配制规程

配制处方
- 重铬酸钾（或钠）2000g、常水 1000ml、浓硫酸（工业）加至 20000ml

制法
- 重铬酸盐结晶或粉末置于搪瓷器皿中加常用水适量溶解（必要时加热），缓缓加入吸水的浓硫酸，边加边搅拌至足量，加至约 12000ml 时重铬酸盐即完全溶解
- 颜色由棕红色变为棕黑色时，加浓硫酸的速度可加快直至加足为止

续流程

```
                                  ┌─────────────────────────────────────┐
                                  │ 重铬酸盐与浓硫酸相遇所产生的有强氧化作 │
                                  │ 用的酐为去污的主要活性物质。浓硫酸为含 │
                                  │ 氧酸,高浓度时具氧化作用,加热时更为     │
                                  │ 显著                                 │
                                  └─────────────────────────────────────┘
┌──────────┐     ┌──────┐     ┌─────────────────────────────────────┐
│ 清洗液的  │     │ 说明  │     │ 由于浓硫酸具强腐蚀性及吸水性,故可去除 │
│ 配制规程  │─────│      │─────│ 器壁上附着的污物并能杀死微生物和破坏热 │
└──────────┘     └──────┘     │ 原,故在浸泡之后必须将容器上的肥皂水洗 │
                              │ 净,否则析出的脂肪酸会污染容器         │
                              └─────────────────────────────────────┘
                              ┌─────────────────────────────────────┐
                              │ 当清洗液的酸浓度降至85%以下时(或色泽 │
                              │ 由棕红变为绿色),由于氧化能力减弱,去 │
                              │ 污力大为下降,不宜继续使用             │
                              └─────────────────────────────────────┘
```

二、制剂生产工艺操作常规

1. 液体制剂生产工艺操作规程

```
                              ┌─────────────────────────────────────┐
                              │ 适用于溶液剂、合剂、滴鼻剂、滴耳剂、搽剂、酊(醋)剂、洗 │
                              │ 剂的制作                             │
                              └─────────────────────────────────────┘
                              ┌─────────────────────────────────────┐
                              │ 溶解法为溶液剂的主要制备方法,适用于较稳定的化学药物。基 │
                              │ 本流程为:药物称量→溶解→滤过→质检→分装→贴签 │
                              └─────────────────────────────────────┘
                              ┌─────────────────────────────────────┐
                              │ 一般先取处方总量的1/2~3/4溶剂溶解固体药物 │
                              └─────────────────────────────────────┘
┌──────────┐               ┌─────────────────────────────────────┐
│ 液体制剂  │               │ 先溶溶解度较小的药物或附加剂         │
│ 生产工艺  │───────────────└─────────────────────────────────────┘
│ 操作规程  │               ┌─────────────────────────────────────┐
└──────────┘               │ 必要时,固体药物可粉碎或加热助溶,难溶性药物可加助 │
                              │ 溶剂                                 │
                              └─────────────────────────────────────┘
                              ┌─────────────────────────────────────┐
                              │ 溶液剂一般应全量过滤,初滤液应回滤,如是浓溶液过滤,则应 │
                              │ 用溶剂冲洗滤材所吸附的药物并入滤液中。过滤完成后自滤器上 │
                              │ 添加溶剂至足量                       │
                              └─────────────────────────────────────┘
                              ┌─────────────────────────────────────┐
                              │ 处方中如有甘油等黏稠性液体,应在量器中加水适量稀释后再转 │
                              │ 移,以防损失                         │
                              └─────────────────────────────────────┘
```

续流程

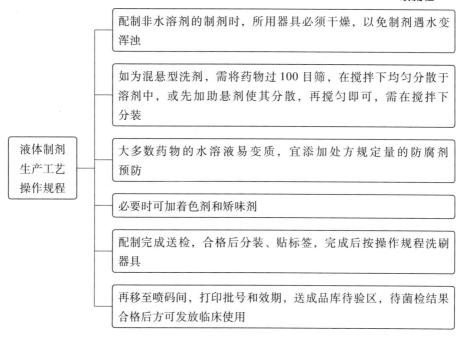

液体制剂生产工艺操作规程

- 配制非水溶剂的制剂时，所用器具必须干燥，以免制剂遇水变浑浊
- 如为混悬型洗剂，需将药物过 100 目筛，在搅拌下均匀分散于溶剂中，或先加助悬剂使其分散，再搅匀即可，需在搅拌下分装
- 大多数药物的水溶液易变质，宜添加处方规定量的防腐剂预防
- 必要时可加着色剂和矫味剂
- 配制完成送检，合格后分装、贴标签，完成后按操作规程洗刷器具
- 再移至喷码间，打印批号和效期，送成品库待验区，待菌检结果合格后方可发放临床使用

2. 固体制剂生产工艺操作规程

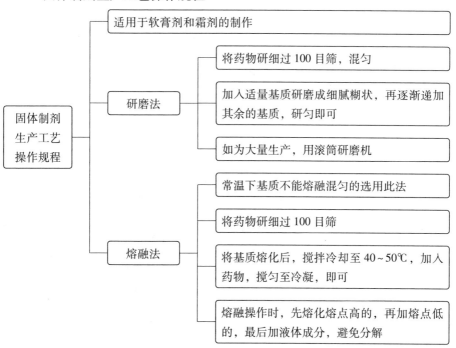

固体制剂生产工艺操作规程

- 适用于软膏剂和霜剂的制作
- 研磨法
  - 将药物研细过 100 目筛，混匀
  - 加入适量基质研磨成细腻糊状，再逐渐递加其余的基质，研匀即可
  - 如为大量生产，用滚筒研磨机
- 熔融法
  - 常温下基质不能熔融混匀的选用此法
  - 将药物研细过 100 目筛
  - 将基质熔化后，搅拌冷却至 40~50℃，加入药物，搅匀至冷凝，即可
  - 熔融操作时，先熔化熔点高的，再加熔点低的，最后加液体成分，避免分解

续流程

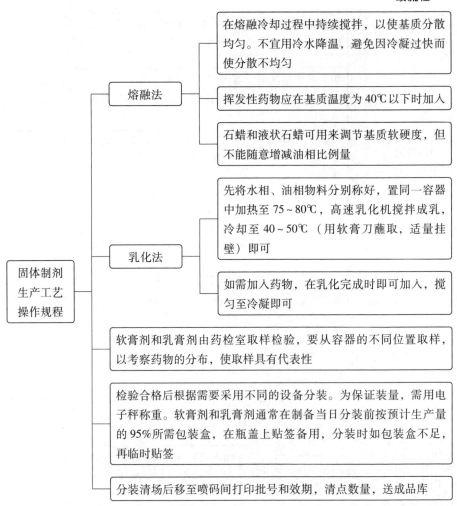

熔融法
- 在熔融冷却过程中持续搅拌，以使基质分散均匀。不宜用冷水降温，避免因冷凝过快而使分散不均匀
- 挥发性药物应在基质温度为 40℃ 以下时加入
- 石蜡和液状石蜡可用来调节基质软硬度，但不能随意增减油相比例量

乳化法
- 先将水相、油相物料分别称好，置同一容器中加热至 75~80℃，高速乳化机搅拌成乳，冷却至 40~50℃（用软膏刀蘸取，适量挂壁）即可
- 如需加入药物，在乳化完成时即可加入，搅匀至冷凝即可

固体制剂生产工艺操作规程
- 软膏剂和乳膏剂由药检室取样检验，要从容器的不同位置取样，以考察药物的分布，使取样具有代表性
- 检验合格后根据需要采用不同的设备分装。为保证装量，需用电子秤称重。软膏剂和乳膏剂通常在制备当日分装前按预计生产量的 95% 所需包装盒，在瓶盖上贴签备用，分装时如包装盒不足，再临时贴签
- 分装清场后移至喷码间打印批号和效期，清点数量，送成品库

3. 外用散剂生产工艺操作规程

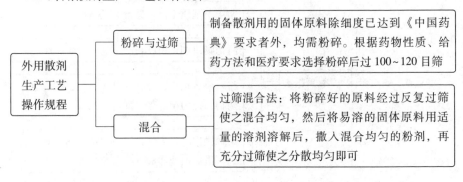

外用散剂生产工艺操作规程

粉碎与过筛
- 制备散剂用的固体原料除细度已达到《中国药典》要求者外，均需粉碎。根据药物性质、给药方法和医疗要求选择粉碎后过 100~120 目筛

混合
- 过筛混合法：将粉碎好的原料经过反复过筛使之混合均匀，然后将易溶的固体原料用适量的溶剂溶解后，撒入混合均匀的粉剂，再充分过筛使之分散均匀即可

续流程

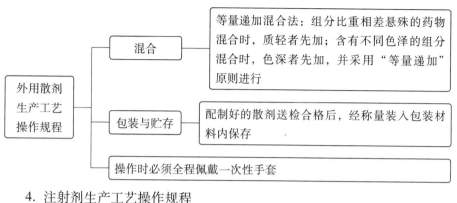

混合 —— 等量递加混合法：组分比重相差悬殊的药物混合时，质轻者先加；含有不同色泽的组分混合时，色深者先加，并采用"等量递加"原则进行

外用散剂生产工艺操作规程

包装与贮存 —— 配制好的散剂送检合格后，经称量装入包装材料内保存

操作时必须全程佩戴一次性手套

4. 注射剂生产工艺操作规程

注射剂生产工艺操作规程

- 配制用具依次用常水、纯化水和注射用水冲洗干净
- 注射剂多用注射用水为溶剂，注射用水经检验合格后方可使用
- 在万级洁净室中进行配制。依据药物的溶解性，选用适宜的溶剂溶解
- 根据所配制剂品种，选择适宜的过滤方法。使用的微孔滤膜孔径为 $0.45\sim0.8\mu m$。如为不能消毒灭菌的药物，则采用 $0.22\mu m$ 的微孔滤膜进行过滤
- 送检化验合格后再分装
- 安瓿按"安瓿处理标准操作规程"处理后使用
- 分装、封口应在百级净化室中操作。分装药液经灌注器装入已消毒过的安瓿中，并拉丝封口
- 操作完成后，经传递窗送至消毒处。清洗配制用具，进行清场
- 不同药物根据其性质不同采用相应的消毒方法
- 消毒后灯检（可见异物检查），贴签、打印（包括批号和效期）
- 成品先置库房的待验区，待无菌检查合格后入库
- 填写配制记录及清场记录

5. 滴眼剂生产工艺操作规程

滴眼剂
生产工艺
操作规程
- 操作人员经一更和二更，穿着专用净化工作服进入灭菌制剂间
- 配制用具依次用常水、纯化水、注射用水冲洗干净，传递入操作间
- 在配制间称取原辅料，按制剂操作程序配制
- 药液送检，进行理化检验。合格后传递至分装间分装
- 操作完成后清洗配制用具，清场
- 灯检（可见异物检查），合格后移出，贴标签，喷码间打印批号和效期。不合格者由传递窗返回分装间，重新过滤分装
- 成品送检进行无菌检查。填写配制记录及清场记录
- 成品先置待验区，待无菌检查合格后，移至合格区再发放
- 整个操作过程应注意避免污染
- 配制用溶剂应符合注射用溶剂的要求
- 滴眼剂如为混悬液，其颗粒应易于摇匀
- 盛装滴眼剂的容器应无菌洁净，不与药物发生理化反应，透明度应满足可见异物检查的要求

6. 眼膏剂生产工艺操作规程

眼膏剂
生产工艺
操作规程
- 操作人员经一更和二更，穿着专用净化工作服进入灭菌制剂室
- 乳钵用95%酒精燃烧消毒、干燥，传递入百级操作台
- 称量间称取原辅料，传递入百级操作台
- 按制剂操作程序配制
- 送检，进行理化检验。合格后传递至分装间分装

续流程

眼膏剂
生产工艺
操作规程

- 操作完成后清洗配制用具,清场
- 合格后移出净化间,贴标签,喷码间打印批号和效期
- 成品送检,进行无菌检查。填写配制记录及清场记录
- 成品先置待验区,待无菌检查合格后,移至合格区再发放
- 所用眼膏基质、药物、器械与包装容器均严格灭菌
- 配制时以等量递增的方式用乳钵研匀后送检,合格后分装在无菌眼药盒内,再印字或贴签
- 整个操作过程应注意避免污染
- 眼膏盒应无菌洁净,不与药物发生理化反应

三、制剂室物料管理操作常规

1. 原辅料的领用、验收入库、贮存及发放操作规程

原辅料的
领用、
验收入库、
贮存及
发放操作
规程

- 药库负责原辅料的采购与一级验收
- 原辅料库管员根据未来一周生产计划及库存原辅料的余量,做领取计划
- 原辅料库管员负责在系统上对原辅料进行请领,到药库领取实物
- 原辅料领回制剂室后,原辅料库管员应对物料进行验收
- 药用原料、辅料验收的内容包括:物料名称、购入单位、生产厂家、批准文号、生产批号、有效期、质量标准、检验合格证或检验报告
- 核对规格、数量,检查包装和标签是否完整、牢固,有无受潮、水浸、污染或破损等异常包装,并填写验收记录

续流程

原辅料的领用、验收入库、贮存及发放操作规程

没有药用标准的特殊原料的验收内容包括：物料名称、购入单位、生产厂家、生产批号、有效期、质量标准、检验合格证

经上述验收合格者，拆除原辅料外包装后，入库，并在记录上签字

原辅料内包装应擦拭干净，按类别存放，立即入账，做到账物相符，同时在账上注明生产批号

第一次入库及改换生产厂家的原辅料应记录或更改生产单位的名称

易燃、易爆的原辅料（如乙醇）在制剂室存放量不得超过两批制剂的用量，尽量随用随领，减少库存以保证安全

麻醉药品、精神药品、医疗用毒性药品及易燃易爆和其他危险品的储存、保管应严格执行国家的有关规定

物料应按规定的使用期限储存，每月检查物料的有效期。储存期内如遇特殊情况应及时送药检室复验（按质量标准检查）并记录。检验合格后方可使用。严禁存放过期、变质物料

物料放置整齐有序，保持整洁，根据需要，设置合格区、待验区和不合格区（退货区）或以标识卡区分

建立物料随货卡，即出即消。物料发放原则为近期先出、先产先出、先进先出。由专人负责登记消耗记录，应账物相符

原辅料应按配制单上数量发放。发放时，发放人员与物料领取人员双方应认真核对品名、规格、批号、数量，与实物相符合后，填写随货卡和计算机出账并签名确认

每月盘点，核对账物，对自然损耗或其他原因不符者予以说明。双人核对盘点结果并双人签字确认，汇总后上报本科会计

2. 包装材料的采购、入库验收、贮存及发放规程

包装材料库由专人负责管理

制剂室包材管理员根据库存情况制定采购计划表，经制剂室负责人结合生产计划审定数量后，由包材管理员提交器材处。采购计划包括：包材名称、规格、数量、质量标准等

器材处必须从取得 SFDA 下发的药品包装用材料和容器注册证的包材生产企业采购药用包材，采购包材的数量、种类及质量应符合制剂室的要求，实行定点采购，保证供货

包装材料入库验收分两级管理，一级验收部门为器材处，二级验收部门为制剂室。货到后，器材处进行一级验收。验收内容包括包材名称、生产厂家、批号、有效期、质量标准、检验合格证，并核对规格、数量；制剂室包材管理员进行二级验收，核查内容包括：包材名称、生产厂家、生产批号、有效期、质量标准、检验合格证、核对规格、数量

检查包装是否完整、牢固、有无受潮、水浸、污染或破损等，索要检验报告，填写验收记录

验收合格的普通制剂包材入库，不合格者应放在库房不合格区域并及时组织退货。灭菌制剂所用包材通过上述验收合格后先放置待验区，送药检室复验，出具合格检验报告单后方能移至合格区备用

包装材料管理员应及时填写入库验收登记表并签字

包装材料应存放在包装材料库，应按照规定的使用期限储存，在定期盘点时检查包材的有效期。储存期内如有特殊情况应及时送药检室复验（按质量标准检查）并记录，检验合格后方可使用

包材放置整齐有序，保持整洁，设置合格区和不合格区（或退货区）

包材发放原则为近期先出，先产先出，先进先出

包装材料的采购、入库验收、贮存及发放规程

续流程

包装材料
的采购、
入库验收、
贮存及
发放规程

包装材料要计数发放，HIS 系统管理，由领用人核对签字

不合格或残品包装材料禁止发放。在使用过程中发现质量问题时，应退回包装材料库，以不合格品处理；使用过程中发现个别残品时，应废弃，并如实填写记录

灭菌制剂所用包材的内包装有破损者，应退包装材料库以不合格品处理

不合格的包装材料要填写退库申请单，包括日期、名称、批号、规格、数量、退库原因，申请人签字

每月盘点，双人核对盘点结果并双人签字确认

3. 标签印刷申请、验收保管及使用规程

标签印刷
申请、验收
保管及
使用规程

标签管理员根据标签的库存及制剂生产计划的需要提出标签印刷申请，经制剂室负责人审核后报器材处

标签管理员向器材处及标签印刷厂商提供标签内容，包括标签的尺寸、式样、颜色以及对标签印刷纸张的要求。标签内容必须与本市药品监督管理局批准的内容、文字相一致，不得随意更改

印刷厂根据要求提供制作标签样本，经标签管理员与制剂室负责人双人校对无误后方可印刷

标签的验收由器材处和制剂室标签管理员共同验收

按照标签的印刷申请对标签进行仔细核对（包括材质、内容、尺寸、式样、颜色）并清点数量无误后方可入库

每批新印刷的标签必须留样存档

标签应按品种、规格、专库（柜）存放

续流程

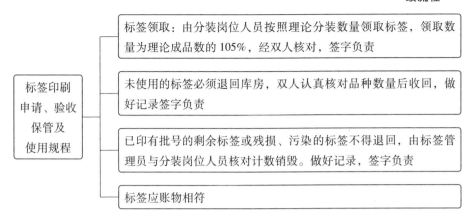

标签印刷申请、验收保管及使用规程
- 标签领取：由分装岗位人员按照理论分装数量领取标签，领取数量为理论成品数的105%，经双人核对，签字负责
- 未使用的标签必须退回库房，双人认真核对品种数量后收回，做好记录签字负责
- 已印有批号的剩余标签或残损、污染的标签不得退回，由标签管理员与分装岗位人员核对计数销毁。做好记录，签字负责
- 标签应账物相符

4. 原辅料报损审批及复验管理程序

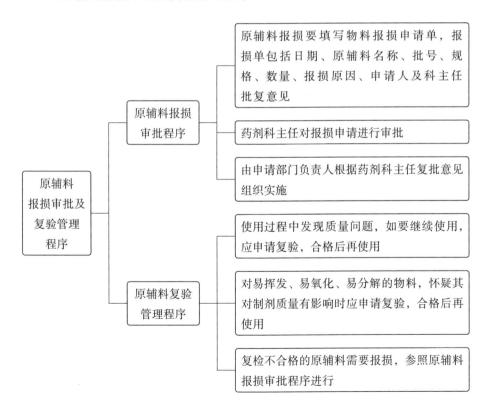

原辅料报损审批及复验管理程序
- 原辅料报损审批程序
  - 原辅料报损要填写物料报损申请单，报损单包括日期、原辅料名称、批号、规格、数量、报损原因、申请人及科主任批复意见
  - 药剂科主任对报损申请进行审批
  - 由申请部门负责人根据药剂科主任复批意见组织实施
- 原辅料复验管理程序
  - 使用过程中发现质量问题，如要继续使用，应申请复验，合格后再使用
  - 对易挥发、易氧化、易分解的物料，怀疑其对制剂质量有影响时应申请复验，合格后再使用
  - 复检不合格的原辅料需要报损，参照原辅料报损审批程序进行

四、制剂室设备操作常规

1. DRO-IE0500 型纯化水制备系统操作规程

DRO-IE0500型纯化水制备系统操作规程

- 本系统为全自动系统，设定每周 至周六 8:00 点自动开机，每周一至周五 12:00 点、每周六 10:00 自动关机

- 正常工作日每日开机后半小时测水质，随时观察并记录产水电阻、电导率及各压力流量、浓度

- 每周将水送检 1 次，周一手动开启软化器进行反洗

- 如电阻率低于 100 万 Ω/cm^2，须更换混床树脂

- 如采用手动运行，将各开关指向手动。在手动运行中，不能离开岗位

- 系统每 3 个月消毒 1 次，按清洁消毒规程进行

- 每日关机后必须打扫室内卫生，关闭门窗

- 每次停机不得超过 48 小时（已改自动执行）

- 在自动设置期间，不得关闭总电源

- 开机后如发现异常，立即停机，报告制剂室负责人共同查找原因。本部门无法解决的，联系厂家工程人员处理

- 本系统已将活性炭及软化器上多通阀的时间分别设置为每星期二、星期三的凌晨 2 点开始进行多介质过滤器的反洗、活性炭过滤器的反洗及软化器的反洗与再生

- 随时观察软化器水箱中氯化钠的量（1/3~2/3），如缺少，应随时进行补充

- 每月定期对纯化水硬度进行检测并记录结果，当硬度大于 17.8mg/L 时应立即对软化器进行再生

- 本系统由专业人员负责日常操作

2. 水系统清洁消毒规程

纯化水输水管要保持清洁。连接处要紧密无滴漏，硅胶垫要平整光滑无裂隙，节阀要密闭有效

输水管道用 4%~5%氢氧化钠溶液和 75%酒精每 3 个月交替清洗消毒 1 次

中转水箱的清洁规程：每 3 个月清洗 1 次，用消毒液（洗消净）1∶200刷洗中转水箱 3 遍，用新制纯化水冲洗 2~3 遍后方可使用

纯化水中转水箱及管道的清洁消毒规程：首先放空管道的水，然后在中转水箱内配好 4%~5%氢氧化钠溶液或 75%酒精，打开阀门，待管道出口处有清洗液体流出时，关闭出口阀门，浸泡 30 分钟后，将管内液体放净，用新制纯化水反复冲洗管道至 pH 值为 7，再冲洗 3~5 分钟后，将流出的水送检。合格后方可正常使用

注射用水输水管道的消毒与纯化水管道的消毒同步同法进行

水系统清洁消毒规程

3. 制药用水异常情况处理程序

发现制水设备出现故障时，制水中心工作人员应立即向制剂室负责人汇报情况，并在半小时内将水样送药检室做加急检验，同时通知制剂生产暂停用水，要有明确的记录及签字备查

药检室工作人员应在收到水样后 2 小时内完成检验，根据《中国药典》判定水质是否符合规定，并及时将检验结果反馈给制剂室。若不符合规定，应报告主管科主任，经制剂质量管理组织研究讨论后，于 4 小时内作出是否停用的决定，要有明确的记录及签字备查

药检室人员在定期常规检查中发现水质不符合要求时，应及时将检验结果反馈给制剂室，并立即向科主任汇报检验结果，经制剂质量管理组织研究讨论后，作出是否停用的决定，要有明确的记录及签字备查

制药用水异常情况处理程序

4. 纯化水设备再验证程序

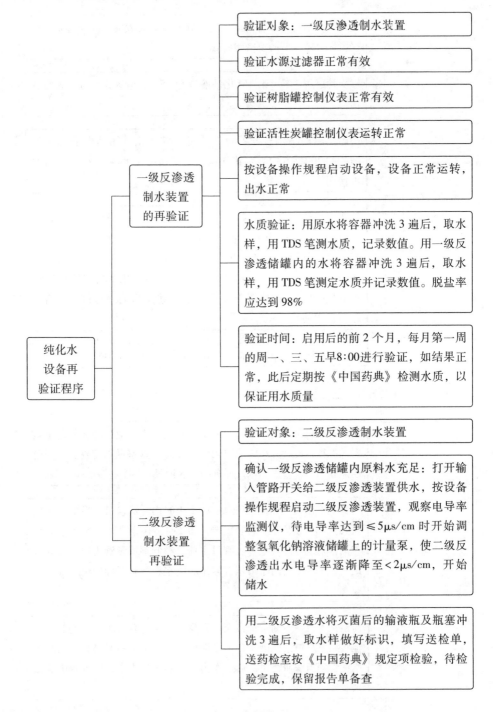

纯化水设备再验证程序

一级反渗透制水装置的再验证
- 验证刘象：一级反渗透制水装置
- 验证水源过滤器正常有效
- 验证树脂罐控制仪表正常有效
- 验证活性炭罐控制仪表运转正常
- 按设备操作规程启动设备，设备正常运转，出水正常
- 水质验证：用原水将容器冲洗3遍后，取水样，用TDS笔测水质，记录数值。用一级反渗透储罐内的水将容器冲洗3遍后，取水样，用TDS笔测定水质并记录数值。脱盐率应达到98%
- 验证时间：启用后的前2个月，每月第一周的周一、三、五早8:00进行验证，如结果正常，此后定期按《中国药典》检测水质，以保证用水质量

二级反渗透制水装置再验证
- 验证对象：二级反渗透制水装置
- 确认一级反渗透储罐内原料水充足：打开输入管路开关给二级反渗透装置供水，按设备操作规程启动二级反渗透装置，观察电导率监测仪，待电导率达到≤5μs/cm时开始调整氢氧化钠溶液储罐上的计量泵，使二级反渗透出水电导率逐渐降至<2μs/cm，开始储水
- 用二级反渗透水将灭菌后的输液瓶及瓶塞冲洗3遍后，取水样做好标识，填写送检单，送药检室按《中国药典》规定项检验，待检验完成，保留报告单备查

5. 空气净化系统定期检查与保养管理程序

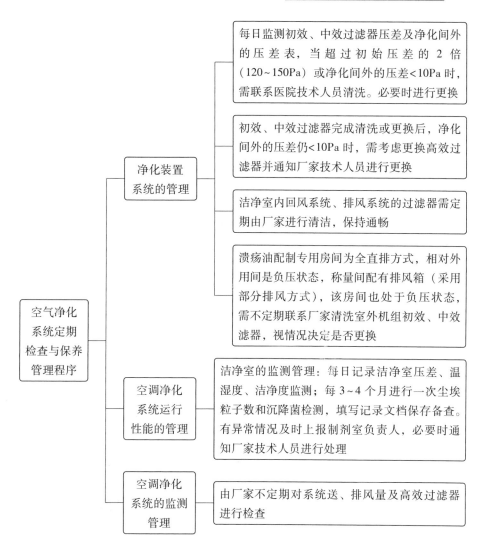

每日监测初效、中效过滤器压差及净化间外的压差表，当超过初始压差的 2 倍（120~150Pa）或净化间外的压差<10Pa 时，需联系医院技术人员清洗。必要时进行更换

初效、中效过滤器完成清洗或更换后，净化间外的压差仍<10Pa 时，需考虑更换高效过滤器并通知厂家技术人员进行更换

洁净室内回风系统、排风系统的过滤器需定期由厂家进行清洁，保持通畅

溃疡油配制专用房间为全直排方式，相对外用间是负压状态，称量间配有排风箱（采用部分排风方式），该房间也处于负压状态，需不定期联系厂家清洗室外机组初效、中效滤器，视情况决定是否更换

空气净化系统定期检查与保养管理程序 — 净化装置系统的管理

空调净化系统运行性能的管理：洁净室的监测管理：每日记录洁净室压差、温湿度、洁净度监测；每 3~4 个月进行一次尘埃粒子数和沉降菌检测，填写记录文档保存备查。有异常情况及时上报制剂室负责人，必要时通知厂家技术人员进行处理

空调净化系统的监测管理：由厂家不定期对系统送、排风量及高效过滤器进行检查

6. 净化空调（HVAC）系统臭氧消毒器操作规程

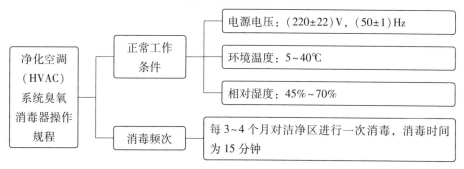

净化空调（HVAC）系统臭氧消毒器操作规程 — 正常工作条件

电源电压：（220±22）V，（50±1）Hz

环境温度：5~40℃

相对湿度：45%~70%

消毒频次：每 3~4 个月对洁净区进行一次消毒，消毒时间为 15 分钟

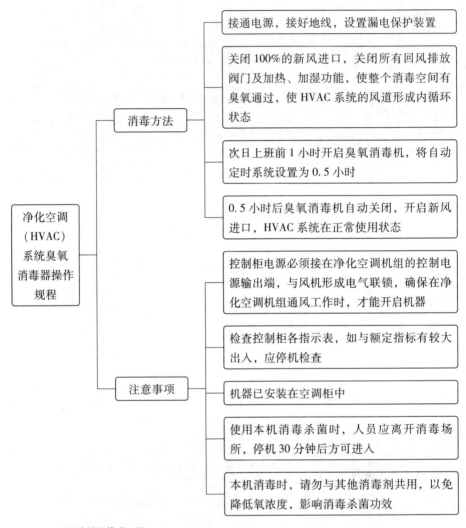

续流程

净化空调（HVAC）系统臭氧消毒器操作规程

消毒方法
- 接通电源，接好地线，设置漏电保护装置
- 关闭100%的新风进口，关闭所有回风排放阀门及加热、加湿功能，使整个消毒空间有臭氧通过，使HVAC系统的风道形成内循环状态
- 次日上班前1小时开启臭氧消毒机，将自动定时系统设置为0.5小时
- 0.5小时后臭氧消毒机自动关闭，开启新风进口，HVAC系统在正常使用状态

注意事项
- 控制柜电源必须接在净化空调机组的控制电源输出端，与风机形成电气联锁，确保在净化空调机组通风工作时，才能开启机器
- 检查控制柜各指示表，如与额定指标有较大出入，应停机检查
- 机器已安装在空调柜中
- 使用本机消毒杀菌时，人员应离开消毒场所，停机30分钟后方可进入
- 本机消毒时，请勿与其他消毒剂共用，以免降低氧浓度，影响消毒杀菌功效

7. 电子秤操作规程

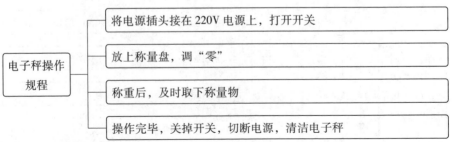

电子秤操作规程
- 将电源插头接在220V电源上，打开开关
- 放上称量盘，调"零"
- 称重后，及时取下称量物
- 操作完毕，关掉开关，切断电源，清洁电子秤

8. 高速粉碎机操作规程

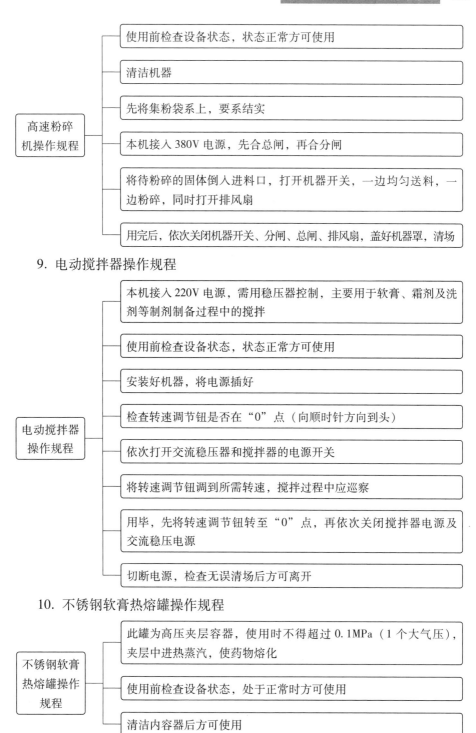

高速粉碎机操作规程
- 使用前检查设备状态，状态正常方可使用
- 清洁机器
- 先将集粉袋系上，要系结实
- 本机接入 380V 电源，先合总闸，再合分闸
- 将待粉碎的固体倒入进料口，打开机器开关，一边均匀送料，一边粉碎，同时打开排风扇
- 用完后，依次关闭机器开关、分闸、总闸、排风扇，盖好机器罩，清场

9. 电动搅拌器操作规程

电动搅拌器操作规程
- 本机接入 220V 电源，需用稳压器控制，主要用于软膏、霜剂及洗剂等制剂制备过程中的搅拌
- 使用前检查设备状态，状态正常方可使用
- 安装好机器，将电源插好
- 检查转速调节钮是否在"0"点（向顺时针方向到头）
- 依次打开交流稳压器和搅拌器的电源开关
- 将转速调节钮调到所需转速，搅拌过程中应巡察
- 用毕，先将转速调节钮转至"0"点，再依次关闭搅拌器电源及交流稳压电源
- 切断电源，检查无误清场后方可离开

10. 不锈钢软膏热熔罐操作规程

不锈钢软膏热熔罐操作规程
- 此罐为高压夹层容器，使用时不得超过 0.1MPa（1 个大气压），夹层中进热蒸汽，使药物熔化
- 使用前检查设备状态，处于正常时方可使用
- 清洁内容器后方可使用

续流程

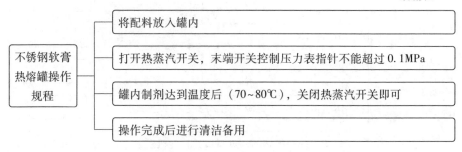

不锈钢软膏热熔罐操作规程

- 将配料放入罐内
- 打开热蒸汽开关，末端开关控制压力表指针不能超过 0.1MPa
- 罐内制剂达到温度后（70~80℃），关闭热蒸汽开关即可
- 操作完成后进行清洁备用

11. 电动软膏定量分装机操作规程

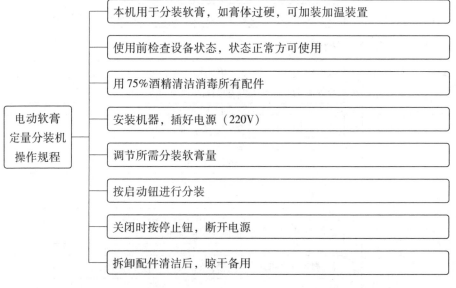

电动软膏定量分装机操作规程

- 本机用于分装软膏，如膏体过硬，可加装加温装置
- 使用前检查设备状态，状态正常方可使用
- 用75%酒精清洁消毒所有配件
- 安装机器，插好电源（220V）
- 调节所需分装软膏量
- 按启动钮进行分装
- 关闭时按停止钮，断开电源
- 拆卸配件清洁后，晾干备用

12. 超声波全自动灌装封口机操作规程

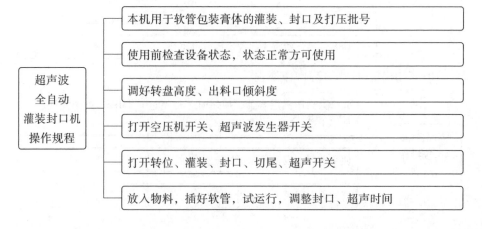

超声波全自动灌装封口机操作规程

- 本机用于软管包装膏体的灌装、封口及打压批号
- 使用前检查设备状态，状态正常方可使用
- 调好转盘高度、出料口倾斜度
- 打开空压机开关、超声波发生器开关
- 打开转位、灌装、封口、切尾、超声开关
- 放入物料，插好软管，试运行，调整封口、超声时间

续流程

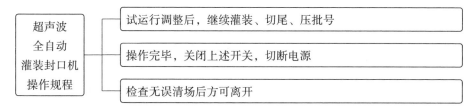

超声波 全自动 灌装封口机 操作规程	试运行调整后，继续灌装、切尾、压批号
	操作完毕，关闭上述开关，切断电源
	检查无误清场后方可离开

13. 真空泵操作规程

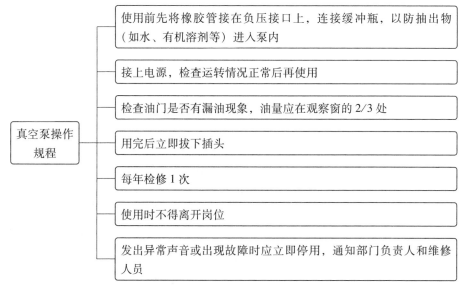

真空泵操作 规程	使用前先将橡胶管接在负压接口上，连接缓冲瓶，以防抽出物（如水、有机溶剂等）进入泵内
	接上电源，检查运转情况正常后再使用
	检查油门是否有漏油现象，油量应在观察窗的2/3处
	用完后立即拔下插头
	每年检修1次
	使用时不得离开岗位
	发出异常声音或出现故障时应立即停用，通知部门负责人和维修人员

14. 不锈钢远红外消毒烘箱操作规程

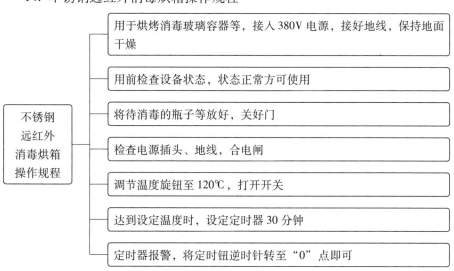

不锈钢 远红外 消毒烘箱 操作规程	用于烘烤消毒玻璃容器等，接入380V电源，接好地线，保持地面干燥
	用前检查设备状态，状态正常方可使用
	将待消毒的瓶子等放好，关好门
	检查电源插头、地线，合电闸
	调节温度旋钮至120℃，打开开关
	达到设定温度时，设定定时器30分钟
	定时器报警，将定时钮逆时针转至"0"点即可

续流程

不锈钢远红外消毒烘箱操作规程	关闭电闸
	待温度完全降下来（一般需 4 小时），再开门取物
	操作完成后切断电源，检查电源插头、地线，拉下电闸后方可离开

15. 机动门安瓿灭菌器操作规程

机动门安瓿灭菌器操作规程

使用前准备工作
- 启动压缩机，使压力上升至需要值，然后打开压缩气阀
- 将蒸汽管道内的冷凝水排放干净，然后打开与灭菌器连接的蒸汽源开关，检查其压力是否达到 0.3~0.5MPa
- 清洗水源阀门开关，为程序运行做准备
- 打开真空泵水源阀门，检查水源压力是否达到 0.15~0.3MPa
- 接通动力电源和控制电源

灭菌程序操作
- 打开密封门，将装载灭菌物品的内车推入灭菌室内
- 关闭密封门，选择灭菌程序，设置灭菌参数，确认灭菌参数无需修改后，启动灭菌程序
- 灭菌过程中，操作人员应巡察设备的运行状况，如有异常及时处理
- 灭菌结束室内压力回零时，方可打开密封门，取出灭菌物品
- 灭菌物品从车内取出后，应仔细检查并放置到规定处，做好记录

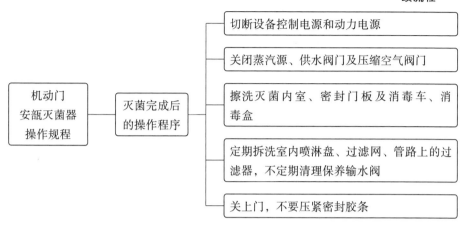

续流程

机动门
安瓿灭菌器
操作规程 —— 灭菌完成后
的操作程序

- 切断设备控制电源和动力电源
- 关闭蒸汽源、供水阀门及压缩空气阀门
- 擦洗灭菌内室、密封门板及消毒车、消毒盒
- 定期拆洗室内喷淋盘、过滤网、管路上的过滤器，不定期清理保养输水阀
- 关上门，不要压紧密封胶条

16. 立式压力蒸汽灭菌器标准操作规程

立式压力
蒸汽灭菌器
标准操作
规程

- 取出消毒桶，压力锅内清洗干净并加水至最高水位，应注意，当水位低于最低水位时，继续使用会损坏电热管
- 将消毒桶放于锅内，将欲消毒物品放入消毒桶内，应注意留有空间，以利蒸汽渗透，确保消毒灭菌质量
- 将容器盖轻轻关合，随后将 8 个环头螺栓逐个向上翻至垂直，略旋紧，最后用扳手将环头螺母逐对旋紧，使容器盖与容器体密合，以不漏汽为准
- 将放气阀手柄置于放汽位置（呈竖直状态），再开启过载漏电保护器
- 开启 3 个 1.5kW 开关，通电后指示灯亮，待急速蒸汽从放气阀喷出时，即关闭放气阀手柄
- 随着加热继续进行，压力表指针会显示容器内的蒸汽压力，当蒸汽压力达到额定工作蒸汽压力时，关闭 3 个 1.5kW 加热开关
- 将压力控制旋钮调节到所需压力位置，定时旋钮顺时针拨至超过实际需要，保温时间 10 分钟，然后拨至指定消毒时间
- 开启定时计时开关，开关指示灯亮，即进入恒温恒压状态

续流程

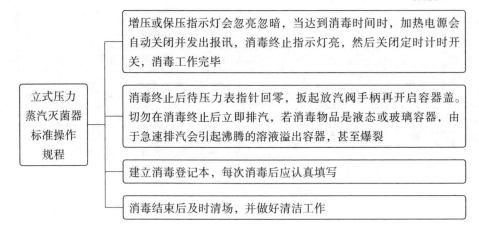

立式压力蒸汽灭菌器标准操作规程	增压或保压指示灯会忽亮忽暗，当达到消毒时间时，加热电源会自动关闭并发出报讯，消毒终止指示灯亮，然后关闭定时计时开关，消毒工作完毕
	消毒终止后待压力表指针回零，扳起放汽阀手柄再开启容器盖。切勿在消毒终止后立即排汽，若消毒物品是液态或玻璃容器，由于急速排汽会引起沸腾的溶液溢出容器，甚至爆裂
	建立消毒登记本，每次消毒后应认真填写
	消毒结束后及时清场，并做好清洁工作

17. 消毒灭菌器再验证程序

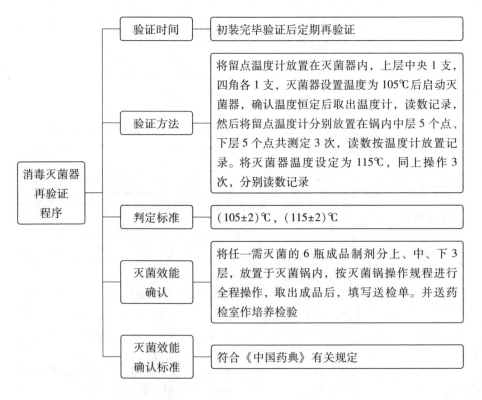

消毒灭菌器再验证程序	验证时间	初装完毕验证后定期再验证
	验证方法	将留点温度计放置在灭菌器内，上层中央1支，四角各1支，灭菌器设置温度为105℃后启动灭菌器，确认温度恒定后取出温度计，读数记录，然后将留点温度计分别放置在锅内中层5个点、下层5个点共测定3次，读数按温度计放置记录。将灭菌器温度设定为115℃，同上操作3次，分别读数记录
	判定标准	(105±2)℃，(115±2)℃
	灭菌效能确认	将任一需灭菌的6瓶成品制剂分上、中、下3层，放置于灭菌锅内，按灭菌锅操作规程进行全程操作，取出成品后，填写送检单。并送药检室作培养检验
	灭菌效能确认标准	符合《中国药典》有关规定

18. 高解像喷墨编码机操作规程

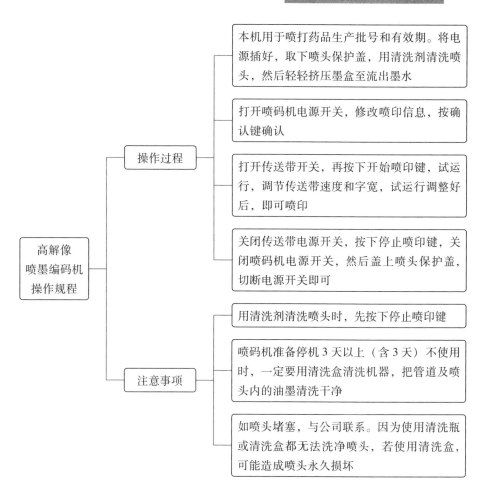

高解像喷墨编码机操作规程

- 操作过程
  - 本机用于喷打药品生产批号和有效期。将电源插好，取下喷头保护盖，用清洗剂清洗喷头，然后轻轻挤压墨盒至流出墨水
  - 打开喷码机电源开关，修改喷印信息，按确认键确认
  - 打开传送带开关，再按下开始喷印键，试运行，调节传送带速度和字宽，试运行调整好后，即可喷印
  - 关闭传送带电源开关，按下停止喷印键，关闭喷码机电源开关，然后盖上喷头保护盖，切断电源开关即可
- 注意事项
  - 用清洗剂清洗喷头时，先按下停止喷印键
  - 喷码机准备停机3天以上（含3天）不使用时，一定要用清洗盒清洗机器，把管道及喷头内的油墨清洗干净
  - 如喷头堵塞，与公司联系。因为使用清洗瓶或清洗盒都无法洗净喷头，若使用清洗盒，可能造成喷头永久损坏

19. 尘埃粒子计数器测定规程

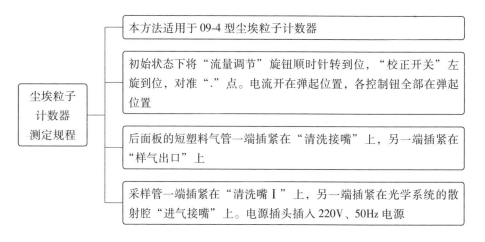

尘埃粒子计数器测定规程

- 本方法适用于09-4型尘埃粒子计数器
- 初始状态下将"流量调节"旋钮顺时针转到位，"校正开关"左旋到位，对准"."点。电流开在弹起位置，各控制钮全部在弹起位置
- 后面板的短塑料气管一端插紧在"清洗接嘴"上，另一端插紧在"样气出口"上
- 采样管一端插紧在"清洗嘴Ⅰ"上，另一端插紧在光学系统的散射腔"进气接嘴"上。电源插头插入220V、50Hz电源

续流程

```
                   ┌─────────────────────────────────────────────────────────┐
                   │按预热电源开关，并确认"校对-计数"按钮在"校对"位置。         │
                ┌──│按"总清"按钮，计数器开始校对，并预热30分钟                   │
                │  └─────────────────────────────────────────────────────────┘
                │  ┌─────────────────────────────────────────────────────────┐
                │  │将"校对-计数"钮设至"计数"位置。右旋"校正开关"到             │
                ├──│位，对准点，看表针是否对正并及时调"视场校正"，使表针对       │
                │  │正红线，"校正开关"对正的时间不能超过1分钟                    │
                │  └─────────────────────────────────────────────────────────┘
   ┌────────┐   │  ┌─────────────────────────────────────────────────────────┐
   │尘埃粒子│   ├──│按下"选显"、"观察"、"启动"、"外控"钮后，即开始工作          │
   │计数器  │───┤  └─────────────────────────────────────────────────────────┘
   │测定规程│   │  ┌─────────────────────────────────────────────────────────┐
   └────────┘   │  │将测试管对准所测区域并放稳，按"总清"钮，测试约1分钟         │
                ├──│后，机器鸣笛，第四声时记录所显数字。每点测3次，取平         │
                │  │均值                                                       │
                │  └─────────────────────────────────────────────────────────┘
                │  ┌─────────────────────────────────────────────────────────┐
                │  │暂时不进行测量时，把后面板的短塑料管插回"样气出口"，采       │
                ├──│样管插回"清洗嘴Ⅰ"进行清洗，然后将各开关恢复初始状态，       │
                │  │切断电源                                                   │
                │  └─────────────────────────────────────────────────────────┘
                │  ┌─────────────────────────────────────────────────────────┐
                └──│测试时如出现异常，应立即停止测试，请有关人员进行修理         │
                   └─────────────────────────────────────────────────────────┘
```

五、制剂室清洁卫生操作常规

1. 不同生产区清洁卫生操作规程
（1）一般生产区的清洁卫生

```
                  ┌─────────────────────────────────────────────────────────┐
                  │每日清除废物并清洗容器，擦去门窗、水池及其他设施上的污迹，     │
               ┌──│再用一般生产区的清洁工具使用常水擦拭地面、室内桌椅柜、设       │
               │  │备外壁等                                                   │
               │  └─────────────────────────────────────────────────────────┘
  ┌────────┐   │  ┌─────────────────────────────────────────────────────────┐
  │一般生产区│  │  │每周擦洗门窗、水池及其他设施；刷洗地面、废物贮存器、地漏、     │
  │的清洁卫生│──┤──│排水道及墙裙等处                                           │
  └────────┘   │  └─────────────────────────────────────────────────────────┘
               │  ┌─────────────────────────────────────────────────────────┐
               │  │每月对地面、天顶、照明及其他附属装置除尘，全面清洗工作场       │
               └──│所及生活设施                                               │
                  └─────────────────────────────────────────────────────────┘
```

（2）普通制剂净化区的清洁卫生

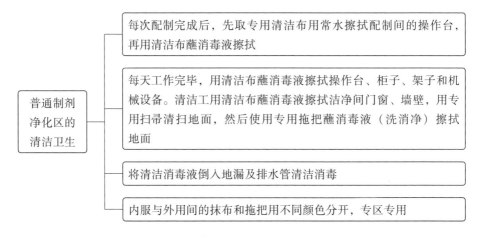

普通制剂
净化区的
清洁卫生

- 每次配制完成后，先取专用清洁布用常水擦拭配制间的操作台，再用清洁布蘸消毒液擦拭
- 每天工作完毕，用清洁布蘸消毒液擦拭操作台、柜子、架子和机械设备。清洁工用清洁布蘸消毒液擦拭洁净间门窗、墙壁，用专用扫帚清扫地面，然后使用专用拖把蘸消毒液（洗消净）擦拭地面
- 将清洁消毒液倒入地漏及排水管清洁消毒
- 内服与外用间的抹布和拖把用不同颜色分开，专区专用

（3）万级净化区的清洁卫生

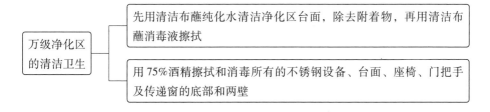

万级净化区
的清洁卫生

- 先用清洁布蘸纯化水清洁净化区台面，除去附着物，再用清洁布蘸消毒液擦拭
- 用75%酒精擦拭和消毒所有的不锈钢设备、台面、座椅、门把手及传递窗的底部和两壁

（4）百级操作台的清洁卫生

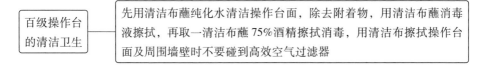

百级操作台
的清洁卫生

- 先用清洁布蘸纯化水清洁操作台面，除去附着物，用清洁布蘸消毒液擦拭，再取一清洁布蘸75%酒精擦拭消毒，用清洁布擦拭操作台面及周围墙壁时不要碰到高效空气过滤器

（5）注意事项

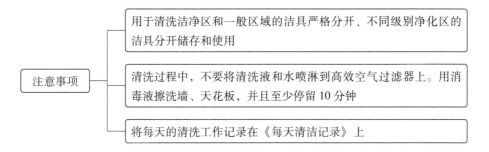

注意事项

- 用于清洗洁净区和一般区域的洁具严格分开、不同级别净化区的洁具分开储存和使用
- 清洗过程中，不要将清洗液和水喷淋到高效空气过滤器上。用消毒液擦洗墙、天花板，并且至少停留10分钟
- 将每天的清洗工作记录在《每天清洁记录》上

2. 洁净服的更衣操作规程

```
                   ┌─────────────────────────────────────────────────┐
                   │在一更室外除去灰土和尘粒，进入一更室脱去白大衣或普通制剂│
                   │一般生产区工作服和鞋                              │
                   ├─────────────────────────────────────────────────┤
                   │坐在一更室和二更室之间的翻身凳上，将一只鞋套在一只脚上，│
                   │然后将此脚由一更室移至二更室，另一只脚重复上述动作  │
                   ├─────────────────────────────────────────────────┤
                   │按照手清洁程序洗手，进入灭菌制剂间的人员需要用专门的杀菌│
                   │皂，并用专门的刷子刷指甲和手指之间的缝隙          │
                   ├─────────────────────────────────────────────────┤
                   │用头罩罩住头，并确保所有头发均已罩住              │
  ┌──────┐         ├─────────────────────────────────────────────────┤
  │洁净服的│         │将一包尺码合适的衣服打开，仔细检查包内的衣服及其附件│
  │更衣操作│─────────┤─────────────────────────────────────────────────┤
  │规程  │         │从包内取出洁净工作服，穿好，注意不得让洁净工作服碰到地板│
  └──────┘         ├─────────────────────────────────────────────────┤
                   │戴上口罩，保证口罩四周贴紧面部                    │
                   ├─────────────────────────────────────────────────┤
                   │配制及分装之前，选择大小合适的手套。佩戴时注意手仅能碰手│
                   │套的内部，不能以裸手碰手套的外面，手套拉至无菌服的袖口之│
                   │上。进入万级/百级区人员在双手戴上手套后，用75%酒精对手套│
                   │进行消毒                                        │
                   ├─────────────────────────────────────────────────┤
                   │检查头罩、口罩、脚踝是否扎紧，手套是否遮住袖口等    │
                   └─────────────────────────────────────────────────┘
```

3. 手清洁程序

```
                   ┌─────────────────────────────────────────────────┐
                   │卷起袖管，摘下所有饰物，用水湿润双手，使用足量的肥皂或洗│
                   │涤剂                                            │
                   ├─────────────────────────────────────────────────┤
                   │双手揉搓直至产生很多泡沫                          │
                   ├─────────────────────────────────────────────────┤
  ┌──────┐         │将一只手并拢，用另一只手使泡沫沿手指缝隙下来，重复此动作│
  │手清洁程序│───────┤│直至两手均清洁                                  │
  └──────┘         ├─────────────────────────────────────────────────┤
                   │使用大量泡沫除去两手掌心中的油脂                  │
                   ├─────────────────────────────────────────────────┤
                   │将泡沫充满指甲沟和指甲根部，必要时以刷子刷指甲以剔出污秽│
                   ├─────────────────────────────────────────────────┤
                   │将泡沫涂擦每只手的手腕并洗涤                      │
                   └─────────────────────────────────────────────────┘
```

续流程

手清洁程序	用大量流动水冲去手清洁过程中产生的泡沫
	仔细检查手背、指甲和手掌，对可能遗留的污渍重新洗涤。若发现有划伤、抓痕、溃疡或感染等，将手彻底烘干，并立即报告制剂负责人

4. 工作服清洁程序

工作服清洁程序	一般生产区工作服每周送洗衣房洗涤 1 次
	十万级、三十万级区工作服每周洗涤 2 次
	十万级区工作服要在清洁的室内进行清洗。如果工作服局部较脏，首先接一盆清水，将工作服浸入水中，在各个部位涂抹肥皂，仔细揉搓，待污渍完全除去之后，用常水漂洗工作服至无泡沫为止，最后置专用洗衣机中，按洗衣机操作规程洗涤、晾干即可
	百级和万级工作服的清洁和漂洗操作与十万级区工作服的处理相同，用另一台专用洗衣机
	晾干后，将工作服包好，外用两层包布包好送至医院供应室消毒即可
	消毒后的工作服取回洁净区前，在一更室去掉一层包布后方可进入二更室内备用
	备好的工作服限在 2 天内使用，超过期限，应重新灭菌

5. 清洁工具的卫生清洁程序

清洁工具的卫生清洁程序	清洁工具包括清洁设备容器的工具如排刷、试管刷、钢刷、清洁布、镊子等；清洁配制间的工具如专用拖把、扫帚、抹布等
	清洁方法：先用常水将工具上异物冲洗干净，用洗涤剂洗净，置 1:50 的清洁消毒液中浸泡 10 分钟后，用常水冲洗干净，晾干，备用
	清洁工具放于指定位置。使用频繁的清洁工具，清洗后可置挂钩上晾干
	每次使用后必须按规定清洁，放置，备用

6. 配制用容器、设备清洁卫生程序

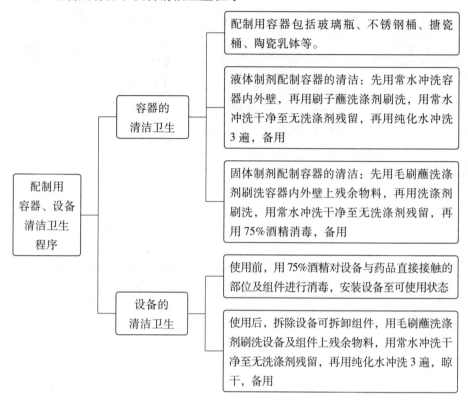

配制用容器、设备清洁卫生程序

容器的清洁卫生
- 配制用容器包括玻璃瓶、不锈钢桶、搪瓷桶、陶瓷乳钵等。
- 液体制剂配制容器的清洁：先用常水冲洗容器内外壁，再用刷子蘸洗涤剂刷洗，用常水冲洗干净至无洗涤剂残留，再用纯化水冲洗3遍，备用
- 固体制剂配制容器的清洁：先用毛刷蘸洗涤剂刷洗容器内外壁上残余物料，再用洗涤剂刷洗，用常水冲洗干净至无洗涤剂残留，再用75%酒精消毒，备用

设备的清洁卫生
- 使用前，用75%酒精对设备与药品直接接触的部位及组件进行消毒，安装设备至可使用状态
- 使用后，拆除设备可拆卸组件，用毛刷蘸洗涤剂刷洗设备及组件上残余物料，用常水冲洗干净至无洗涤剂残留，再用纯化水冲洗3遍，晾干，备用

六、普通制剂生产操作常规

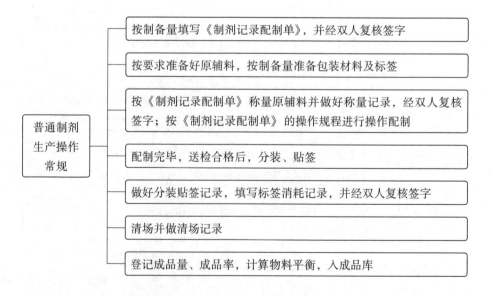

普通制剂生产操作常规
- 按制备量填写《制剂记录配制单》，并经双人复核签字
- 按要求准备好原辅料，按制备量准备包装材料及标签
- 按《制剂记录配制单》称量原辅料并做好称量记录，经双人复核签字；按《制剂记录配制单》的操作规程进行操作配制
- 配制完毕，送检合格后，分装、贴签
- 做好分装贴签记录，填写标签消耗记录，并经双人复核签字
- 清场并做清场记录
- 登记成品量、成品率，计算物料平衡，入成品库

七、颗粒剂生产操作常规

1. 提取、配料及制粒

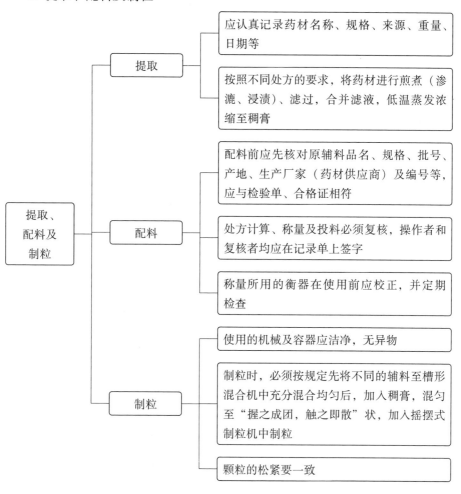

提取、配料及制粒

提取
- 应认真记录药材名称、规格、来源、重量、日期等
- 按照不同处方的要求，将药材进行煎煮（渗漉、浸渍）、滤过，合并滤液，低温蒸发浓缩至稠膏

配料
- 配料前应先核对原辅料品名、规格、批号、产地、生产厂家（药材供应商）及编号等，应与检验单、合格证相符
- 处方计算、称量及投料必须复核，操作者和复核者均应在记录单上签字
- 称量所用的衡器在使用前应校正，并定期检查

制粒
- 使用的机械及容器应洁净，无异物
- 制粒时，必须按规定先将不同的辅料至槽形混合机中充分混合均匀后，加入稠膏，混匀至"握之成团，触之即散"状，加入摇摆式制粒机中制粒
- 颗粒的松紧要一致

2. 干燥、选粒及包装

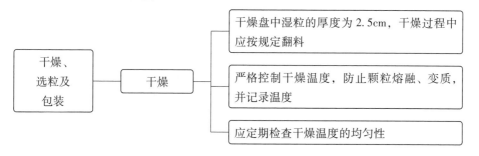

干燥、选粒及包装

干燥
- 干燥盘中湿粒的厚度为 2.5cm，干燥过程中应按规定翻料
- 严格控制干燥温度，防止颗粒熔融、变质，并记录温度
- 应定期检查干燥温度的均匀性

续流程

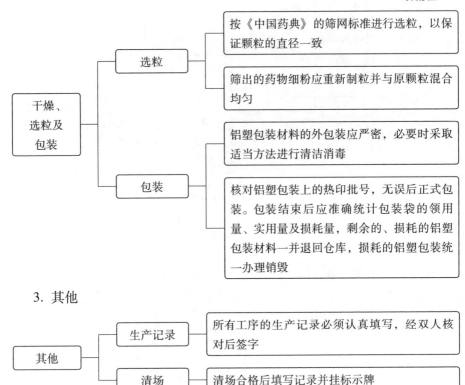

3. 其他

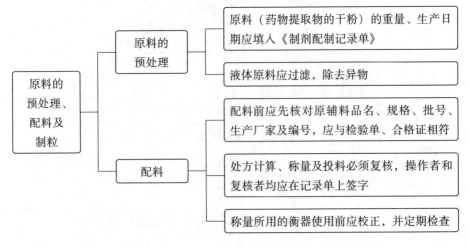

八、胶囊剂生产操作常规

1. 原料的预处理、配料及制粒

续流程

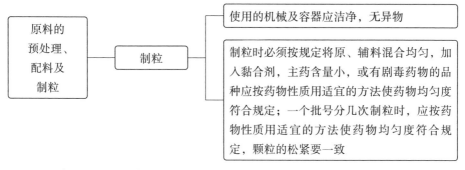

原料的预处理、配料及制粒 —— 制粒
- 使用的机械及容器应洁净，无异物
- 制粒时必须按规定将原、辅料混合均匀，加入黏合剂，主药含量小，或有剧毒药物的品种应按药物性质用适宜的方法使药物均匀度符合规定；一个批号分几次制粒时，应按药物性质用适宜的方法使药物均匀度符合规定，颗粒的松紧要一致

2. 干燥、整粒及填充

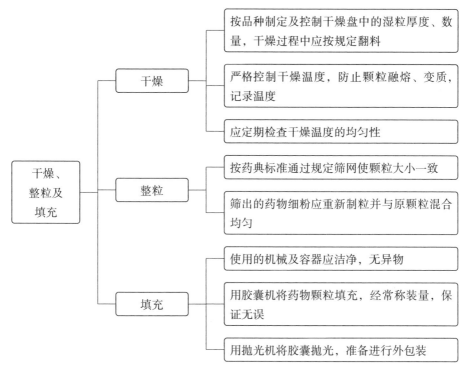

干燥、整粒及填充
- 干燥
  - 按品种制定及控制干燥盘中的湿粒厚度、数量，干燥过程中应按规定翻料
  - 严格控制干燥温度，防止颗粒融熔、变质，记录温度
  - 应定期检查干燥温度的均匀性
- 整粒
  - 按药典标准通过规定筛网使颗粒大小一致
  - 筛出的药物细粉应重新制粒并与原颗粒混合均匀
- 填充
  - 使用的机械及容器应洁净，无异物
  - 用胶囊机将药物颗粒填充，经常称装量，保证无误
  - 用抛光机将胶囊抛光，准备进行外包装

3. 检验、包装、消毒及清场记录

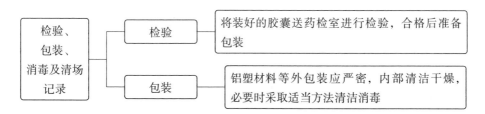

检验、包装、消毒及清场记录
- 检验
  - 将装好的胶囊送药检室进行检验，合格后准备包装
- 包装
  - 铝塑材料等外包装应严密，内部清洁干燥，必要时采取适当方法清洁消毒

续流程

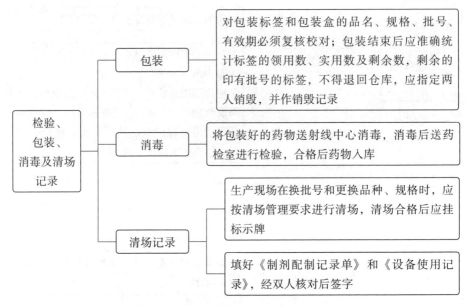

检验、包装、消毒及清场记录

包装：对包装标签和包装盒的品名、规格、批号、有效期必须复核校对；包装结束后应准确统计标签的领用数、实用数及剩余数，剩余的印有批号的标签，不得退回仓库，应指定两人销毁，并作销毁记录

消毒：将包装好的药物送射线中心消毒，消毒后送药检室进行检验，合格后药物入库

清场记录：
- 生产现场在换批号和更换品种、规格时，应按清场管理要求进行清场，清场合格后应挂标示牌
- 填好《制剂配制记录单》和《设备使用记录》，经双人核对后签字

九、口服液生产操作常规

1. 原料的预处理、提取及精制

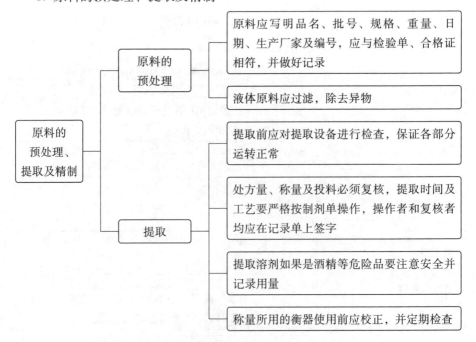

原料的预处理、提取及精制

原料的预处理：
- 原料应写明品名、批号、规格、重量、日期、生产厂家及编号，应与检验单、合格证相符，并做好记录
- 液体原料应过滤，除去异物

提取：
- 提取前应对提取设备进行检查，保证各部分运转正常
- 处方量、称量及投料必须复核，提取时间及工艺要严格按制剂单操作，操作者和复核者均应在记录单上签字
- 提取溶剂如果是酒精等危险品要注意安全并记录用量
- 称量所用的衡器使用前应校正，并定期检查

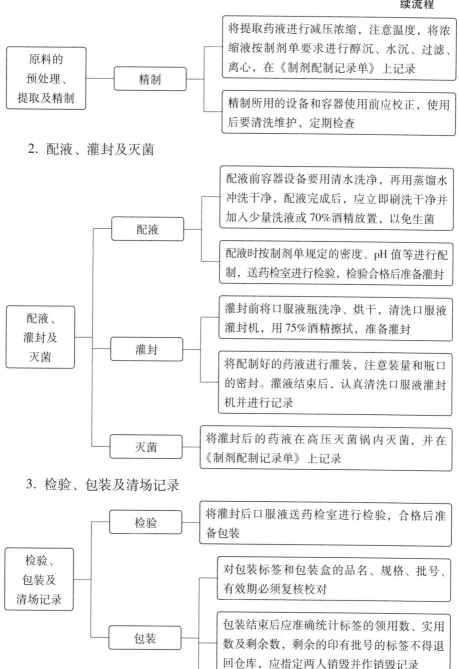

续流程

原料的预处理、提取及精制 ── 精制
- 将提取药液进行减压浓缩，注意温度，将浓缩液按制剂单要求进行醇沉、水沉、过滤、离心，在《制剂配制记录单》上记录
- 精制所用的设备和容器使用前应校正，使用后要清洗维护，定期检查

2. 配液、灌封及灭菌

配液、灌封及灭菌 ── 配液
- 配液前容器设备要用清水洗净，再用蒸馏水冲洗干净，配液完成后，应立即刷洗干净并加入少量洗液或70%酒精放置，以免生菌
- 配液时按制剂单规定的密度、pH值等进行配制，送药检室进行检验，检验合格后准备灌封

配液、灌封及灭菌 ── 灌封
- 灌封前将口服液瓶洗净、烘干，清洗口服液灌封机，用75%酒精擦拭，准备灌封
- 将配制好的药液进行灌装，注意装量和瓶口的密封。灌液结束后，认真清洗口服液灌封机并进行记录

配液、灌封及灭菌 ── 灭菌
- 将灌封后的药液在高压灭菌锅内灭菌，并在《制剂配制记录单》上记录

3. 检验、包装及清场记录

检验、包装及清场记录 ── 检验
- 将灌封后口服液送药检室进行检验，合格后准备包装

检验、包装及清场记录 ── 包装
- 对包装标签和包装盒的品名、规格、批号、有效期必须复核校对
- 包装结束后应准确统计标签的领用数、实用数及剩余数，剩余的印有批号的标签不得退回仓库，应指定两人销毁并作销毁记录
- 将包装好的药物入库

续流程

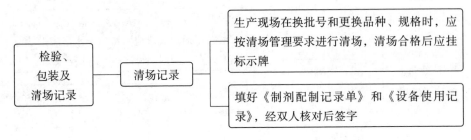

第六章

静脉用药调配中心（PIVAS）工作操作规程

一、药品盘点操作规程

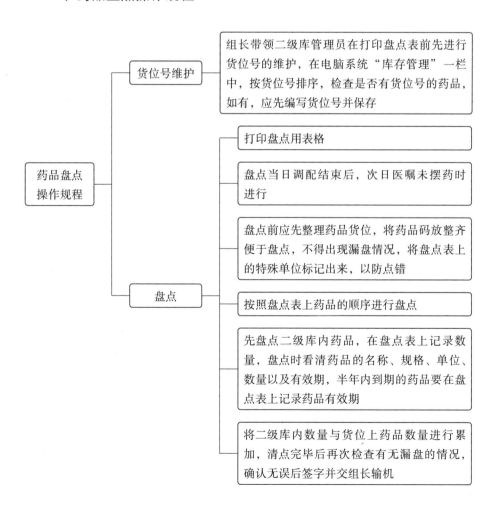

药品盘点操作规程

- 货位号维护
  - 组长带领二级库管理员在打印盘点表前先进行货位号的维护，在电脑系统"库存管理"一栏中，按货位号排序，检查是否有货位号的药品，如有，应先编写货位号并保存

- 盘点
  - 打印盘点用表格
  - 盘点当日调配结束后，次日医嘱未摆药时进行
  - 盘点前应先整理药品货位，将药品码放整齐便于盘点，不得出现漏盘情况，将盘点表上的特殊单位标记出来，以防点错
  - 按照盘点表上药品的顺序进行盘点
  - 先盘点二级库内药品，在盘点表上记录数量，盘点时看清药品的名称、规格、单位、数量以及有效期，半年内到期的药品要在盘点表上记录药品有效期
  - 将二级库内数量与货位上药品数量进行累加，清点完毕后再次检查有无漏盘的情况，确认无误后签字并交组长输机

续流程

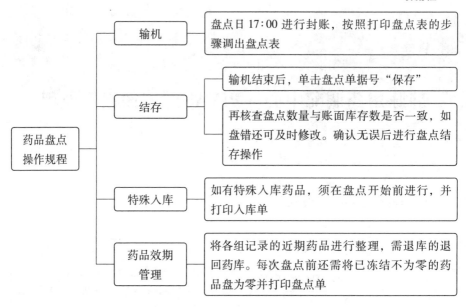

	输机	盘点日 17:00 进行封账,按照打印盘点表的步骤调出盘点表
药品盘点操作规程	结存	输机结束后,单击盘点单据号"保存"
		再核查盘点数量与账面库存数是否一致,如盘错还可及时修改。确认无误后进行盘点结存操作
	特殊入库	如有特殊入库药品,须在盘点开始前进行,并打印入库单
	药品效期管理	将各组记录的近期药品进行整理,需退库的退回药库。每次盘点前还需将已冻结不为零的药品盘为零并打印盘点单

二、药品请领、验收操作规程

1. 药品请领

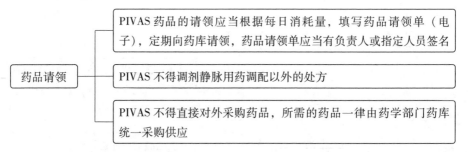

	PIVAS 药品的请领应当根据每日消耗量,填写药品请领单(电子),定期向药库请领,药品请领单应当有负责人或指定人员签名
药品请领	PIVAS 不得调剂静脉用药调配以外的处方
	PIVAS 不得直接对外采购药品,所需的药品一律由药学部门药库统一采购供应

2. 药品的验收

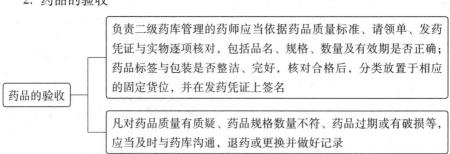

| | 负责二级药库管理的药师应当依据药品质量标准、请领单、发药凭证与实物逐项核对,包括品名、规格、数量及有效期是否正确;药品标签与包装是否整洁、完好,核对合格后,分类放置于相应的固定货位,并在发药凭证上签名 |
| 药品的验收 | 凡对药品质量有质疑、药品规格数量不符、药品过期或有破损等,应当及时与药库沟通,退药或更换并做好记录 |

3. 药品的储存管理与养护

药品储存应当按"分区分类、货位编号"的方法进行定位存放，按药品性质分类集中存放；高警示药品应设置显著的警示标识；做好药库温湿度的监测与记录

大输液应在垫板上摆放整齐，不同品种之间应保持一定间距，药品位置相对固定并有明确标识

其他药品摆放在货架的规定位置，能明显区分

按药品储藏要求，需避光、遮光药品要放在储物盒内，需冷藏药品要放在冰箱

药品堆码与散热或者供暖设施的间距不小于 30cm，距离墙壁间距不少于 20cm，距离房顶及地面间距不小于 10cm。做好防霉防潮工作

规范药品堆垛和搬运操作，遵守药品外包装图示标志的要求，不得倒置存放

每种药品应当按批号及有效期远近依次或分开堆码并有明显标识，遵循"先产先用"、"先进先用"、"近期先用"和按批号发药使用的原则

每月统计 1 次药品有效期，贮存的药品到达失效期前半年仍未能使用，应及时与药库联系，作相应调拨以避免浪费

不合格药品的确认、报损、销毁等应当有规范的制度和记录

如发现药品短缺，及时向其他部门调剂，通知药库加急进药，及时与医师联系，做好药品管理、供应工作

药品的储存管理与养护

4. 其他

药库管理员负责二级库的出药工作，发药前应仔细检查，以免出错

PIVAS 所用药品做到每月盘点，账物相符，如有不符应当及时查明原因。贵重药品每日清点，盘盈和盘亏药品数量以报表形式上交科内

药品在运输过程中如有意外破损，须写明原因，由当事人和组长签字，每月以报表形式上交科主任

其他

三、TPN 配制操作规程

1. 调配操作前的准备及校对

调配操作前的准备及校对 —— 调配操作前准备

- 在调配操作前 30 分钟，按操作规程启动洁净间和水平层流台净化系统，确认其处于正常工作状态，操作间室温控制于 18~26℃、相对湿度 40%~65%、室内外压差符合规定，操作人员记录并签名
- 接班工作人员应当先阅读交接班记录，对有关问题应当及时处理
- 按更衣操作规程，用 3M 手消毒液消毒双手，更换洁净工作服，进入洁净区操作间，用蘸有 75% 酒精的无纺布从上到下、从内到外擦拭水平层流台内部的各个部位
- 将摆好药品容器的药车推至水平层流台附近相应的位置

调配前的校对

- 调配药学技术人员应当按输液标签核对药品名称、规格、数量、有效期等的准确性和药品完好性，确认无误后，进入加药混合调配操作程序

2. 调配操作程序

调配操作程序

- 选用适合的一次性注射器，检查包装是否完整密闭及有效期，检查包装是否完整密闭及有效期，拆除外包装，旋转针头连接注射器，确保针尖斜面与注射器刻度处于同一方向，将注射器垂直放置于水平层流台的内侧
- 检查一次性静脉营养输液袋包装是否密封完整及有效期，合格才能使用
- 核对输液标签与所用药品名称、规格、用量准确无误后，将药品放置于水平层流台的中央区域
- 除去西林瓶盖，用 75% 酒精消毒安瓿瓶颈或西林瓶胶塞，在水平层流台侧壁打开安瓿，避免朝高效过滤器方向打开，以防药液喷溅到高效过滤器上

续流程

调配操作程序

将打开后的安瓿放置在注射器的同一区域，距离是 5cm

将不含磷酸盐的电解质和微量元素加入到复方氨基酸中，充分混匀，避免局部浓度过高

将磷酸盐加入到葡萄糖溶液中，充分混匀，避免局部浓度过高

关闭连接输液袋侧的管夹，分别将输液管连接到葡萄糖溶液和氨基酸溶液中，倒转这两种输液容器，悬挂在水平层流台的挂杆上，打开这两根输液管夹，待葡萄糖溶液和氨基酸溶液全部流入静脉营养输液袋后，轻轻摇动，使两种溶液充分混匀

将水溶性维生素溶解到脂溶性维生素中，充分混匀后加入脂肪乳中再次混匀

连接第三根输液管到含有维生素的脂肪乳溶液中，打开输液管夹，使脂肪乳全部流入到静脉营养输液袋后，关闭输液管夹

轻轻摇动静脉营养输液袋，使内容物充分溶解后，将静脉营养输液袋口朝上竖起，使袋子中多余的空气排出后，关闭输液管夹

挤压静脉营养输液袋，观察有无渗漏，如有，查找原因决定是否重新配制

将配制好的静脉营养输液袋装入准备好的一次性袋中，并核对病房、床号、姓名，将一次性袋子封好

将封好的静脉营养输液袋送至出药口，由专人登记确认后送至病房

完成全部调配后，立即清场，先用蘸有清水的无纺布擦拭台面，再用蘸有 75% 酒精的无纺布擦拭台面，除去残留药液，不得留有与下批输液调配无关的药物、余液、用过的注射器和其他物品

四、化疗药物配制操作规程

1. 调配操作前准备及校对

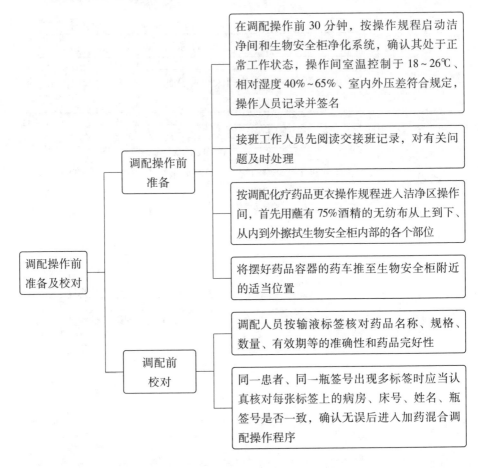

在调配操作前 30 分钟，按操作规程启动洁净间和生物安全柜净化系统，确认其处于正常工作状态，操作间室温控制于 18~26℃、相对湿度 40%~65%、室内外压差符合规定，操作人员记录并签名

接班工作人员先阅读交接班记录，对有关问题及时处理

按调配化疗药品更衣操作规程进入洁净区操作间，首先用蘸有 75% 酒精的无纺布从上到下、从内到外擦拭生物安全柜内部的各个部位

将摆好药品容器的药车推至生物安全柜附近的适当位置

调配人员按输液标签核对药品名称、规格、数量、有效期等的准确性和药品完好性

同一患者、同一瓶签号出现多标签时应当认真核对每张标签上的病房、床号、姓名、瓶签号是否一致，确认无误后进入加药混合调配操作程序

调配操作前准备及校对 — 调配操作前准备 / 调配前校对

2. 调配操作程序

调配操作程序

选用适合的一次性注射器，检查包装是否完整密闭及有效期，拆除外包装，旋转针头连接注射器，确保针尖斜面与注射器刻度处于同一方向，将注射器垂直放置于生物安全柜的内侧，将其他配制所需药品按不同区域要求放置于合理位置

配制前，拉下防护玻璃窗且不可高于安全警戒线，以确保负压

配制时，首先核对所摆药品与标签内容是否一致，对输液袋进行挤压试验，检查无漏液、液体内无异物后方可配制

用 75% 酒精消毒输液袋（瓶）的加药处，放置于生物安全柜的中央区域

续流程

调配操作程序

- 除去西林瓶盖，用75%酒精消毒安瓿瓶颈或西林瓶胶塞，并在生物安全柜侧壁打开安瓿，避免朝向高效过滤器方向打开，以防药液喷溅到高效过滤器上

- 抽取药液时，注射器针尖斜面朝上，紧靠安瓿瓶颈口抽取药液，然后注入输液袋（瓶）中，轻轻摇匀

- 溶解粉针剂，用注射器抽取适量溶媒，注入粉针剂的西林瓶内，必要时可轻轻摇动助溶，全部溶解混匀后，用同一注射器抽出药液，注入输液袋（瓶）内，轻轻摇匀，再次挤压输液袋确认有无漏液

- 调配结束后，再次核对输液标签与所用药品名称、规格、用量准确无误后，调配操作人员在输液标签上签名或者盖签章并标注调配时间

- 将调配好的成品输液和空西林瓶、安瓿及其他相关物品一并放入筐内，如调配特殊剂量药品，应在该处做特殊标识或盖章，以供检查者核对。核对完毕后，将成品输液装入具有特殊标识的袋中密封

- 通过传递窗将成品输液送至成品核对区，进入成品核对包装程序

- 每完成一组输液调配操作，应立即清场，用蘸有75%酒精的无纺布擦拭台面，除去残留药液，不得留有与下批输液调配无关的药物、余液、用过的注射器和其他物品

- 每天调配工作结束后，按操作规程的清洁消毒操作程序进行清洁消毒处理

五、静脉用药混合调配注意事项

静脉用药混合调配注意事项

- 不得采用交叉调配流程

- 如果静脉用药调配所用的药物，不是整瓶（支）用量，必须将实际所用剂量在输液标签上明显标识，以便校对

- 有2种以上粉针剂或注射液需加入同一输液时，严格按药品说明书要求和药品性质顺序加入

续流程

静脉用药混合调配注意事项

- 对肠外营养液、高警示药品和某些特殊药品的调配应当制定相关的加药顺序调配操作规程
- 调配过程中，如输液出现异常或对药品配伍、操作程序有疑点，应停止调配，报告核对负责药师并查明原因或与处方医师协商调整用药医嘱；发生调配错误应当及时纠正，重新调配并记录
- 调配危害药品应当重视操作者的职业防护，调配时应当拉下生物安全柜防护玻璃，前窗玻璃不可高于安全警戒线，以确保负压
- 调配危害药品用过的一次性注射器、手套、口罩及检查后的西林瓶、安瓿等废弃物按规定由本医疗机构统一处理
- 危害药品溢出的处理：熟练使用溢出的处理工具；用无菌的薄布片、麻料吸收少量溢出物；操作人员必须穿戴好防护服；受污染部位必须用肥皂清洗或用水冲刷

六、成品输液核对、包装与发放操作规程

1. 成品输液的核对

成品输液的核对

- 检查输液袋（瓶）有无裂纹，输液应无沉淀、变色、异物等
- 进行挤压试验，观察输液袋尤其是加药处有无渗漏现象
- 按输液标签内容逐项核对所用输液和空西林瓶与安瓿的药名、规格、用量等是否相符
- 核查非整瓶（支）用量患者的用药剂量和标识是否相符
- 各岗位操作人员签章是否齐全，确认无误后核对者应盖章
- 每个病区核对完成后，清点药品数量，要与记录单数量相符
- 将核对好的成品输液按 TPN、化疗药品分类
- 将不同病房输液成品严格区分开
- 装车时检查成品输液是否装入相应病房送药车内

2. 成品输液的包装

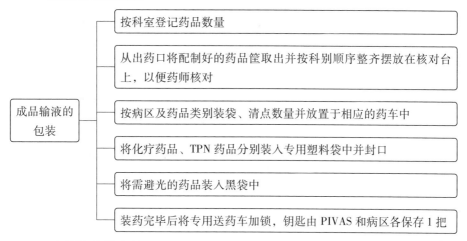

成品输液的包装
- 按科室登记药品数量
- 从出药口将配制好的药品筐取出并按科别顺序整齐摆放在核对台上，以便药师核对
- 按病区及药品类别装袋、清点数量并放置于相应的药车中
- 将化疗药品、TPN 药品分别装入专用塑料袋中并封口
- 将需避光的药品装入黑袋中
- 装药完毕后将专用送药车加锁，钥匙由 PIVAS 和病区各保存 1 把

3. 成品输液的发放

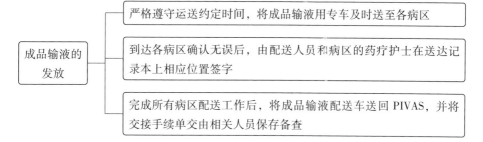

成品输液的发放
- 严格遵守运送约定时间，将成品输液用专车及时送至各病区
- 到达各病区确认无误后，由配送人员和病的药疗护士在送达记录本上相应位置签字
- 完成所有病区配送工作后，将成品输液配送车送回 PIVAS，并将交接手续单交由相关人员保存备查

七、清洁、消毒操作规程

1. 地面消毒剂的制备

84 消毒液是以次氯酸钠为主要成分的消毒剂，本溶液须在使用前新鲜配制，以 1:200 比例进行制备，制备时必须戴厚口罩和防护手套。

2. PIVAS 清洁与卫生管理规定

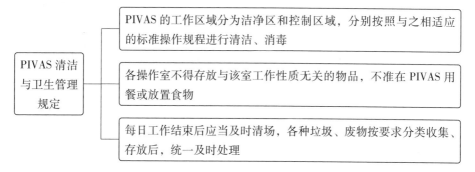

PIVAS 清洁与卫生管理规定
- PIVAS 的工作区域分为洁净区和控制区域，分别按照与之相适应的标准操作规程进行清洁、消毒
- 各操作室不得存放与该室工作性质无关的物品，不准在 PIVAS 用餐或放置食物
- 每日工作结束后应当及时清场，各种垃圾、废物按要求分类收集、存放后，统一及时处理

续流程

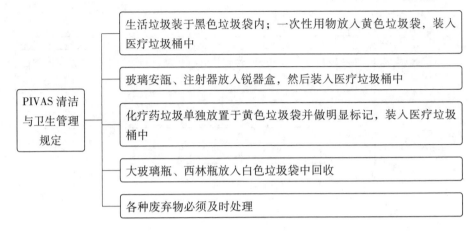

PIVAS 清洁与卫生管理规定	生活垃圾装于黑色垃圾袋内；一次性用物放入黄色垃圾袋，装入医疗垃圾桶中
	玻璃安瓿、注射器放入锐器盒，然后装入医疗垃圾桶中
	化疗药垃圾单独放置于黄色垃圾袋并做明显标记，装入医疗垃圾桶中
	大玻璃瓶、西林瓶放入白色垃圾袋中回收
	各种废弃物必须及时处理

3. 控制区域的清洁、消毒操作规程

控制区域的清洁、消毒操作规程	每日工作结束后，清除现场表面的废弃物和垃圾
	用专用拖把擦拭地面直至无残留物；用常水擦拭工作台、凳椅、门框及门把手等
	药筐用消毒液浸泡、冲洗、擦干；药盒用消毒液浸泡、冲洗、擦干
	地面用新鲜配制的 1:200 消毒液进行湿拖直至无残留物
	每周消毒 1 次地面和污物桶，先用常水清洁，待干后，再用 1:200 消毒液或 75% 酒精（二者每个月交替使用）擦洗地面及污物桶内外，15 分钟后再用常水擦去消毒液
	每周用 75% 酒精擦拭消毒工作台、成品输送密闭容器、药车、不锈钢设备、凳椅、门框及门把手 1 次
	出现意外情况如破损药品时要及时彻底地打扫干净，先用常水清洁，待干后，再用 75% 酒精擦拭消毒
	电脑、键盘等每周用清水擦拭

4. 万级洁净区清洁、消毒程序

万级洁净区清洁、消毒程序
- 每天工作结束后，由配制人员清除现场表面的废弃物和垃圾，完成日常的台面清洁工作
- 用常水擦拭洁净区内的不锈钢设备、传递窗顶部、两侧内壁、把手及台面、凳椅、照明灯开关等
- 擦干后，用 1:200 消毒液或 75% 酒精（二者每个月交替使用）擦拭消毒
- 先用常水对地面进行湿拖直至无残留物，再用蘸有 1:200 消毒液或 75% 酒精（二者每个月交替使用）的拖把再次拖擦 1 遍，15 分钟后再用常水擦去消毒液
- 每日按规定的操作程序进行地面清洗、消毒
- 每月定期用 1:200 消毒液或 75% 酒精（二者每个月交替使用）擦拭墙壁、顶棚、照明、排风口

5. PIVAS 工作服、工作鞋的清洗

PIVAS 工作服、工作鞋的清洗
- PIVAS 工作服分为万级区域工作服和控制区域工作服，不同区域工作服要在其相对应的洁净间内清洗
- 控制区域工作服和工作鞋每周清洗 1 次，工作服用洗衣粉洗涤、烘干
- 万级区域工作服和工作鞋要求每日清洗，工作服用洗衣粉洗涤、烘干；化疗药工作服用 1:200 消毒液浸泡 30 分钟后用洗衣粉单独洗涤、烘干
- 工作鞋放入洗衣间水池内，刷洗干净后，用 1:200 消毒液浸泡 30 分钟后用清水冲净，甩掉表面水珠后，送回更衣间，摆放在鞋架上

6. 清洁、消毒注意事项

清洁、消毒注意事项
- 消毒剂应当定期轮换使用
- 洁净区和控制区的清洁工具必须严格分开，不得混用

续流程

清洁、消毒注意事项	清洁、消毒过程中，不得将常水或消毒液喷淋到高效过滤器上
	清洁、消毒时，应当按从上到下、从里向外的程序擦拭，不得留有死角
	用常水清洁时，待擦干后，才能用消毒剂擦拭，保证清洁、消毒效果

八、处方接收和审核操作规程

处方接收和审核操作规程	打开电脑，接收病区处方，仔细阅读2次，确认信息是否完全，确认信息内容：包括处方信息是否完整；剂量、用法、给药途径是否准确、合理；配伍是否合理
	如有问题，立即电话联系病区处方医师和办公班护士，药师不得擅自修改医嘱
	如无问题，经审核确认后放行

九、打印标签操作规程

打印标签操作规程	经药师审核合格的用药医嘱，以批次、药品种类打印成输液标签
	在待配液界面下，选取需打印标签的用药批次，点击刷新，经审核的医嘱单都会在此选项下排列，点击"打印标签"按钮即可，计算机会同时打印输液汇总单及输液标签
	查看标签是否完整、清晰，重点核对执行用药时间，清点打印出的标签数量应与电脑医嘱数量相符
	将其中非整支配置的药品用量标示出来

十、贴签摆药操作规程

贴签摆药
操作规程

- 摆药前药师应仔细阅读、核查输液标签是否准确、完整，执行医嘱时间是否正确，如有错误或不全，应当告知审方药师校对纠正

- 将输液标签按批次、药品种类进行分类，1个瓶签号对应1组输液，放置于相应批次颜色的塑料筐内，非整瓶（支）使用的药品在实际用量处要画出特殊标识

- 摆药时按照药品的品名、用量、规格等标签内容进行摆药，同时应注意药品的完好性及有效期，确认同一患者所用同一种药品的批号应是相同。摆药完毕盖章确认

- 摆放好的输液经药师核对后，将标签整齐地贴于输液袋（瓶）背面，标签方向与加药口方向一致，将输液袋和药品摆放于塑料筐内

- 将已摆好的输液筐按批次、药品种类放置在相应的药架上，并集中传入配制间待配

- 摆好的药品传入配制间前，不准将粉针剂的西林瓶盖去掉

十一、核对操作规程

核对操作
规程

- 核对标签上标识的批次与所使用的塑料筐颜色要相对应，然后核对执行医嘱时间

- 依照标签上内容，按药品名称、规格、数量及具体用量与所摆放药品进行逐一核对，如发现摆药错误要立刻告知摆药人按处方内容重新摆药并核对，核对无误后要签名或盖章

- 对于一个瓶签号打印两张标签的情况，要重点核对两张标签上的患者姓名、床号和单号以确定为同一组输液，以防摆错

- 不需要即刻配制的冰箱药品应将待配药筐放入固定位置，现配现取，并经核对后传入配制间

十二、PIVAS 人员消毒、更衣操作规程

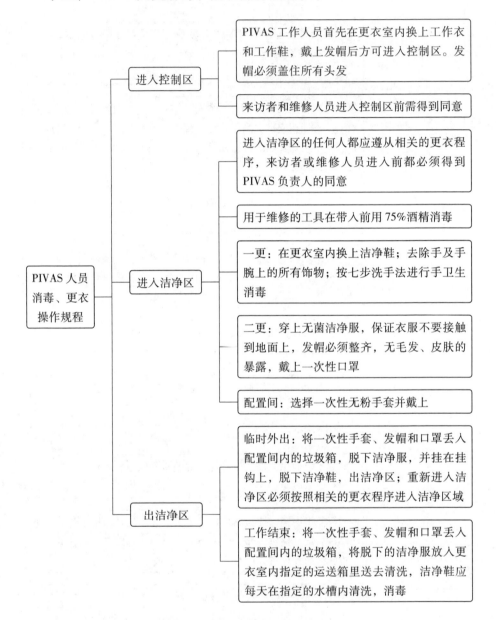

PIVAS 人员消毒、更衣操作规程

进入控制区
- PIVAS 工作人员首先在更衣室内换上工作衣和工作鞋，戴上发帽后方可进入控制区。发帽必须盖住所有头发
- 来访者和维修人员进入控制区前需得到同意

进入洁净区
- 进入洁净区的任何人都应遵从相关的更衣程序，来访者或维修人员进入前都必须得到 PIVAS 负责人的同意
- 用于维修的工具在带入前用 75% 酒精消毒
- 一更：在更衣室内换上洁净鞋；去除手及手腕上的所有饰物；按七步洗手法进行手卫生消毒
- 二更：穿上无菌洁净服，保证衣服不要接触到地面上，发帽必须整齐，无毛发、皮肤的暴露，戴上一次性口罩
- 配置间：选择一次性无粉手套并戴上

出洁净区
- 临时外出：将一次性手套、发帽和口罩丢入配置间内的垃圾箱，脱下洁净服，并挂在挂钩上，脱下洁净鞋，出洁净区；重新进入洁净区必须按照相关的更衣程序进入洁净区域
- 工作结束：将一次性手套、发帽和口罩丢入配置间内的垃圾箱，将脱下的洁净服放入更衣室内指定的运送箱里送去清洗，洁净鞋应每天在指定的水槽内清洗，消毒

第七章

药品科工作操作常规

第一节 药品供应操作常规

一、常规使用药品采购操作常规

常规使用药品采购操作常规

- 根据各调剂室需求，库管员每周定期编制采购计划，通过药剂科信息管理系统（HIS）上传至采购员处。采购员对采购计划进行审核，必要时由科主任进行审核

- 采购员审核采购计划后，通过系统生成采购计划，导出 excel 表格

- 采购计划发送至政府建立的"药品集中采购综合管理信息系统"，该系统包含药品采购品种、规格、数量、送货时间，要求供货方及时回复无货品种及具体到货时间

- 采购员将无货品种告知库管员，将现有库存协调使用，确保临床用药

- 若无法保证临床使用的品种，药剂科从招标目录中选择质量、信誉较好的药厂或供应商处购进，并按照本院已有品种使用的厂家优先的原则，不定期汇总

- 长期无货品种，采购员应向供应商及生产厂家问明原因，同时要求供应商出具由厂家盖章的书面材料，并及时告知组长及库管员，上报科主任

- 药剂科从招标目录中选择质量、信誉等较好的药厂或供应商处购进，并以本院已有品种使用的为优先原则，不定期汇总

续流程

常规使用 药品采购 操作常规	药品入库由库管员进行相应信息审核
	库管员将药品实物入库，在药品发票上签字后，交药品信息管理员进行信息录入
	新增品种需经批准通过方可采购。非国药准字号、进口药无进口药品注册证的药品一律不得购入，除毒、麻、精药品外必须是中标品种
	原则上不新增供货商，如需增加，必须经科主任、药品采购小组讨论批准后方可增加。采购员及库管员无权擅自增加新的购药渠道

二、临用现进药品采购操作常规

临用现进药品是指已批准进入医院，但因价格昂贵或用量小等原因，不在药库备存的药品。为避免药品过期造成经济损失，特制定管理办法与购进领用流程。

临用现进 药品采购 操作常规	临用现进品种调整原则：价格昂贵或用量小品种采购初期为临用现进品种，待用量平稳后（一般为1年），根据用量大小进行调整。若用量较大，可转为常规备货品种
	使用临用现进品种时，要求临床医师每次使用前提出申请，填写《临用现进药品申请表》后交药库办公室或调剂室办理，由药剂科临时采购
	药品采购员接到通知后，在药剂科信息管理系统中建立采购计划，并按照常规药品采购流程办理
	采购员告知库管员收货数量及需发送至的相应调剂室，到货后由库管员进行药品入库验收
	库管员将药品实物入库，药品发票签字后交予药品信息管理员进行信息录入

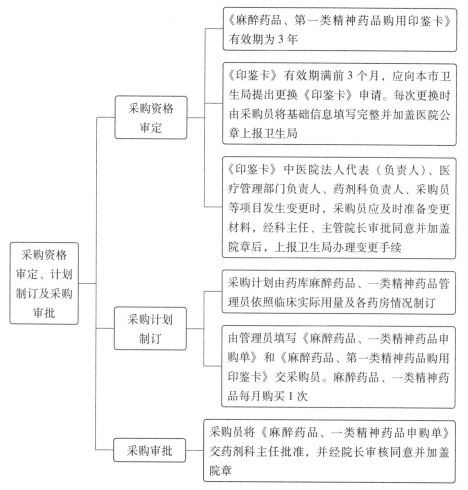

续流程

临用现进药品采购操作常规
- 药品入库后，由调剂室领用，并通知相关临床科室领用
- 原则上由使用科室一次性领用，对提出申请而不使用的品种，申请用药医师需尽快通知药库，以便协调处置。有些无法办理退货或以现金直接结算的临购药品，则由申请医师负责

三、麻醉药品、第一类精神药品采购操作常规

1. 采购资格审定、计划制订及采购审批

采购资格审定、计划制订及采购审批

- 采购资格审定
  - 《麻醉药品、第一类精神药品购用印鉴卡》有效期为 3 年
  - 《印鉴卡》有效期满前 3 个月，应向本市卫生局提出更换《印鉴卡》申请。每次更换时由采购员将基础信息填写完整并加盖医院公章上报卫生局
  - 《印鉴卡》中医院法人代表（负责人）、医疗管理部门负责人、药剂科负责人、采购员等项目发生变更时，采购员应及时准备变更材料，经科主任、主管院长审批同意并加盖院章后，上报卫生局办理变更手续
- 采购计划制订
  - 采购计划由药库麻醉药品、一类精神药品管理员依照临床实际用量及各药房情况制订
  - 由管理员填写《麻醉药品、一类精神药品申购单》和《麻醉药品、第一类精神药品购用印鉴卡》交采购员。麻醉药品、一类精神药品每月购买 1 次
- 采购审批
  - 采购员将《麻醉药品、一类精神药品申购单》交药剂科主任批准，并经院长审核同意并加盖院章

2. 购买入库

购买入库
- 采购员采购时须严格按照有关规定，凭《印鉴卡》和加盖院章的《麻醉药品、一类精神药品申购单》在定点批发企业中进行采购
- 采购方式为电话订购，订购时必须说明所采购的药品名称、剂型、规格、包装及数量等相关信息
- 定点批发企业应由专人、专车双人配送，麻醉药品、一类精神药品到货后由采购员进行票据验收，由药品管理人员对实物进行双人验收、核对并签字
- 注射剂验收要求至最小装量、单位，其他剂型验收至最小包装量
- 验收合格后，经营企业配送人员及采购员在《麻醉药品、一类精神药品购用印鉴卡》填写核售数并签字，并将加盖院章及采购员签字的《麻醉药品、一类精神药品申购单》交配送人员
- 购销双方及时清点所采购药品的数量。清点时如发现药品破损或数量不足，由经营企业负责补足、调换
- 麻醉药品、一类精神药品管理员双人签字后将发票交予药品信息管理员进行信息录入

3. 麻醉药品、一类精神药品统计申报

麻醉药品、一类精神药品统计申报
- 为及时调控麻醉药品、一类精神药品采购计划，各部门麻醉药品、一类精神药品管理员应每月清点所管辖的麻醉药品、一类精神药品并进行汇总、分析，报药库麻醉药品、一类精神药品管理员
- 药库麻醉药品、一类精神药品管理员应每月统计药品购用情况，认真填写《医疗机构麻醉药品、精神药品购用情况月统计报表》，在市卫生局网上申报，接受主管部门的监督检查

四、毒性药品采购常规

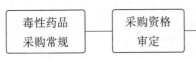

毒性药品采购常规　——　采购资格审定
- 采购员及药品管理员资格：药学专业的兼职管理人员
- 购买资格：毒性药品采购员及药品管理员需到院办开具介绍信，将身份证复印件、签字留样加盖院章交予毒性药品批发企业留档备案

续流程

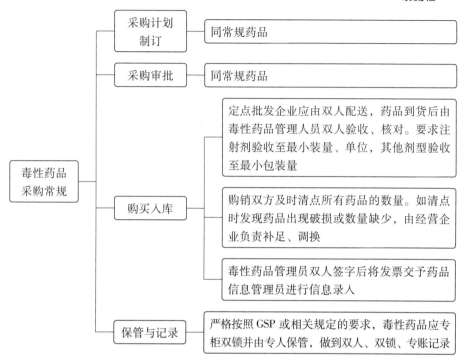

	采购计划 制订	同常规药品
毒性药品 采购常规	采购审批	同常规药品
	购买入库	定点批发企业应由双人配送，药品到货后由毒性药品管理人员双人验收、核对。要求注射剂验收至最小装量、单位，其他剂型验收至最小包装量
		购销双方及时清点所有药品的数量。如清点时发现药品出现破损或数量缺少，由经营企业负责补足、调换
		毒性药品管理员双人签字后将发票交予药品信息管理员进行信息录入
	保管与记录	严格按照 GSP 或相关规定的要求，毒性药品应专柜双锁并由专人保管，做到双人、双锁、专账记录

五、医疗用常规化学试剂请领与报账操作常规

1. 化学试剂库常规备货的"医疗用"常规化学试剂

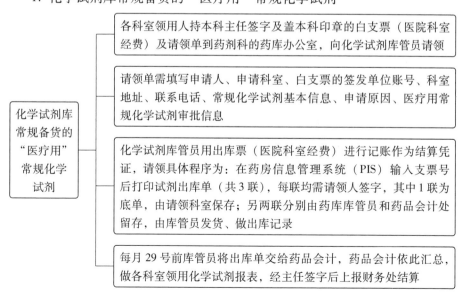

化学试剂库常规备货的"医疗用"常规化学试剂	各科室领用人持本科主任签字及盖本科印章的白支票（医院科室经费）及请领单到药剂科的药库办公室，向化学试剂库管员请领
	请领单需填写申请人、申请科室、白支票的签发单位账号、科室地址、联系电话、常规化学试剂基本信息、申请原因、医疗用常规化学试剂审批信息
	化学试剂库管员用出库票（医院科室经费）进行记账作为结算凭证，请领具体程序为：在药房信息管理系统（PIS）输入支票号后打印试剂出库单（共 3 联），每联均需请领人签字，其中 1 联为底单，由请领科室保存；另两联分别由药库库管员和药品会计处留存，由库管员发货、做出库记录
	每月 29 号前库管员将出库单交给药品会计，药品会计依此汇总，做各科室领用化学试剂报表，经主任签字后上报财务处结算

2. 化学试剂库不常规备货的"医疗用"常规化学试剂

化学试剂库不常规备货的"医疗用"常规化学试剂	各科室领用人需持有本科主任签字及盖本科印章的（医院科室经费）请领单到药剂科的药库办公室，向化学试剂库管员请领
	请领单需填写申请人、申请科室、白支票的签发单位账号、科室地址、联系电话、常规化学试剂基本信息、申请原因、医疗用常规化学试剂审批信息
	药库负责与化学试剂供应商联系供货，由供应商直接送货和发到各科室，由各科室验收，经手人和各科室主任在发票上签字，证明已验、收货
	厂家或各科室请领人在每月25号前将签字的出库票交到药剂科化学试剂库管员处，库管员于每月29号前将发票上报药品会计，药品会计报财务处结算

六、"非医疗用"常规化学试剂请领与报账操作常规

1. 化学试剂库常规备货的"非医疗用"常规化学试剂

化学试剂库常规备货的"非医疗用"常规化学试剂	各科室有关人员持课题负责人签字的请领单到药剂科的药库办公室，向化学试剂库管员请领
	请领单需填写申请人、项目编码、项目名称、科室地址、联系电话、常规化学试剂基本信息、申请原因、非医疗用常规化学试剂审批信息
	请领具体程序为：在药房信息管理系统（HIS）打印试剂出库单（共4联），出库单每联均需请领人签字，1联为底单，由请领科室保存；其余3联到财务处记账并加盖财务专用红章，财务处留存1联
	请领人持其余2联返回化学试剂库领取试剂，分别由药库库管员和药品会计处留存，由库管员发货、做出库记录
	每月29号化学试剂库管员将出库单交药品会计，药品会计依此汇总，做各科室领用化学试剂报表，经主任签字后上报财务处结算

2. 化学试剂库不常规备货的"非医疗用"常规化学试剂

化学试剂库不常规备货的"非医疗用"常规化学试剂

- 各科室领用人持相应类别支票及请领单到药剂科的药库办公室，向化学试剂库管员请领

- 请领单需填写申请人、项目编码、项目名称、科室地址、联系电话、常规化学试剂基本信息、申请原因、"非医疗用"常规化学试剂审批信息

- 药库负责与化学试剂供应商联系要货事宜，由供应商直接送货和发到各科室，各科室验收且经手人及各科室主任在发票上签字后，由各科室领用人持相应类别支票和相应的发票直接上报财务处结算

七、药品流转操作常规

1. 二级库定期向药库请领药品规程

二级库定期向药库请领药品规程

- 各调剂组定期向药库提交药品请领单，库管员依据请领单按批次（先进先出原则）备药

- 各调剂组领药人与库管人员共同核对请领药品

- 药品从药库运送至各调剂组途中应由各调剂室派人陪同

- 药品送至各调剂组后由送货人员将药品卸于工作间内，具体上货工作由调剂组人员完成，必要时可请库房工作人员协助

- 各调剂组领药人员核对所领药品无误后，及时在 HIS 上做收货确认

- 药房（调剂室）的麻醉药品和第一类精神药品的请领执行基数管理，将"麻、精、一类"处方的药品进行分类统计并填写汇总单

- 由药房（调剂室）麻醉药品管理人和药房（调剂室）负责人双人签字后，按照实际用药数量填写药品请领单，凭请领单、汇总单及相对应的处方到药库请领药品

- 药房（调剂室）须设麻醉药品、第一类精神药品周转柜（保险柜），根据临床需要规定药品存量，库存量不得超过规定量

- 对周转柜中各麻醉药品、第一类精神药品建立相应账卡，每日清点核对，做到账物相符

2. 二级库临时向药库请领药品规程

二级库临时向药库请领药品规程	各调剂组临时请领药品时，应先提交请领单并由领药人员到药库当面清点药品
	调剂组工作人员独立值班遇临床特殊情况急需用药时，库管人员应协助送到，以免耽误临床使用

3. 药库货源不足的通知、登记规程

药库货源不足的通知、登记规程	由于药库暂时无货或备货不足造成各工作间领药计划变更，当药品到货后，库管人员应及时电话通知相应调剂室
	特殊情况下，库房人员应将药品送至相应调剂室，以满足临床用药
	由于生产企业供货不足、进口药品注册证问题等原因导致药品长期断货时，库管人员应及时做相应登记并通知至各调剂组
	长期断货的药品来货后，库管人员应及时电话通知各调剂室，并由药库信息维护人员通过科内的信息平台将此信息尽快发布

4. 封存、退货药品操作规程

封存、退货药品操作规程	因质量问题需封存或退货的药品应由采购先通知药库，库管人员及时记录并通知各调剂室召回药品
	各调剂室接到通知后立即屏蔽 HIS 中需封存或退货的药品信息，并将药品送至库房登记统一处理

5. 特殊申请药品、变更药品操作规程

特殊申请药品、变更药品操作规程	需特殊申请的药品由采购告知库管人员。到货后，库管人员应及时把到货信息通知给相应调剂室
	库管人员可通过药剂科的信息平台及时将药品变更厂家、包装、规格或紧缺的药品以及新药等信息，通知各调剂室，以便各调剂室之间尽快协调使用
	药库信息维护人员应及时更新局域网上的说明书和相关图示
	药库信息维护人员向临床通报相关信息

6. 药品短缺时药库与各二级库的协调规程

药品短缺时药库与各二级库的协调规程

- 药品在药库已短缺而调剂室仍有存货时，各调剂室应互相联系并通过科内信息平台告知，保证临床用药
- 各工作间应备齐所需药品，如遇到特殊情况需调剂品种应电话联系相应工作间
- 调剂组之间串货应由领药工作间人员与相应工作间人员共同输入所领药品，由相应工作间人员确认并发药，双方签字
- 如需其他工作间协助用药，应先征得同意，在本工作间打印出院内移库单，携带出库单及药品到相应工作间办理手续

八、药库库管工作操作常规

1. 制订采购计划

制订采购计划

- 库管员定期向采购员提供一次药品批量采购计划，零星急需药品按特殊申购程序
- 根据临床用药情况确定药品购入数量
- 常规用药的药品采购数量一般控制在 2~3 周的用量为宜
- 不经常使用的药品控制在调剂室 2~3 次的请领数量范围内
- 已经批准的临用现进药品中，使用较频繁的经科主任批准后，可设少量库存，以便临床及时应用
- 库管员应按临床实际用量合理编制药品采购计划，频率通常为每周 1 次（特殊情况可每周 2 次），力求保证供应又避免积压

2. 普通药品验收与入库

普通药品验收与入库

- 加强药品验收入库管理。根据药品验收入库制度，由库管员对药品的品种、规格、数量、质量和其他相关内容进行验收并及时入库
- 所有药品必须经过验收入库合格后方可领用

续流程

普通药品验收与入库

供货方发票填写购药单位名称、品名、规格、数量、批号、批准文号、生产厂家、进价（招标价）、零售价、有效期、购入及零售总价、发票日期和发票号等。供货方盖财务章

严格按照《中华人民共和国药品管理法》中有关标签的要求进行验收，仔细查验药品的品名、包装、外观、规格、批号、批准文号、注册商标、有效期、厂牌产地，有效期变更的要提供有效期变更批件

生物制品、进口药品、原辅料药要详验检验报告书，进口药品加验进口药品注册证。疫苗类制品、血液制品、用于血源筛查的体外生物诊断试剂以及国家药品监督管理局规定的其他生物制品要批签发合格证

验收合格后在正式发票上由验收人签字后方可按照发票（或随货单）上的所有内容及时准确地输入计算机

正式发票如无验收人签字的，原则上不得输入计算机，更不得向供货部门付款

药品的购进记录和凭证需保存至超过有效期 1 年，但不得少于 3 年，到期与处方一并申请后销毁

特殊管理的药品实行双人验收制度

3. 麻醉药品入库、验收规程

麻醉药品入库、验收规程

麻醉药品、第一类精神药品入库验收必须货到即验，双人开箱验收，验收记录要双人签字

供需双方双人验收核对时，如发现药品缺少及破损或药库、药房（调剂室）储存的麻醉药品、第一类精神药品原包装未拆开时发现缺少及破损，应由双人清点登记，上报医疗机构负责人批准并加盖公章后向供货单位查询、处理

验收签字后，如入库、出库时或药房（调剂室）发药时，打开药品原包装后发现缺少或破损，则不能再向供货单位查询，应由医疗机构依据报批销毁的规定和流程处理

续流程

麻醉药品入库、验收规程

药库应建立麻醉药品、第一类精神药品专用账册（卡），称为麻醉药品和第一类精神药品入、出库账册（卡）

入库验收后做相应登记，内容包括日期、凭证号、品名、剂型、规格、单位、数量、批号、有效期、生产单位、验收人和保管人的双人签字

各医疗机构系统对麻醉药品、第一类精神药品等特殊药品应建立相同格式的信息记录，以备与相应账册（卡）上的信息进行核查

验收合格的麻醉药品、第一类精神药品立即转入专用库房，按货位摆放整齐并及时入账

专用账册（卡）保存期限应当自药品的有效期期满之日起不少于5年

4. 普通药品的储存与养护

普通药品的储存与养护

药品的储存与保管：库管员严格执行本制度，保证所经营药品的进、销、存的数量准确、质量合格、账物相符，各药房指定专人负责领用，系统权限随人员调整进行变更

药品排列有序，存量合理。根据药品的贮存条件进行分类摆放，其中冷库温度为 2~10℃；阴凉库温度不高于 20℃；常温库温度为 0~30℃；各库房相对湿度应保持在 45%~75%

应做好库房温度、湿度的监测和管理。每日应对库房温、湿度进行记录

药品储存应实行色标管理，管理标准是：待验药品库（区）、退货药品库（区）为黄色；合格药品库（区）、待发药品库（区）为绿色；不合格药品库（区）为红色。药品堆垛应留有一定距离

退回的药品存放退货药品库（区），由专人负责并做好退货记录

经验收合格的药品，由库管员记录后方可存入合格药品库（区）；不合格药品由保管人员记录后放入不合格药品库（区）。退货记录应保存3年

特殊管理药品的储存应严格按照国家有关管理规定进行

药库重地闲人免进，禁止吸烟，注意安全

5. 麻醉药品、第一类精神药品的药库储存与安全管理

麻醉药品、第一类精神药品的药库储存与安全管理
- 麻醉药品、第一类精神药品的储存须设专库，由专人负责，有专用账册，双人、双锁保管
- 专用库房须配备保险柜、安全防盗门、防护栏并安装监控设施及报警装置。报警装置应当与公安机关报警系统联网
- 麻醉药品、第一类精神药品的购入、储存、发放、使用均实行批号管理和追踪
- 每种麻醉药品、第一类精神药品入库、出库时须逐笔登记，同时双人清点核对，确保账物相符
- 过期、患者或家属及各病房无偿交回的麻醉药品、第一类精神药品设有明显标识及专用登记册，定期向卫生行政部门申请销毁

6. 向二级库出库

向二级库出库
- 药品出库应遵循"先产先出"、"近期先出"和按批号发货的原则
- 药品出库应进行复核和质量检查，麻醉药品、一类精神药品、医疗用毒性药品应建立双人核对制度
- 药品出库应做好药品发放记录以实现可追溯，记录保存不少于药品有效期3年
- 根据各药房领药单，定期发放药品，认真核对，点交清楚
- 麻醉药品、第一类精神药品出库须经双人核对、签字
- 须逐笔在"麻醉药品和第一类精神药品入、出库账册（卡）"上记录，麻醉药品、第一类精神药品请领单应由发药人、复核人、领药人签字，做到账、物、批号相符。医疗机构 HIS 的记录也应与之相符

7. 药品的有效期管理

药品的 有效期 管理	除特殊品种外，原则上有效期在 6 个月内的品种禁止入库
	库存药品每月清查一次有效期，对效期在 6 个月内的品种进行登记，及时向供货部门提出退货或换货，并要求采购员协助解决，将药品损失降至最低

8. 原装缺损、近效期、呆滞药品的退换货

原装缺损、 近效期、 呆滞药品 的退换货	各调剂室药品因原装缺损、近效期等原因要求退库时，应及时办理退库手续，确保各调剂室药品安全有效
	各调剂室工作人员办理药品退库时应仔细核对，认真填写《医院退换药品登记表》（以下简称"登记表"），库管员认真核对退库药品与"登记表"后，将退库药品单独存放，并在"登记表"上签字
	库管员于每周五将本周发生的退库情况告知药品采购员，由采购员联系供应商办理，并在"登记表"上签字
	采购员应及时将退库药品通知供应商，并与药品供应商按协议规定办理退换货手续
	供应商业务员应按协议规定在接到通知 3 个工作日内，到药库办理退换货手续并取走退换药品。在取走退换药品的 5 个工作日内，应办妥退货、换货事宜，确保退票或药品送达药库，并在"登记表"中签字
	库管员应对各经销商的发货准确情况、发货及时情况、药检报告准确情况、药品外包装完好情况、冷藏药品运输合格情况、药品质量情况及药品变更等书面记录并进行监管，出现差错的应及时登记并妥善解决
	有变更的及时通知相关部门和人员，在局域网说明书下做变更
	库管员应对"登记表"中出现的问题按月汇总、处理并上报科主任。年底时汇总结果，用来填写评价各商业公司的年度调研回馈表，同时也为医院遴选供应商提供依据

9. 质量问题药品退库管理规定

在正常验收、储存过程中非人为因素造成药品质量问题，如注射剂颜色变化；西林瓶或溶液内有异物；成分异常析出及漏片、空泡、花片、裂片、缺片、乳剂油水分离、标签未贴或整批脱落等，致使药品无法使用时遵循本规定

药房人员应填写《药品质量问题登记表》并签字。库管员收到退库药品时应进行核实，核对"登记表"中各项内容，填写"登记表"并交采购员

质量问题药品退库管理规定

采购员在"登记表"上签字确认后，由采购员联系供货商及生产厂家进行质量追溯，退库药品由库管员单独存放待处理。必要时应拍照存档备查

库管员应向药房人员反馈药品质量情况，由药房人员领取退换药品并签收

10. 其他

退货记录要求登记品名、规格、数量、厂牌、批号、有效期、来源、退货原因、退货日期和供货方办退日期，及时追查直至退货单入库

如果是某一批号产品质量有问题，应立即从各调剂室将该批号产品全部退库，统一由药库退回配送单位，并做质量问题记录

其他

药品品名、规格、包装发生变更时，应填写"变更登记表"，将变更内容及时通知各调剂组的领药人

定期盘点库存与核对账目，遇有账务不符时及时查清原因并加以改正

第二节　药品检验操作常规

一、医院制剂化学检验操作常规

为保证检验质量，根据所制订的物料、中间品和成品质量标准，特编写检验操作常规

医院制剂化学检验操作常规

中间品检验按性状、鉴别、检查和含量测定进行检验；成品检验做全项检测或重点项目检测

续流程

```
                    ┌─────────────────────────────────────────────────────┐
                    │ 原辅料应根据制剂质量要求，参照相关质量标准进行检验           │
                    └─────────────────────────────────────────────────────┘
                    ┌─────────────────────────────────────────────────────┐
                    │ 药检室收到送检单，打印相应检品的原始记录单，针对要检验的     │
                    │ 项目内容，准备检验用试剂、器皿和所用的仪器（开机预热等）     │
                    └─────────────────────────────────────────────────────┘
                    ┌─────────────────────────────────────────────────────┐
                    │ 药检室收到检品，先检查性状，然后进行鉴别、一般检查、含量     │
                    │ 测定等，化学检验合格的成品分装后进行微生物限度检查或无菌     │
                    │ 检查                                                   │
                    └─────────────────────────────────────────────────────┘
                    ┌─────────────────────────────────────────────────────┐
                    │ 含量测定时精密称量供试品，称量取样：用梅特勒托利多 AG285    │
                    │ 天平精密称定取样量，记录称量值，填写设备使用登记并签字       │
                    └─────────────────────────────────────────────────────┘
  ┌──────┐          ┌─────────────────────────────────────────────────────┐
  │ 医院  │          │ 含量测定时精密称量供试品，容量取样：用相应体积的移液管正   │
  │制剂化学│          │ 确吸取供试液。然后按照制剂质量标准含量测定项内容进行操作。 │
  │检验操作│──────────│ 读取测定值，记录数值，判断含量是否在限量范围内，并进行计   │
  │ 常规  │          │ 算，记录计算结果                                        │
  └──────┘          └─────────────────────────────────────────────────────┘
                    ┌─────────────────────────────────────────────────────┐
                    │ 如中间品或半成品的含量测定结果符合要求，立即通知制剂室，     │
                    │ 以便继续生产                                            │
                    └─────────────────────────────────────────────────────┘
                    ┌─────────────────────────────────────────────────────┐
                    │ 如中间品或半成品的含量测定结果不符合要求，先检查排除检测     │
                    │ 原因，再进行复检，如结果仍不合格，立即通知制剂室，并协助     │
                    │ 制剂室查找不合格原因，进行调配或返工处理后，重新测定         │
                    └─────────────────────────────────────────────────────┘
                    ┌─────────────────────────────────────────────────────┐
                    │ 全部检测合格后，填写并出具检验合格报告                     │
                    └─────────────────────────────────────────────────────┘
                    ┌─────────────────────────────────────────────────────┐
                    │ 检查结果不合格的成品，按不合格制剂处理程序处理               │
                    └─────────────────────────────────────────────────────┘
```

二、无菌检查操作常规

1. 总体要求

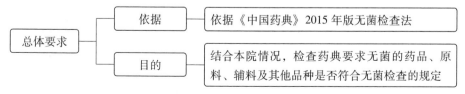

续流程

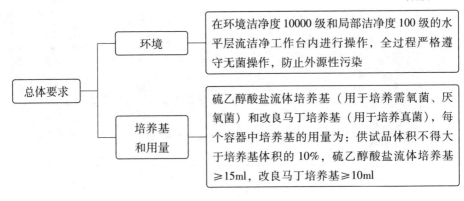

2. 操作准备

操作准备 ——┬—— 根据试验需要，计算所需硫乙醇酸盐流体培养基和改良马丁培养基的用量，按培养基制备操作规程，配制硫乙醇酸盐流体培养基和改良马丁培养基，分装至准备好的试管中灭菌待用

├—— 将吸管等无菌器具放入消毒筒内灭菌待用

├—— 清洁无菌室，擦拭洁净操作台面，将灭菌后待用的无菌检查用品和清洁后的检验数量的供试品等放入洁净操作台面两侧

└—— 开启净化空调机组和水平层流洁净工作台至少30分钟，同时开启超净台紫外线灯30分钟

3. 接种

接种 ——┬—— 按手清洁程序、更换洁净服程序，洗手、更衣，然后进入操作室，关闭紫外线灯

├—— 用酒精棉球擦手，然后用酒精棉球彻底消毒供试品容器表面

├—— 直接接种法：用刻度吸管从每支（或瓶）供试品中吸取规定量分别接种至5支含硫乙醇酸盐流体培养基和5支改良马丁培养基容器中，然后加塞。

└—— 每种培养基接种的管数同供试品的检验数量（滴眼液，从2支供试品中取规定量，直接滴加。如接种量2ml，则每支各滴加20滴于1支培养管中）。检验量见表7-1

续流程

接种	薄膜过滤法：将规定量的供试品按薄膜过滤法过滤、冲洗，取出滤膜，将其剪成 2 等份，分别接种至硫乙醇酸盐流体培养基或改良马丁培养基中（滤膜孔径不大于 0.45μm，直径为 50mm）
	两种方法均需准备两种培养基的阴性对照品各 1 支

表 7-1　无菌检查样品的检验数量、检验量

品种	包装规格	每只样品在每管培养基中的最少接种量（ml）	最少检验数量（瓶或支）
复方碘注射液	5ml/支	2	10
	2ml/支	1	10
盐酸丁卡因滴眼液	10ml/支	2	5
人工泪液	10ml/支	2	5
硫酸锌滴眼液	10ml/支	2	5

4. 培养及观察

培养及观察	接种后，硫乙醇酸盐流体培养基管置 30～35℃培养箱中培养，改良马丁培养基管置 23～28℃培养箱中培养
	注射剂培养 14 天，眼用液体剂培养 14 天。培养期间逐日观察并记录是否有菌生长
	加入供试品后或在培养过程中，如培养基出现浑浊，培养 14 天后不能从外观上判断有无微生物生长，可取该培养液适量转种至同种新鲜培养基中或划线接种斜面培养基上，细菌培养 2 天、真菌培养 3 天，观察是否再出现浑浊或斜面有无菌生长，或用接种环取培养液涂片、染色、镜检，判断是否有菌

5. 结果判断

结果判断	若供试品管均澄清，或虽显浑浊但经证实无菌生长，判供试品符合规定
	若供试品管中任何 1 管显浑浊并证实有菌生长，判供试品不符合规定，除非能充分证明试验无效，即证明生长的微生物非供试品所含

结果判断	如无菌检查试验所用设备及环境的微生物监控结果不符合无菌检查法的要求，试验结果无效
	回顾无菌试验过程，发现有可能引起本微生物污染的因素，试验结果无效
	阴性对照管有菌生长，试验结果无效
	供试品管中生长的微生物经鉴定后，证实是因无菌试验中所使用的物品和（或）无菌操作技术不当引起的，试验结果无效
	试验若经确认无效，应重试。重试时，重新取同量供试品，依法重试，若无菌生长，判供试品符合规定；若有菌生长，判供试品不符合规定

6. 报告

报告	根据实验结果出具报告：本品参照《中国药典》2015 年版无菌检查法检查，符合规定，或本品参照《中国药典》2015 年版无菌检查法检查，不符合规定

三、细菌内毒素检查操作常规

1. 总论

总论	细菌内毒素检查有两种方法，即凝胶法和光度测定法
	本实验室以凝胶法为主要检查方法
	凝胶法系通过鲎试剂与内毒素产生凝集反应的原理来检测或半定量内毒素的方法
	细菌内毒素的量用单位"EU"表示

2. 试验准备

试验准备	处理实验所用的器皿，以去除可能存在的外源性内毒素。所用玻璃器皿应在 250℃ 干燥烘烤至少 60 分钟，也可采用其他不干扰细菌内毒素检查的适宜方法进行处理
	若使用塑料器械，应选用标明无内毒素并且对试验无干扰的器械，如一次性注射器等

续流程

准备试验用试剂：细菌内毒素国家标准品、凝胶法细菌内毒素检查用水（内毒素含量小于 0.015EU/ml 的灭菌注射用水），根据不同供试品的内毒素限值选择合适灵敏度的鲎试剂，一般选用灵敏度 0.25EU/ml

确定最大有效稀释倍数（MVD）：最大有效稀释倍数是指试验中供试品溶液被允许稀释的最大倍数，在不超过此稀释倍数的浓度下进行内毒素限值的检测。用公式 MVD = CL/λ 来确定，其中，L 为供试品的细菌内毒素限值；C 为供试品溶液的浓度；λ 为鲎试剂灵敏度的标示值

试验准备

当使用新批号的鲎试剂或试验条件发生了任何可能影响检验结果的改变时，应进行鲎试剂灵敏度复核试验，参照《中国药典》2015 年版鲎试剂灵敏度复核试验项

当建立新品种的细菌内毒素检查时，应进行干扰试验，参照《中国药典》2015 年版干扰试验项

3. 试验操作

供试品溶液的制备：按试验要求对供试品进行复溶、稀释或调节 pH 值（一般要求 pH 在 6.0~8.0，用细菌内毒素检查用水在已去除内毒素的容器中配制的酸或碱溶液调节）

2λ 浓度的内毒素检查用水溶液和内毒素供试品溶液制备：将细菌内毒素国家标准品或细菌内毒素工作标准品用细菌内毒素检查用水溶解，在旋涡混合器上混匀 15 分钟

试验操作

分别用检查用水和供试品溶液稀释（使用稀释倍数为 MVD，并且已经排除干扰的供试品溶液）制成含 2λ 浓度的内毒素检查用水溶液和内毒素供试品溶液，每稀释一步均应在旋涡混合器上混匀 30 秒

按照凝胶限量试验溶液的制备表（表 7-2）制备溶液 A、B、C 和 D

将试管中溶液轻轻混匀后，封闭管口，垂直放入（37±1）℃的恒温器中，保温（60±2）分钟。保温和拿取试管要小心，避免因受到震动造成假阴性结果

表 7-2　凝胶限量试验溶液的制备

编号	内毒素浓度/配制内毒素溶液	平行管数	备注
A	无/供试品溶液	2	A 为供试品溶液
B	2λ/供试品溶液	2	B 为供试品阳性对照
C	2λ/检查用水	2	C 为阳性对照系列
D	无/检查用水	2	D 为阴性对照

4. 结果判断

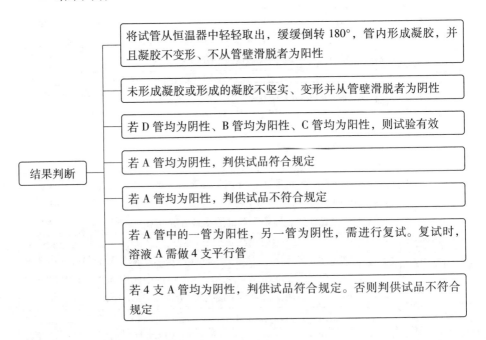

结果判断

- 将试管从恒温器中轻轻取出，缓缓倒转 180°，管内形成凝胶，并且凝胶不变形、不从管壁滑脱者为阳性
- 未形成凝胶或形成的凝胶不坚实、变形并从管壁滑脱者为阴性
- 若 D 管均为阴性、B 管均为阳性、C 管均为阳性，则试验有效
- 若 A 管均为阴性，判供试品符合规定
- 若 A 管均为阳性，判供试品不符合规定
- 若 A 管中的一管为阳性，另一管为阴性，需进行复试。复试时，溶液 A 需做 4 支平行管
- 若 4 支 A 管均为阴性，判供试品符合规定。否则判供试品不符合规定

5. 报告

根据试验结果出具报告：本品参照《中国药典》2015 年版细菌内毒素凝胶法检查，符合规定。或本品参照《中国药典》2015 年版细菌内毒素凝胶法检查，不符合规定。

四、微生物限度检查操作常规

1. 基本要求

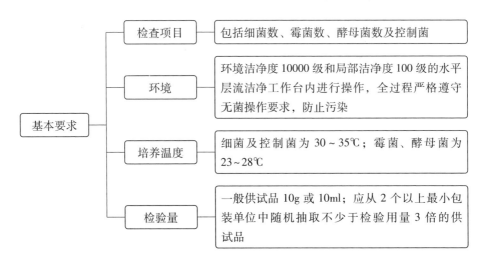

基本要求
- 检查项目｜包括细菌数、霉菌数、酵母菌数及控制菌
- 环境｜环境洁净度 10000 级和局部洁净度 100 级的水平层流洁净工作台内进行操作，全过程严格遵守无菌操作要求，防止污染
- 培养温度｜细菌及控制菌为 30 ~ 35℃；霉菌、酵母菌为 23~28℃
- 检验量｜一般供试品 10g 或 10ml；应从 2 个以上最小包装单位中随机抽取不少于检验用量 3 倍的供试品

2. 供试液的制备

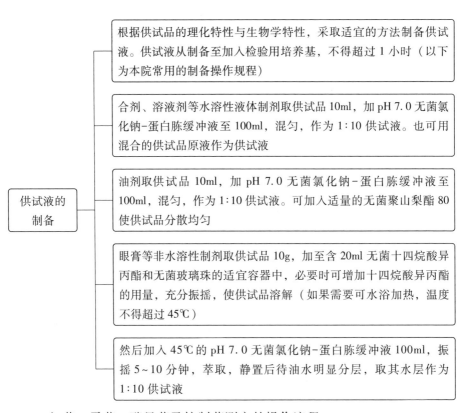

供试液的制备
- 根据供试品的理化特性与生物学特性，采取适宜的方法制备供试液。供试液从制备至加入检验用培养基，不得超过 1 小时（以下为本院常用的制备操作规程）
- 合剂、溶液剂等水溶性液体制剂取供试品 10ml，加 pH 7.0 无菌氯化钠-蛋白胨缓冲液至 100ml，混匀，作为 1∶10 供试液。也可用混合的供试品原液作为供试液
- 油剂取供试品 10ml，加 pH 7.0 无菌氯化钠-蛋白胨缓冲液至 100ml，混匀，作为 1∶10 供试液。可加入适量的无菌聚山梨酯 80 使供试品分散均匀
- 眼膏等非水溶性制剂取供试品 10g，加至含 20ml 无菌十四烷酸异丙酯和无菌玻璃珠的适宜容器中，必要时可增加十四烷酸异丙酯的用量，充分振摇，使供试品溶解（如果需要可水浴加热，温度不得超过 45℃）
- 然后加入 45℃的 pH 7.0 无菌氯化钠-蛋白胨缓冲液 100ml，振摇 5~10 分钟，萃取，静置后待油水明显分层，取其水层作为 1∶10 供试液

3. 细菌、霉菌、酵母菌及控制菌测定的操作流程
（1）培养基的配制

细菌、霉菌及酵母菌计数：根据实验需要，按照培养基操作规程配制营养琼脂培养基和玫瑰红钠琼脂培养基，置准备好的三角烧瓶内，灭菌待用

控制菌：口服制剂（大肠埃希菌）、眼用非液体制剂、滴鼻剂、滴耳剂和局部外用制剂（大肠埃希菌、金黄色葡萄球菌、铜绿假单胞菌）

大肠埃希菌：胆盐乳糖培养基 100ml 置于 200ml 三角烧瓶中；MUG 培养基 5ml 置于 20ml 试管中 2 支，盖塞，灭菌待用

金黄色葡萄球菌：营养肉汤培养基 100ml 置于 200ml 三角烧瓶中，另备甘露醇氯化钠琼脂培养基 1 份，盖塞，灭菌待用

培养基的配制

铜绿假单胞菌：胆盐乳糖培养基 100ml 置于 200ml 三角烧瓶中（可以与大肠埃希菌共用，配 1 份），另备溴化十六烷基甲铵琼脂培养基 1 份，盖塞，灭菌待用

（2）稀释液的配制

水溶性液体制剂：配制 pH 7.0 无菌氯化钠-蛋白胨缓冲液，微温溶解，过滤，分装至 150ml 三角烧瓶中，每份 90ml，盖塞，灭菌待用

稀释液的配制

眼膏等非水溶性制剂：20ml 无菌十四烷酸异丙酯置于 200ml 三角烧瓶中，另备 100ml pH 7.0 无菌氯化钠-蛋白胨缓冲液置于 150ml 三角烧瓶中，盖塞，灭菌待用

准备 1 支试管装 5ml 缓冲液，作为阴性对照用

（3）试验用物品及无菌操作前准备

将刻度吸管或移液管、90mm 无菌平皿等器具放入消毒筒内灭菌待用

清洁无菌室，擦拭洁净操作台面

试验用物品及无菌操作前准备

将灭菌后待用的检查用品及待检查的供试品各两个最小包装等放入洁净操作台面两侧

开启净化空调机组和水平层流洁净工作台至少 30 分钟，同时开启超净台紫外线灯 30 分钟

（4）进入无菌室的操作

进入无菌室的操作
- 按手清洁程序、更换洁净服程序洗手、更衣，然后进入操作室，关闭紫外线灯
- 用酒精棉球擦手并彻底消毒供试品容器表面
- 水溶性液体制剂：一般用混合的供试品原液作为供试液
- 眼膏等非水溶性制剂：分别从送检的两个包装中各取供试品 5g，加至含 20ml 无菌十四烷酸异丙酯的三角烧瓶中，按上述供试液制备方法制备。取其水层作为 1:10 供试液
- 水溶性液体制剂：分别从送检的两个包装中各吸取 5ml，加入准备好的装有 pH 7.0 无菌氯化钠-蛋白胨缓冲液 90ml 的三角烧瓶中，混匀，作为 1:10 供试液
- 从 1:10 供试液中吸取 10ml，加入准备好的装有 pH 7.0 无菌氯化钠-蛋白胨缓冲液 90ml 的三角烧瓶中，混匀。作为 1:100 供试液；从 1:100 供试液取 10ml，同上稀释，得 1:1000 供试液
- 眼膏等非水溶性制剂：从 1:10 供试液中吸取 10ml，依次稀释操作
- 细菌、霉菌及酵母菌测定：取适宜的连续 2~3 个稀释级的供试液 1ml，置直径 90mm 的无菌平皿中，注入 15~20ml 温度不超过 45℃已熔化的营养琼脂培养基或玫瑰红钠琼脂培养基中，混匀，凝固，倒置培养
- 每稀释级每种培养基制备 2 个平皿。阴性对照试验，取试验用的稀释液 1ml，每种计数用的培养基各制备 2 个平皿
- 薄膜过滤法：滤膜的孔径不大于 0.45μm，直径约 50mm。滤器及滤膜（根据药性选择不同材质的滤膜）使用前应 115℃灭菌 30 分钟
- 取相当于每张滤膜含 1g 或 1ml 供试品的供试液，加适量的稀释剂中，混匀，过滤，每张滤膜的总过滤量为 100ml

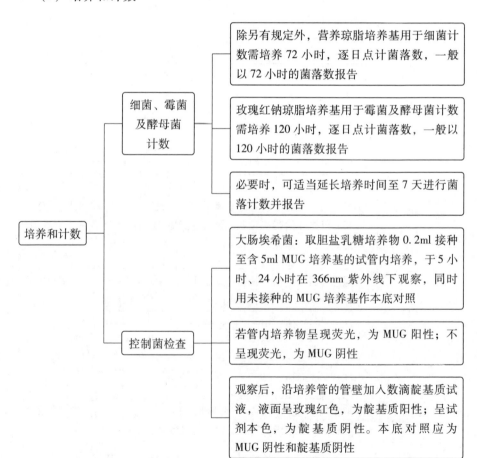

右上角标注：续流程

进入无菌室的操作：
- 冲洗后取出滤膜，菌面朝上贴于营养琼脂培养基或玫瑰红钠琼脂培养基或酵母浸出粉胨葡萄糖琼脂培养基平皿上培养。每种培养基至少制备 1 张滤膜
- 控制菌增菌培养。大肠埃希菌、铜绿假单胞菌：取 1:10 供试液 10ml 接种至 100ml 的胆盐乳糖培养基中，培养 18~24 小时，必要时可延至 48 小时
- 金黄色葡萄球菌：取 1:10 供试液 10ml 接种至 100ml 的营养肉汤培养基中，培养 18~24 小时，必要时可延至 48 小时

（5）培养和计数

培养和计数：

细菌、霉菌及酵母菌计数：
- 除另有规定外，营养琼脂培养基用于细菌计数需培养 72 小时，逐日点计菌落数，一般以 72 小时的菌落数报告
- 玫瑰红钠琼脂培养基用于霉菌及酵母菌计数需培养 120 小时，逐日点计菌落数，一般以 120 小时的菌落数报告
- 必要时，可适当延长培养时间至 7 天进行菌落计数并报告

控制菌检查：
- 大肠埃希菌：取胆盐乳糖培养物 0.2ml 接种至含 5ml MUG 培养基的试管内培养，于 5 小时、24 小时在 366nm 紫外线下观察，同时用未接种的 MUG 培养基作本底对照
- 若管内培养物呈现荧光，为 MUG 阳性；不呈现荧光，为 MUG 阴性
- 观察后，沿培养管的管壁加入数滴靛基质试液，液面呈玫瑰红色，为靛基质阳性；呈试剂本色，为靛基质阴性。本底对照应为 MUG 阴性和靛基质阴性

续流程

```
                    ┌─ 若 MUG 阳性、靛基质阴性或 MUG 阴性、靛基
                    │  质阳性，需取胆盐乳糖培养物划线接种于曙红
                    │  亚甲蓝琼脂培养基或麦康凯琼脂培养基的平皿
                    │  上培养 18~24 小时。若平皿上无菌落生长或生
                    │  长的菌落不同于菌落形态特征，判供试品未检
                    │  出大肠埃希菌。若平皿上生长的菌落与菌落形
                    │  态特征相符或疑似，应进行分离、纯化、染色
                    │  镜检和适宜的生化实验以确认
                    │
                    ├─ 金黄色葡萄球菌：取营养肉汤培养物划线接
                    │  种于甘露醇氯化钠琼脂培养基平皿上，培养
                    │  24~72 小时
                    │
  培养和计数 ─ 控制菌检查 ─┤  若平皿上无菌落生长或生长的菌落不同于菌落
                    │  形态特征，判断供试品未检出金黄色葡萄球菌
                    │
                    ├─ 铜绿假单胞菌：取胆盐乳糖培养物划线接种
                    │  于溴化十六烷基三甲铵琼脂培养基的平皿上
                    │  培养 18~24 小时
                    │
                    ├─ 铜绿假单胞菌典型菌落呈扁平、无定形，周
                    │  边扩散，表面湿润，灰白色，周围时有蓝绿
                    │  色素扩散
                    │
                    └─ 如平皿上无菌落生长或生长的菌落与上述菌落形
                       态特征不符，判断供试品未检出铜绿假单胞菌
```

4. 细菌、霉菌、酵母菌计数

```
           ┌─ 检验结果以 1g、1ml、10g、10ml 为单位报告
           │
  细菌、     │  如各稀释级的平皿均无菌落生长，以小于或仅最低稀释级的平皿有
  霉菌、 ────┤  菌落生长，或平均菌落值大于时乘以最低稀释倍数的值报告菌数
  酵母菌计数  │
           │  若有菌落生长，宜选取细菌、酵母菌平均菌落数在 30~300、霉菌
           └─ 平均菌落数在 30~100 的稀释级作为菌数报告（取两位有效数字）
              的依据。按菌数报告规则报告菌数
```

5. 报告结论

根据试验结果出具报告：本品参照《中国药典》2015 年版微生物限度检

查法检查，符合规定，或本品参照《中国药典》2015 年版微生物限度检查法检查，不符合规定。

五、注射用水微生物限度检查操作常规

1. 总体

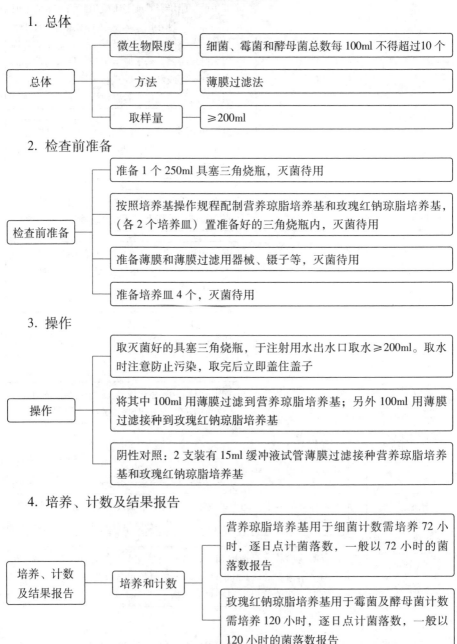

总体
- 微生物限度 —— 细菌、霉菌和酵母菌总数每 100ml 不得超过 10 个
- 方法 —— 薄膜过滤法
- 取样量 —— ≥200ml

2. 检查前准备

检查前准备
- 准备 1 个 250ml 具塞三角烧瓶，灭菌待用
- 按照培养基操作规程配制营养琼脂培养基和玫瑰红钠琼脂培养基，（各 2 个培养皿）置准备好的三角烧瓶内，灭菌待用
- 准备薄膜和薄膜过滤用器械、镊子等，灭菌待用
- 准备培养皿 4 个，灭菌待用

3. 操作

操作
- 取灭菌好的具塞三角烧瓶，于注射用水出水口取水 ≥200ml。取水时注意防止污染，取完后立即盖住盖子
- 将其中 100ml 用薄膜过滤到营养琼脂培养基；另外 100ml 用薄膜过滤接种到玫瑰红钠琼脂培养基
- 阴性对照：2 支装有 15ml 缓冲液试管薄膜过滤接种营养琼脂培养基和玫瑰红钠琼脂培养基

4. 培养、计数及结果报告

培养、计数及结果报告 —— 培养和计数
- 营养琼脂培养基用于细菌计数需培养 72 小时，逐日点计菌落数，一般以 72 小时的菌落数报告
- 玫瑰红钠琼脂培养基用于霉菌及酵母菌计数需培养 120 小时，逐日点计菌落数，一般以 120 小时的菌落数报告

续流程

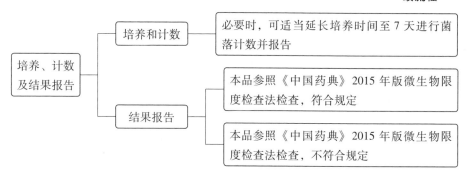

六、纯化水微生物限度检查操作常规

1. 总体

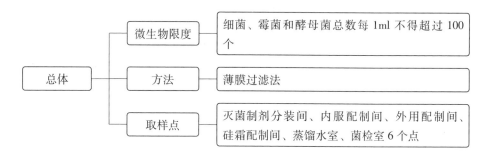

2. 检查前准备

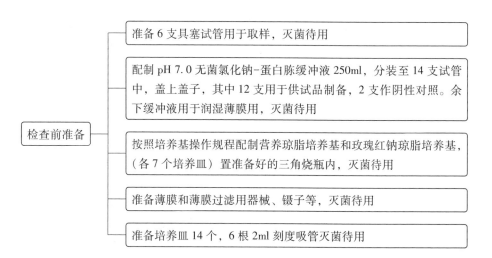

3. 操作

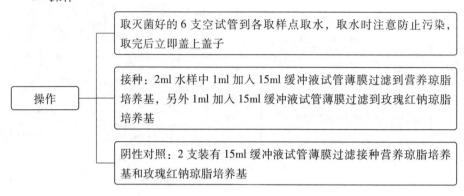

操作
- 取灭菌好的 6 支空试管到各取样点取水，取水时注意防止污染，取完后立即盖上盖子
- 接种：2ml 水样中 1ml 加入 15ml 缓冲液试管薄膜过滤到营养琼脂培养基，另外 1ml 加入 15ml 缓冲液试管薄膜过滤到玫瑰红钠琼脂培养基
- 阴性对照：2 支装有 15ml 缓冲液试管薄膜过滤接种营养琼脂培养基和玫瑰红钠琼脂培养基

4. 培养、计数及结果报告

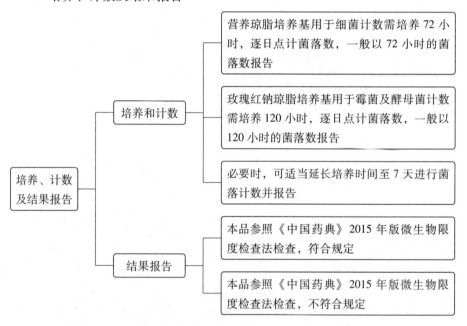

培养、计数及结果报告
- 培养和计数
  - 营养琼脂培养基用于细菌计数需培养 72 小时，逐日点计菌落数，一般以 72 小时的菌落数报告
  - 玫瑰红钠琼脂培养基用于霉菌及酵母菌计数需培养 120 小时，逐日点计菌落数，一般以 120 小时的菌落数报告
  - 必要时，可适当延长培养时间至 7 天进行菌落计数并报告
- 结果报告
  - 本品参照《中国药典》2015 年版微生物限度检查法检查，符合规定
  - 本品参照《中国药典》2015 年版微生物限度检查法检查，不符合规定

七、沉降菌测定操作常规

1. 测试条件

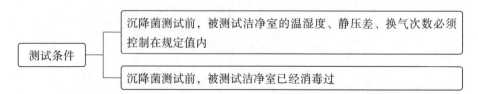

测试条件
- 沉降菌测试前，被测试洁净室的温湿度、静压差、换气次数必须控制在规定值内
- 沉降菌测试前，被测试洁净室已经消毒过

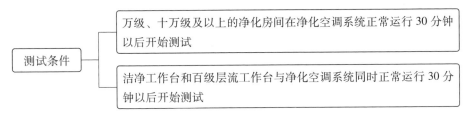

续流程

| 测试条件 | 万级、十万级及以上的净化房间在净化空调系统正常运行 30 分钟以后开始测试 |
| 洁净工作台和百级层流工作台与净化空调系统同时正常运行 30 分钟以后开始测试 |

2. 测试采样

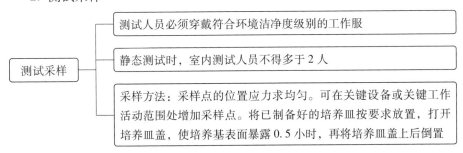

| 测试采样 | 测试人员必须穿戴符合环境洁净度级别的工作服 |
| 静态测试时，室内测试人员不得多于 2 人 |
| 采样方法：采样点的位置应力求均匀。可在关键设备或关键工作活动范围处增加采样点。将已制备好的培养皿按要求放置，打开培养皿盖，使培养基表面暴露 0.5 小时，再将培养皿盖上后倒置 |

3. 培养及菌落计数

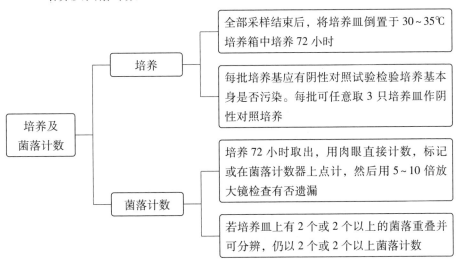

培养及菌落计数

培养
- 全部采样结束后，将培养皿倒置于 30~35℃ 培养箱中培养 72 小时
- 每批培养基应有阴性对照试验检验培养基本身是否污染。每批可任意取 3 只培养皿作阴性对照培养

菌落计数
- 培养 72 小时取出，用肉眼直接计数，标记或在菌落计数器上点计，然后用 5~10 倍放大镜检查有否遗漏
- 若培养皿上有 2 个或 2 个以上的菌落重叠并可分辨，仍以 2 个或 2 个以上菌落计数

4. 注意事项

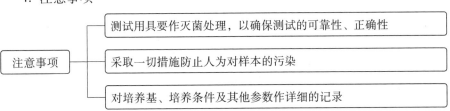

| 注意事项 | 测试用具要作灭菌处理，以确保测试的可靠性、正确性 |
| 采取一切措施防止人为对样本的污染 |
| 对培养基、培养条件及其他参数作详细的记录 |

八、委托加工制剂抽样检验操作常规

	为更好地服务于广大患者，提供安全、有效、质量合格的药品，本院针对委托加工制剂，应不断加强抽样复检
	针对所有委托加工制剂，当更换新的批号时，受托单位首次送货时需提供同批次检验报告单，委托加工的中药制剂同时应以电子邮件提供检验结果的原始图谱或照片
委托加工制剂抽样检验操作常规	更换新批号首次送货的委托加工制剂应放至待验区，并由库管员通知药检室抽样进行全检，待检验合格后方可放行，通过正常程序入票、入库、发放给调剂室
	对委托加工的中药制剂，要求受托厂家在新批号出厂检验合格后，应在 5 个工作日内送交至少 5 箱到药库，同时提供同批次检验报告及检验结果的原始图谱或照片给药检室
	待药检室抽样复验合格后，方可按常规需求计划继续送货，供临床使用
	药检室接到药库通知后应尽快安排抽样与检验
	根据来货品种数量合理安排复检，一般应在接到通知 1 周（5~7 个工作日）内出具报告，特殊情况需向分管主任汇报。必要时，需组织到受托厂家现场检查批生产记录
	为确保外加工制剂在有效期内的质量稳定性，需不断加强外加工制剂的质量监督管理，并监督抽查药厂在有效期内进行的有关制剂稳定性的追踪考察，为制剂质量标准的不断提高及再注册提供技术信息

九、物料、中间品与成品内控制质量标准的制定和修订常规

物料、中间品与成品内控制质量标准的制定和修订常规	物料包括制剂生产用的原料、辅料、包装材料等；中间品包括预备制剂、半成品等；成品包括已经完工并待验收入库的制剂
	制剂原料应从合法经营单位购入，有批准文号、生产批号，在有效期内使用

续流程

无有效期规定的原料应在 5 年内使用，超过 5 年应做复验，合格后方可使用

制剂原料应符合所配剂型的要求，如注射剂原则上采用供注射用原料、至少必须满足药用原料；普通制剂原则上使用药用原料

内服制剂的辅料应符合药用或食用标准

直接接触药品的包装材料、容器必须无菌，与药品不发生化学作用，不发生组分脱落或迁移到药品中。一般使用聚乙烯或玻璃制品

物料、中间品与成品内控制质量标准的制定和修订常规

原辅料、包装材料质量标准参照《中国药典》2015 年版、《中国医院制剂规范》第 2 版、《医疗单位制剂规程》及相关法定标准执行

制剂的质量标准依据本市药品监督管理局对该制剂的批准文件执行

质量标准内容包括性状、鉴别、检查（外观、pH、微生物限度、无菌检查等）、含量测定等。具体项目及标准依据制剂品种、物料要求而定

根据质量要求的提高和法定标准的修改进行修订，对修订内容进行记录、说明，并报主管科主任批准，上报本市药品监督管理局批准备案

十、取样抽样操作常规

1. 取样要求

取样要求

对制剂的原辅料、中间产品、成品、包装材料按相应要求取样进行检验

取样用具及容器应清洁、干燥

取样时应先检查品名、批号、包装等，无误后方可取样

续流程

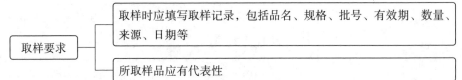

取样要求 ── 取样时应填写取样记录，包括品名、规格、批号、有效期、数量、来源、日期等

所取样品应有代表性

2. 取样人员及取样时间

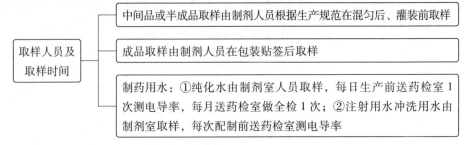

取样人员及取样时间 ── 中间品或半成品取样由制剂人员根据生产规范在混匀后、灌装前取样

成品取样由制剂人员在包装贴签后取样

制药用水：①纯化水由制剂室人员取样，每日生产前送药检室1次测电导率，每月送药检室做全检1次；②注射用水冲洗用水由制剂室取样，每次配制前送药检室测电导率

3. 取样方法与取样量

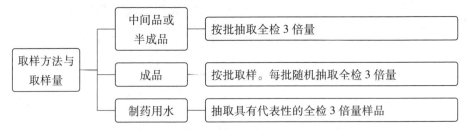

取样方法与取样量 ── 中间品或半成品 ── 按批抽取全检3倍量

成品 ── 按批取样。每批随机抽取全检3倍量

制药用水 ── 抽取具有代表性的全检3倍量样品

十一、培养基制备操作常规

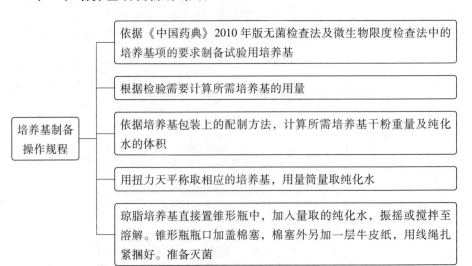

培养基制备操作规程 ── 依据《中国药典》2010年版无菌检查法及微生物限度检查法中的培养基项的要求制备试验用培养基

根据检验需要计算所需培养基的用量

依据培养基包装上的配制方法，计算所需培养基干粉重量及纯化水的体积

用扭力天平称取相应的培养基，用量筒量取纯化水

琼脂培养基直接置锥形瓶中，加入量取的纯化水，振摇或搅拌至溶解。锥形瓶瓶口加盖棉塞，棉塞外另加一层牛皮纸，用线绳扎紧捆好。准备灭菌

续流程

培养基制备操作规程	流体培养基溶于计算量的纯化水中，搅拌至溶解，必要时加热。分装于合适的试管（装入试管容积的 1/3-1/2 中），加盖，准备灭菌
	培养基配制后在 2 小时内灭菌，避免细菌繁殖，影响灭菌效果
	高压蒸汽 115℃灭菌 30 分钟
	培养基的无菌性检查：将配制好的培养基放凉后，置培养箱中进行培养，微生物限度检查用细菌培养基置 30~35℃培养 72 小时，真菌培养基置 23~28℃培养 120 小时
	无菌用培养基随机取不少于 5 支（瓶），按既定用途确定的条件下培养 14 天，均应无菌生长（可以随每次供试品检查同时进行）
	需要按《中国药典》方法进行灵敏度检查
	制备好的培养基在冰箱冷藏保存。一般在 3 周内使用

十二、液体体积度量仪器使用操作常规

1. 量杯、量筒

量杯、量筒	量杯、量筒是一类精度要求相对不高的量取液体体积的度量仪器
	根据量取的体积，取用合适的量杯（筒）
	量取液体时，应将量杯（筒）放平稳，倒入液体后停留 15 秒以上，待液面平静后，使视线与量杯（筒）内液体的弯月面最低处在相应体积的刻度线保持水平，即为量取的体积。有色液体液面与相应体积的刻度线保持水平

2. 移液管和吸量管

移液管和吸量管	移液管和吸量管系准确移取一定体积溶液的管状玻璃容器，移液管的精度高于吸量管
	移液管为定容量的单刻度胖肚吸管，0.5ml 以上的移液管属完全流出式吸管，下端残留的溶液体积已经扣除，流出溶液的体积即等于吸管的标准容量，故不得吹出。0.5ml 以下移液管需要吹出

续流程

移液管和吸量管

- 吸量管为直线型带分度刻线的吸管，可以移取比吸量管所标示的最大容积以下的任意量的液体，又称为刻度移液管

- 吸量管有完全流出式、吹出式和不完全流出式

- 完全流出式的刻度标示为自尖端算起，使用方法同移液管；吹出式吸量管上标有"吹"字样，残留在尖嘴内的溶液最后应当吹出；不完全流出式吸管其刻度自上而下排列，刻度不到尖端，使用时溶液流到最下标线即应停止，流出溶液的体积即为吸管的标准容量

3. 移液操作

移液操作

- 使用前如移液管和吸量管（以下统称为吸管）未干燥，被量取溶液荡洗 3 次；干燥的吸管可荡洗 1~2 次

- 量取溶液时，吸管的尖嘴应深入液面约 10mm，用吸耳球轻轻将溶液吸上，尖嘴随液面的下降而下降，以便保持尖嘴在液面下约 10mm

- 待管内液面上升至刻度标线以上时，迅速按住管口以固定液面

- 然后将吸管提出液面，用滤纸拭去外壁的溶液，使其保持垂直，随后轻轻放松手指，使液面缓缓下降至要求的刻度线，读数

- 读数时，视线应平视，直到管内液体的弯月面与标线相切（有色液体液面与标线水平），立即按紧管口，使液体不再流出

- 将吸管取出并垂直插入承接容器中，松开示指，让管内溶液自然地全部沿容器壁流下，待无液体自动流出时，将承接容器倾斜约 15°

- 保持吸管垂直并使末端靠在容器内壁 30 秒后取出移液管，以便使附着在管壁的部分溶液得以流出

- 依据吸管类型决定是否用吸耳球吹出吸管尖端剩余的液体

- 吸管用毕，短期不再使用时，应洗净，尖端朝上收好，防止尖嘴碰坏

十三、检查用玻璃容器清洁操作常规

1. 玻璃器皿及清洗质量要求

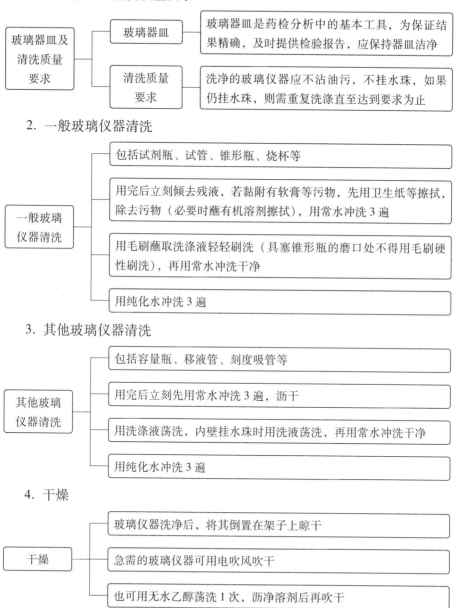

玻璃器皿及清洗质量要求 ── 玻璃器皿 ── 玻璃器皿是药检分析中的基本工具，为保证结果精确，及时提供检验报告，应保持器皿洁净

清洗质量要求 ── 洗净的玻璃仪器应不沾油污，不挂水珠，如果仍挂水珠，则需重复洗涤直至达到要求为止

2. 一般玻璃仪器清洗

一般玻璃仪器清洗 ── 包括试剂瓶、试管、锥形瓶、烧杯等

用完后立刻倾去残液，若黏附有软膏等污物，先用卫生纸等擦拭，除去污物（必要时蘸有机溶剂擦拭），用常水冲洗 3 遍

用毛刷蘸取洗涤液轻轻刷洗（具塞锥形瓶的磨口处不得用毛刷硬性刷洗），再用常水冲洗干净

用纯化水冲洗 3 遍

3. 其他玻璃仪器清洗

其他玻璃仪器清洗 ── 包括容量瓶、移液管、刻度吸管等

用完后立刻先用常水冲洗 3 遍，沥干

用洗涤液荡洗，内壁挂水珠时用洗液荡洗，再用常水冲洗干净

用纯化水冲洗 3 遍

4. 干燥

干燥 ── 玻璃仪器洗净后，将其倒置在架子上晾干

急需的玻璃仪器可用电吹风吹干

也可用无水乙醇荡洗 1 次，沥净溶剂后再吹干

参 考 文 献

［1］中国药学会医院药学专业委员会组织.《医疗机构药学工作质量管理规范》操作手册. 北京：人民卫生出版社，2016.

［2］孙世光，闫荟：新编医院药学管理与实践. 北京：军事医学科学出版社，2013.

［3］北京协和医院药剂科. 处方手册. 北京：中国协和医科大学出版社，2013.

［4］卫生部. 抗菌药物临床应用管理办法. 2012.

［5］卫生部. 医疗机构药事管理规定. 2011.

［6］杨世民. 药事管理学. 第4版. 北京：中国医药科技出版社，2010.

［7］卫生部. 处方管理办法，2007.

［8］孙春华. 医院药事管理制度. 北京：中国医药科技出版社，2006.